LA CALIDAD EN LOS LABORATORIOS ANALÍTICOS

LA CALIDAD EN LOS LABORATORIOS ANALÍTICOS

M. VALCÁRCEL A. RÍOS

Coordinadores
Departamento de Química Analítica
Universidad de Córdoba

EDITORIAL REVERTÉ, S.A.
Barcelona-Bogotá-Buenos Aires-Caracas-México

Propiedad de:
EDITORIAL REVERTÉ, S. A.
Loreto, 13-15, Local B
08029 Barcelona
Tel: (34) 93 419 33 36
Fax: (34) 93 419 51 89
E-mail: reverte@reverte.com
Internet: http://www.reverte.com

Edición en español

REIMPRESIÓN: Noviembre de 2002

Impreso en España - Printed in Spain

ISBN: 978-84-291-7986-6

Depósito Legal: SE-3705-2002

Impresión: Publicaciones Digitales S.A.
www.publidisa.com – (+34) 95.458.34.25. (Sevilla)

PREFACIO

El libro que nos presentan M. Valcárcel y A. Ríos, como Editores, representa un paso muy firme para que las técnicas relativamente nuevas del Aseguramiento de la Calidad se conviertan en una herramienta de trabajo habitual de los laboratorios de análisis químicos.
Como muy bien señalan los Editores, la Química Analítica tiene una tradición muy sólida de calidad desde sus orígenes, pero es cierto que se necesitaba un esfuerzo como el que se nos presenta ahora para que esa tradición rinda su fruto natural, cual es la obtención de la confianza del entorno económico en que va a convertirse Europa casi inmediatamente.
En un número muy grande de procesos industriales, el Análisis Químico es uno de los pilares básicos en que se apoya la obtención y la demostración de la calidad de nuestros productos. El libro acercará considerablemente los puntos de vista de los analistas químicos con los especialistas de otras ramas de la técnica implicados en la estructura general de los ensayos. Estoy seguro de que "La Calidad en los Laboratorios Analíticos" se convertirá en una referencia obligada para todos, químicos y no químicos.

Madrid, Octubre de 1992

Ilmo. Sr. D. Antonio Muñoz Muñoz
Subdirector General de la Calidad Industrial
Ministerio de Industria, Comercio y Turismo

INTRODUCCION

Al igual que en otros ámbitos sociales y tecnológicos, la calidad de los laboratorios analíticos es cada vez más un requisito imprescindible. Pese a que el concepto de calidad estaba implícito desde los albores de la Química Analítica, su planteamiento sistemático y su consideración creciente han propiciado el nacimiento y consolidación de una serie de actividades previas, simultáneas y a posteriori del proceso analítico que pueden englobarse en la denominada Garantía de Calidad (Quality Assurance, que según AENOR debe traducirse como "Aseguramiento de la Calidad"). Este término engloba las actividades Control y Evaluación de la Calidad.

Este libro multiautor pretende ofrecer a los directivos, analistas y demás personal de los laboratorios analíticos españoles una panorámica general del binomio Calidad/Laboratorio Analítico. Se ha intentado recoger todas aquelllas temáticas que inciden directa o indirectamente a establecer y mantener una serie de planteamientos y acciones encaminadas al establecimiento de la Calidad, tanto de los resultados analíticos generados como del trabajo en el laboratorio. Otro objetivo es ofertar a los profesores de Facultades y Escuelas Técnicas de la Universidad Española un libro de texto que pueda servir de base a los estudiantes para seguir esta materia, que necesariamente debe formar parte del contenido docente de muchas Licenciaturas e Ingenierías recientemente establecidas en los nuevos Planes de Estudio, de inminente implantación.

Después de una Introducción general a la temática (capítulo I), se describen en dos capítulos (II y III) los principios básicos del tratamiento estadístico de datos analíticos y su aplicación sistemática a temáticas de calidad. Los capítulos IV y V se dedican a aspectos específicos relacionados con la calidad en la toma y tratamiento de muestra y en el desarrollo de metodologías analíticas. Que duda cabe que los materiales de referencia (capítulo VI), la calibración (capítulo VII) y los ejercicios de intercomparación (capítulo VIII) juegan un papel preponderante en el control y evaluación de la calidad. La parte final de este libro se dedica a la gestión de los laboratorios (capítulo IX), al papel de la informática en este contexto (capítulo X) y a dos aspectos claves: las denominadas "Buenas Prácticas de Laboratorio" (capítulo XI) y la Acreditación de Laboratorios (capítulo XII).

El propósito último de los editores ha sido el de contribuir a la mejora del nivel de calidad de nuestros laboratorios químico-anlíticos, dentro de la campaña promovida por nuestras autoridades políticas e inscrito en los propósitos del programa "Ensayos y Medidas" (BCR) de la comunidad Europea. Esperamos que este libro pueda ser de utilidad en este contexto, ya que existe imperiosa necesidad de que los resultados generados sean reconocidos más allá de nuestras fronteras en el inminente Mercado Unico Europeo.

La participación de los autores de los capítulos de este libro ha sido decisiva. A ellos quisiéramos agradecer su colaboración, así como a la Editorial Reverté por la favorable acogida para publicar este libro. También queremos hacer constar la importante labor mecanográfica y de composición llevada a cabo por J.M. Membrives Obrero y la delineación de las figuras realizada por F. Doctor Toledo.

Córdoba, 20 de Febrero de 1992

Los Coordinadores

M. Valcárcel y A. Ríos

La calidad es ya una exigencia,
más que un deseo.

INDICE ANALITICO

Capítulo I

PRINCIPIOS BASICOS DE LA CALIDAD DE LOS LABORATORIOS

M. VALCARCEL y A. RIOS
Universidad de Córdoba

La calidad tiene y tendrá una consideración creciente en ámbitos sociales, científicos y tecnológicos. En el último tramo del siglo XX puede afirmarse que es una preocupación constante para dirigentes, ususarios y público en general. Para mejorar y/o contrastar la calidad en un inmediato futuro, serán notables los esfuerzos y tendrá lugar la creación o transformación de organizaciones, el adiestramiento de personal y la dedicación de considerables medios económicos. No cabe duda que la calidad del medio ambiente, de los productos alimenticios, farmacéuticos, industriales, de los servicios públicos y privados, etc., es ya más una exigencia que un deseo. Por ello los responsables políticos han tomado ya cartas de naturaleza, aunque algunos planteamientos son a veces más demagógicos que reales debido por una parte a la falta de conocimiento de lo que la calidad implica y por otro a la creciente sensibilidad social sobre la temática. El establecimiento de sistemas de calidad contrastados que generen la imprescindible confianza puede considerarse como un indicador del nivel social, tecnológico y económico de un Estado, de un servicio o de una industria. Los países tecnológicamente avanzados tienen una amplia ventaja respecto a otros en este contexto. La integración española en la C.E. ha puesto de manifiesto el retraso más o menos significativo que padecemos en este ámbito, que es un importante "handicap" para abordar adecuadamente las implicaciones del Mercado Unico Europeo. La realidad actual en España exige un considerable esfuerzo inmediato no sólo respecto a las obvias implicaciones económicas, sino de una coordinación férrea, dada la gran dispersión de organismos que actualmente tienen competencias sobre la calidad.

Los laboratorios químico-analíticos no pueden sustraerse de la calidad, sino que esta característica debe ser la estrella-guía en su quehacer diario si quieren que los resultados generados sean reconocidos y aceptados y que sean la base firme para la toma correcta de decisiones.

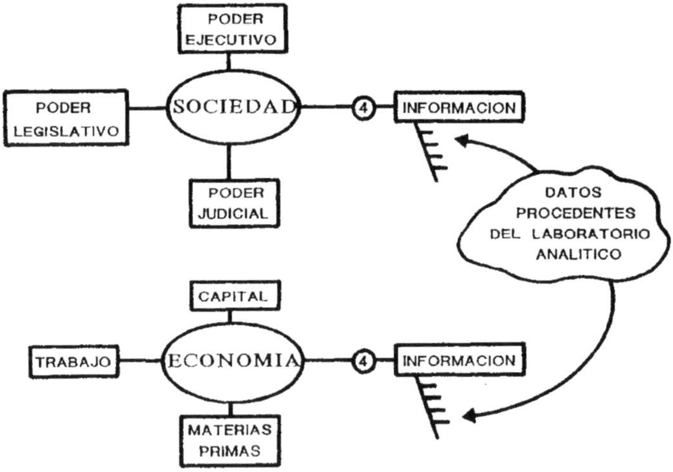

Figura I.1. Importancia social y económica de los resultados generados por un laboratorio analítico.

La veracidad, rapidez, bajo precio, etc., son una serie de características de los resultados generados en los laboratorios analíticos, que sin duda tienen una amplia repercusión social y económica. Tal como puede verse en la Figura I.1, los resultados generados por el laboratorio analítico son parte de la **información**, que se considera hoy un aspecto clave: (a) como "cuarto poder" de la sociedad además de los poderes legislativo, ejecutivo y judicial, y (b) como cuarto pilar básico de la economía moderna, además del capital, trabajo y materias primas.

Nadie puede dudar pues de la trascendencia de la información químico-analítica. En países tecnológicamente avanzados se considera que alrededor del 5% del producto nacional bruto se gasta en procesos analíticos. Es pues un objetivo prioritario el que este gasto se efectúe de manera correcta y eficaz, lo que inmediatamente implica el concepto de calidad.

CALIDAD

La calidad considerada genéricamente es un concepto abstracto que tiene muchas implicaciones, por lo que no es de extrañar que se encuentren un sinfín de definiciones que hacen énfasis en distintos aspectos.

La primera aproximación es de tipo relativista-comparativa. La Real Academia de la Lengua define la Calidad (del latín "qualitas") como **"Propiedad o conjunto de propiedades inherentes a una cosa, que permiten apreciarla como igual, mejor o peor que las restantes de su especie"**. Así un producto alimenticio A es de más calidad que otro B porque tiene menos aditivos o contaminantes. Un resultado analítico A será mejor que otro B (procedentes ambos de aplicar procesos analíticos diferentes al mismo analito en la misma muestra) si el primero se acerca más al verdadero valor y presenta menor dispersión (mayor precisión).

Otro grupo de definiciones de calidad se refieren a la satisfacción, o no, de requisitos o necesidades sociales o tecnológicas. Así la ISO define la calidad como **"La totalidad de los rasgos y características de un producto, proceso o servicio que inciden en su capacidad de satisfacer necesidades reguladas o implícitas"**. Se hace énfasis en su faceta relacionada con la utilidad o servicio. La "cosa" de la definición de la Real Academia se concreta aquí en tres realidades (Figura I.2): (a) producto: manufacturado o no, que cumpla con los objetivos para satisfacer las exigencias, (b) proceso (sistema): industrial o no que genere el producto en otras facetas que reúnan las características planificadas o imprescindibles (podrá incluirse preferentemente el medio ambiente como proceso evolutivo), y (c) servicio: público o privado (en este apartado podrían ser incluidos los laboratorios analíticos).

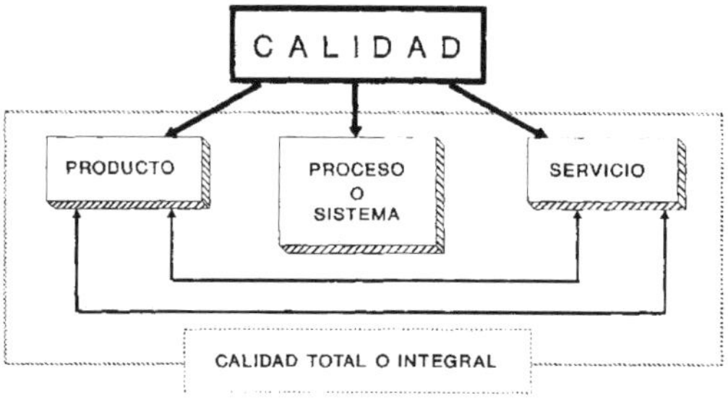

Figura I.2. Aspectos sobre los que repercute el concepto genérico de calidad y sus relaciones entre sí.

Tal como puede verse en la Figura I.2, la calidad de cada uno de estos aspectos tampoco puede considerarse de forma aislada. Así, por ejemplo, la calidad de un servicio (v.i. laboratorio) depende de la calidad de los productos (v.i. reactivos, materiales de referencia, instrumentos, etc.) que utiliza, y del sistema organizativo (v.i. industria privada, centro oficial) del que depende. La calidad de un proceso (v.i. industrial) depende de la calidad de los productos que utiliza (v.i. materias primas, máquinas, etc.) y es decisivo en la calidad de los productos manufacturados que genera; asimismo la calidad de los servicios implícitos (v.i. laboratorio de control) tienen una marcada influencia en la calidad del proceso industrial. Es obvio que la calidad de un producto depende de las calidades de los procesos y servicios implicados en su elaboración.

La calidad total o integral se define como la conjunción de dos o tres de las facetas mencionadas y tiene en cuenta las relaciones entre sí para coordinarlas adecuadamente.

La calidad, globalmente considerada, implica dos aspectos genéricos que son imprescindibles para que sea tratada debidamente, sea cual sea la definición que sobre la misma se utilice. Por una parte comporta una **realidad objetivable,** lo que supone que se puede cuantificar y expresar en términos (números) concretos. Por otra parte la calidad tiene una **faceta subjetiva** relacionada con el valor o la utilidad del producto, sistema o servicio. Así, la calidad del medio ambiente (v.i. entorno natural, un río, un núcleo urbano, una zona industrial, etc.) puede concretarse a través de los niveles de sustancias contaminantes (exceso) o naturales (carencia) presentes en términos espaciales y/o temporales. Pero, que duda cabe, que la apreciación subjetiva de las personas que viven o visitan estos lugares origina una "definición" de la calidad de los mismos, que muchas veces no coincide con la realidad objetivable. La confirmación y coordinación de ambas facetas genéricas de la calidad permite su definición más correcta y adecuada.

CALIDAD Y LABORATORIO ANALITICO

La Química Analítica es la Ciencia Metrológica Química cuya misión fundamental es la generación de **información** cualitativa, cuantitativa y estructural sobre cualquier tipo de materia o sistema (proceso). En los albores del siglo XXI sus objetivos genéricos pueden resumirse así: obtención de más cantidad y calidad de información utilizando cada vez menos material, menos tiempo, menos esfuerzo, con menores costes y riesgos. Así pues, la calidad de la información generada es un objetivo prioritario de la Química Analítica de hoy y mañana.

La relación entre calidad y laboratorio puede tener diferentes enfoques, que se encuentran esquematizados en la Figura I.3 y que nacen del aspecto al que se aplica el concepto de calidad.

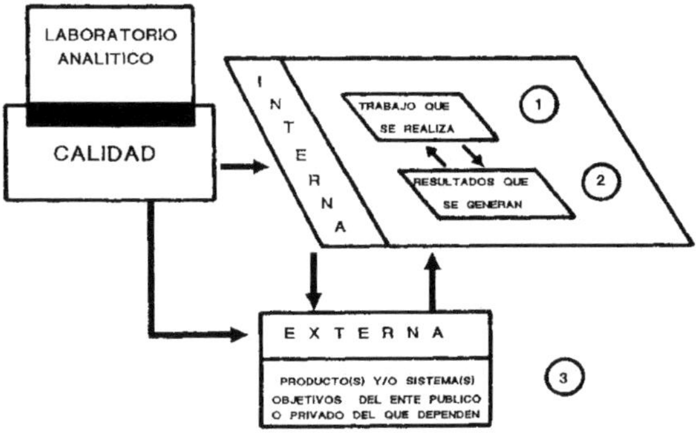

Figura I.3. Binomio calidad-laboratorio que implica tres acepciones del término calidad.

Por una parte debe considerarse la **calidad externa** (Figura I.3.3) referida a los producto(s) o sistema(s) que son los objetivos del ente público o privado del cual depende el laboratorio. Este, como servicio, es imprescindible para evaluar la bondad de los productos elaborados, o las características del sistema, para monitorizar los procesos productivos o correctivos, etc.

Dos son los conceptos de **calidad interna** del laboratorio analítico. Debe hacerse distinción entre la calidad del trabajo que se realiza (Figura I.3.1) y la calidad de los resultados que se generan (Figura I.3.2). Esta última acepción es la más utilizada para definir la calidad en los laboratorios analíticos.

Así pues existen tres conceptos de calidad en su relación con el laboratorio que evidentemente están relacionados entre sí. La calidad externa depende de la calidad interna cuyo nivel de exigencia está obviamente fijado por la primera. Igual relación se establece entre los dos conceptos de calidad interna. La calidad de los resultados requerida exige un determinado nivel de calidad en el trabajo que se realiza y viceversa. Entre ellas existe un obvio orden de importancia: 3 > 2 > 1. Además son interdependientes: sin 1 no puede alcarzarse 2; sin 1 + 2 no puede garantizarse 3.

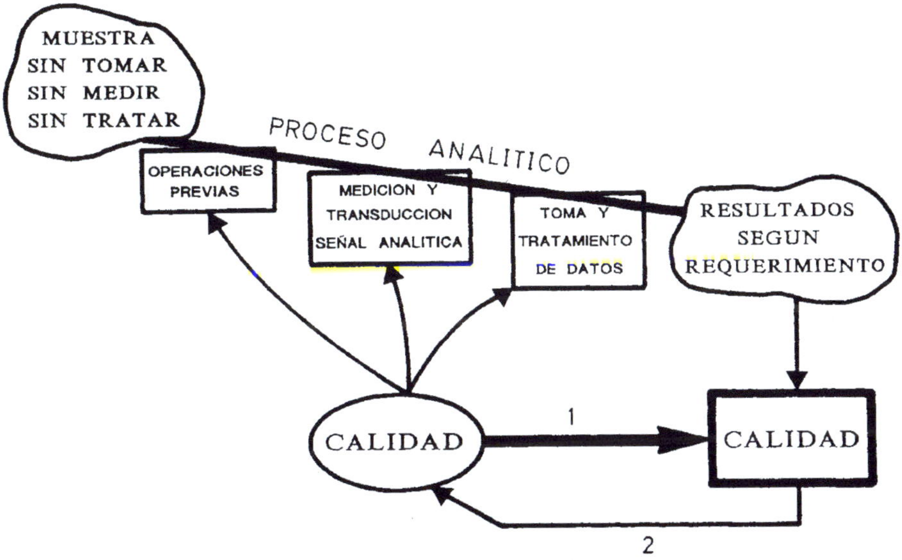

Figura 1.4. Conceptos de calidad interna en un laboratorio analítico.

El proceso analítico se define como el conjunto de operaciones que separa a la muestra sin tomar ni medir ni tratar, y los resultados expresados según requerimientos. Este proceso puede considerarse dividido en tres etapas (Figura I.4): (a) operaciones previas (muestreo, acondicionamiento, disolución, separaciones, reacciones analíticas, etc.); (b) medición y transducción de la señal analítica, es decir, el uso de un instrumento que genera información; y (c) la toma y tratamiento de datos. La calidad de los resultados, que es el aspecto más importante, depende de la calidad de las diferentes etapas del proceso analítico (vía 1); pero la exigencia de un determinado nivel de calidad a los resultados, implica la elevación de la calidad del trabajo analítico (vía 2). No puede menospreciarse la incidencia de ninguna de las tres etapas del proceso analítico en la calidad final de los resultados. Así, si se dispone de una magnífica instrumentación no se garantiza la bondad de los resultados; este error es bastante frecuente.

CALIDAD Y PROPIEDADES ANALITICAS

Teniendo en cuenta los matices que la palabra calidad tiene en relación con el laboratorio y sus relaciones entre sí, se puede definir la calidad del laboratorio analítico como **"conjunto de características de la información generada que satisfacen las demandas/exigencias del organismo público/privado del que depende y/o del cliente o usuario"**. Esta definición implica la concreción de qué características de los resultados analíticos son los aspectos más trascendentes para definir la calidad del laboratorio.

Las propiedades analíticas pueden considerarse divididas en dos grupos según su importancia relativa: las denominadas básicas como exactitud, precisión, sensibilidad, selectividad y rapidez; y las complementarias tales como coste,

grado de participación humana (automatización), robustez-transferibilidad, seguridad para el personal, etc.
Desde la perspectiva de la calidad de los resultados son dos las propiedades básicas que la definen de manera prácticamente inequívoca: **la exactitud** (grado de concordancia entre el resultado y el verdadero valor o valor garantizado al máximo) y **la representatividad** (grado de concordancia entre la muestra tomada y la definición del problema analítico a resolver). Tal como puede verse en la Figura I.5 estas propiedades definitorias de la calidad están a su vez sustentadas por otras propiedades analíticas relacionadas con el proceso analítico y en definitiva con la calidad del trabajo tanto fuera como dentro del laboratorio. La representatividad se basa en un muestreo adecuado fundamentado en una buena definición de los objetivos, la existencia de un plan de muestreo y un control estadístico "ad hoc". En el capítulo IV se trata con más profundidad este tema.

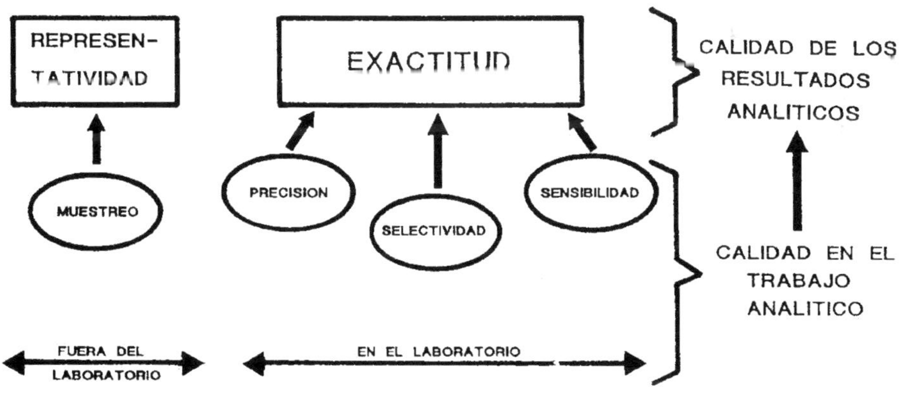

Figura I.5. Relaciones entre calidad de los resultados y las propiedades analíticas básicas.

No puede concebirse la exactitud sin un nivel adecuado de precisión -grado de concordancia entre un resultado y un conjunto de ellos, obtenidos aplicando el mismo proceso analítico a la misma muestra en circunstancias idénticas (repetibilidad) y algo, o muy distintas (reproducibilidad). No obstante puede darse la paradoja que un proceso analítico sea exacto y no preciso, lo que no es absolutamente habitual. Los capítulos II y III de este libro tratan sistemáticamente de la repercusión de la Estadística en el control de calidad. No podrá alcanzarse el verdadero valor si no se garantiza la ausencia de todo tipo de interferencias (selectividad) y sin que se alcance el nivel de sensibilidad adecuado a la concentración de los analitos.
En resumen, la exactitud y la representatividad respecto al problema analítico son las propiedades analíticas definitorias de la calidad de los resultados y en definitiva de la calidad de los laboratorios analíticos.

TRAZABILIDAD

Medir es comparar. Para generar resultados es imprescindible el uso de referencias o puntos de apoyo a lo largo de todo el proceso analítico. De la comparación adecuada y la bondad de las referencias dependerá la calidad de los mismos. Así, por ejemplo, es preciso que la balanza esté bien calibrada, para lo cual deben usarse pesas-patrón que a su vez deben estar homologadas (comparación con estándares de peso) por un Organismo Competente. Las disoluciones de reactivos valorantes usadas en volumetría necesitan un patrón primario para su preparación directa o indirecta, lo que implica que su pureza esté también garantizada. El empleo de muestras-patrón (Materiales de Referencia Certificados, CRM) para evaluar procesos analíticos requiere una certificación seria y concienzuda de su contenido. Los cálculos analíticos, desde los más simples a los más complejos, requieren el uso de los pesos atómicos como referencia química básica. Incluso dentro del ámbito de los estándares existen relaciones de comparación entre sí: los estándares operacionales (v.i. los pesos atómicos, la plata purísima -99.999%- y el culombio) se usan para contrastar estándares primarios, y éstos a su vez para contrastar estándares secundarios o de trabajo.

Se denomina **trazabilidad** de un resultado analítico como **aquella característica básica del mismo que implica su relación inequívoca con estándares o materiales de referencia apropiados a través de una cadena ininterrumpida de comparaciones en las que la calibración juega un papel preponderante.**

La exactitud de un resultado quedará garantizada por la trazabilidad del mismo referida a estándares operacionales (pesos atómicos).

El concepto de trazabilidad de un resultado presupone que se pueda conocer de forma nítida y sin ambigüedad la "historia" completa de su generación, hasta que finalmente pueda relacionarse con estándares básicos y operacionales. Ello implica que puedan seguirse o **rastrearse todos los elementos** que han participado en el proceso analítico, tales como:

a) Materiales:	muestra(s), reactivos, disoluciones, materiales de referencia, blancos, aparatos, etc.
b) Instrumentales:	cuál o cuáles se ha usado, estado de los mismos, calibración, chequeos, etc.
c) Metodológicos:	no sólo del método analítico aplicado, sino de cómo se ha gestionado en el laboratorio.
d) Temporales:	día y hora.
e) Humanos:	laborantes, técnicos, responsables.

Debe resaltarse que la trazabilidad implica una secuencia completa de comparaciones, de la cual no puede sustraerse ninguna etapa que lleve consigo, directa o indirectamente, una medición que servirá de base para generar los resultados analíticos. Es decir, no puede interrumpirse la "cadena" de comparaciones implícitas en el proceso analítico.

A veces, el concepto de trazabilidad se aplica a aspectos más específicos del proceso analítico. Así, puede encontrarse en la literatura expresiones tales como trazabilidad de un material de referencia (relación inequívoca entre los datos certificados y los pesos atómicos de los elementos, incluyendo la historia completa de su obtención y certificación) y de un instrumento (informe completo de su comportamiento en el tiempo, incluyendo chequeos, averías, calibración interna o externa, etc.).

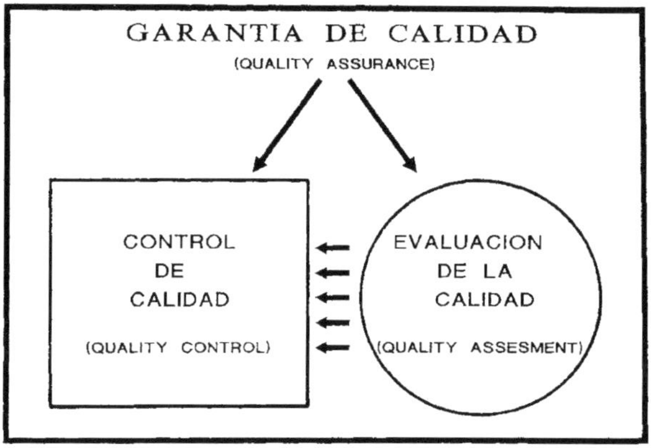

Figura I.6. Elementos básicos de la calidad, tanto en su concepción integral como referida a un laboratorio analítico.

ELEMENTOS BASICOS DE LA CALIDAD DE LOS LABORATORIOS

La calidad tanto en su enfoque específico, referido a productos, sistemas o procesos y servicios, como considerada globalmente (**calidad total o integral**) tiene tres elementos conectados entre sí que con frecuencia se confunden debido a la amplia variedad de definiciones difusas y contradictorias que se encuentran en la bibliografía. En la Figura I.6 se muestran estos elementos, así como su interdependencia. Se van a comentar individualmente, haciendo especial referencia a la calidad del laboratorio analítico.

GARANTIA DE CALIDAD("Quality Assurance")

Se definen como el conjunto general de actividades diseñadas, ejecutadas y contrastadas para proporcionar al ente público o privado, o al cliente/usuario la seguridad de que un producto, sistema o servicio posee unos requisitos (denominados de calidad) perfectamente definidos y con un determinado margen de confianza.

La Garantía de Calidad de un laboratorio analítico se refiere al conjunto de actividades planificadas, realizadas y contrastadas para asegurar que la información analítica (resultados) que genera tenga el nivel de calidad (exactitud y representatividad, fundamentalmente) que se ha establecido previamente y, por tanto, pueda exigirse.

Los sistemas de **Garantía de Calidad** emplean los sistemas de **Evaluación de Calidad** para contrastar con la periodicidad adecuada, la eficacia y adecuación de los sistemas de **Control de Calidad**.

En definitiva, la **Garantía de Calidad** proporciona al laboratorio analítico un aval fundamentado sobre la credibilidad y confianza de la información generada, siempre que las actividades de control y evaluación de la calidad se apliquen y documenten sistemáticamente.

CONTROL DE CALIDAD ("Quality Control")

Se define como el conjunto específico de actividades planificadas y efectuadas para proporcionar un producto,

sistema o servicio con un nivel definido de calidad que sea satisfactorio, adecuado, fidedigno y económico.
El control de calidad referido a un laboratorio analítico se concreta en una serie de acciones, diferenciadas del trabajo ordinario, planificadas y ejecutadas para proporcionar una información analítica con un nivel definido de calidad (exactitud y representatividad) que satisfaga los requisitos impuestos.
El control de calidad es una parte activa de los sistemas de Garantía de Calidad y está sujeto a su contraste mediante los sistemas de Evaluación de la Calidad.

EVALUACION DE LA CALIDAD ("Quality Assessment")

Se define como el conjunto específico de actividades planificadas y ejecutadas con el objetivo de asegurar que las actividades implicadas en el Control de Calidad se realizen de forma adecuada y eficaz. Los trabajos de "Evaluación de la Calidad" suponen la contrastación sistemática y continuada (en el espacio y en el tiempo) del producto, sistema o servicio.
En el ámbito específico del laboratorio, la Evaluación de Calidad se concreta en el contraste sistemático y continuado de las actividades implicadas en el Control de Calidad. En definitiva, se trata de sistemas de examen, tanto de los resultados analíticos generados, en términos de exactitud y representatividad, como de los trabajos que se realizan en el laboratorio.

PLAN DE GARANTIA DE CALIDAD

Constituye el núcleo básico de la calidad de los laboratorios analíticos. Se define como el conjunto pormenorizado de actividades conducentes a asegurar la calidad de los resultados, establecida según requerimientos. Es imprescindible que esté perfectamente y minuciosamente descrito en el denominado MANUAL DE CALIDAD, que debe convertirse en el pilar básico del trabajo en el laboratorio. Se trata de una amplia documentación que contiene una descripción de **todos** los pasos a seguir para implementar la Garantía de Calidad.

Pese a que existen discrepancias entre los autores, el Plan o Programa puede considerarse dividido en cuatro etapas bien diferenciadas que están cíclicamente relacionadas, tal como puede verse en el amplio esquema de la Figura I.7 y que se comentan brevemente a continuación.

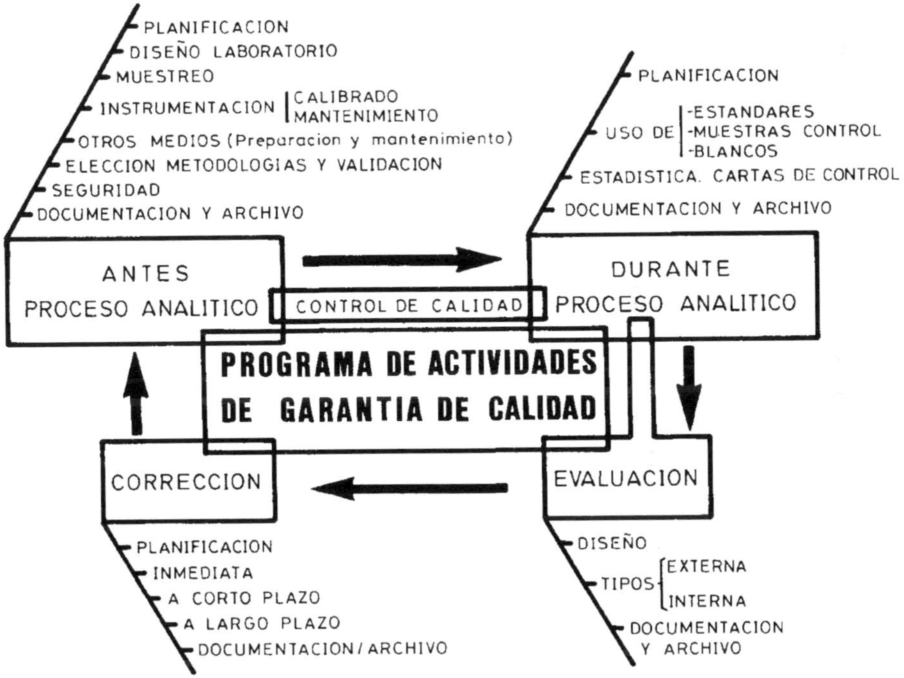

Figura I.7. Etapas del Plan de Actividades para implementar la Garantía de Calidad en el laboratorio analítico.

Las dos primeras etapas corresponden temporalmente a las actividades desarrolladas a priori y durante la aplicación del proceso analítico rutinario, y constituyen básicamente el denominado Control de Calidad, anteriormente definido. Las actividades específicas en cada caso se describen en otros capítulos de este libro.

La tercera etapa de examen corresponde al concepto "Evaluación de la Calidad" (Quality Assessment) anteriormente definido. Tal como puede observarse en la Figura I.7, puede tener lugar durante y a posteriori de la aplicación del proceso analítico y puede ser una evaluación interna o externa, tal como se verá más adelante.

La cuarta etapa corresponde a las actividades relacionadas con la corrección o modificación del trabajo del laboratorio para mejorar la calidad, que es consecuencia del diagnóstico derivado de las actividades de evaluación. Es curioso indicar que en el esquema de la Figura I.6 no figura la corrección como elemento básico de la calidad, aunque su obviedad justifica su ausencia. Esta corrección tiene en cuenta no sólo indicaciones de la etapa anterior, sino también el grado de conformidad de la calidad de los resultados con los requisitos impuestos. Las decisiones tomadas en esta etapa hacen que el ciclo de la Garantía de Calidad se inicie de nuevo, modificando aquellas actividades del Control de Calidad que han sido definidas como fuentes de perturbación o desviación.

Todas estas etapas se inician por la planificación y/o diseño, que es un aspecto clave al que hay que dedicar un amplio esfuerzo cuando se intenta implantar el sistema de Garantía de Calidad. En los últimos años se han desarrollado ya muchos Programas de Calidad para una gran variedad de laboratorios analíticos de control, que pueden servir de modelos para esta pre-etapa. Muchas casas comerciales expenden programas-marco de ordenador que pueden considerarse como una buena base para la misma.

A su vez, todas las etapas del Plan de Garantía de Calidad terminan con actividades de documentación y archivo, que constituyen un paso imprescindible del Manual de Calidad.

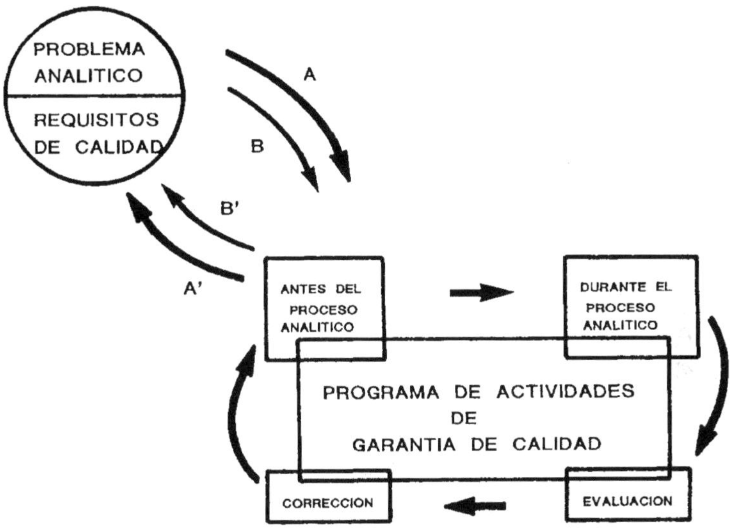

Figura I.8. Relación entre el problema analítico y el Programa de Garantía de Calidad.

En la Figura I.8 se muestra la interrelación entre el Programa de Actividades de Garantía de Calidad de un laboratorio analítico y los requisitos de calidad que pueden referirse tanto al problema social o de I+D, como a los resultados analíticos. El ciclo del Programa se inicia (A) al plantearse el problema analítico y si los resultados cumplen los requisitos, el ciclo termina (A'). En caso contrario se genera un nuevo ciclo imponiendo nuevas condiciones (B - ciclo - B') y así sucesivamente hasta que se cumplan las condiciones impuestas.

En este contexto, se desarrollan una serie de actividades que toman denominaciones específicas, según a lo que se refieran dentro de la Garantía de Calidad. Así, las **Buenas Prácticas de Laboratorio** (GLPs, "Good Laboratory Practices") son un conjunto pormenorizado de reglas, procedimientos operativos y prácticas de obligado cumplimiento (v.i. por los Gobiernos) establecidas por una determinada organización (v.i. OCDE, FDA, CE) para asegurar la calidad de la información generada por un laboratorio analítico. Abarcan aspectos de control y evaluación de la calidad. Los **Procedimientos Normalizados de Trabajo** (SOPs, "Standard Operational Procedures") son una descripción pormenorizada de todas las operaciones del laboratorio desde la entrada de muestras hasta la adquisición y archivo de datos, así como los procesos administrativos involucrados en la gestión. Deben garantizar que todas las operaciones puedan ser reproducidas por otro personal. **Las Buenas Prácticas de Medida** (GMPs, "Good Measurement Practices") son procedimientos operativos y prácticos que se refieren a técnicas de medidas concretas; pueden ser parte o no de las GLPs. Finalmente, los **Protocolos para Situaciones Específicas** (PSPs, "Protocols for Specific Purposes") son una descripción pormenorizada de los pasos a seguir para llevar a cabo una determinada tarea que puede ser concreta o muy amplia. Una descripción más amplia de todos estos aspectos se encuentra en el Capítulo XI de este libro.

EVALUACION DE LA CALIDAD. AUDITORIAS

Es una parte esencial del Plan de Garantía de Calidad. Tiene como objetivo fundamental asegurar la calidad de los resultados a través del examen directo o indirecto de los sistemas de Control de Calidad (ver Figuras I.6 y I.7). Esta evaluación puede ser llevada a cabo bien por personal del propio laboratorio, por personal de la empresa o ente del que depende el laboratorio, o bien por personal ajeno que la realiza por imposición de un Organismo, o por iniciativa del laboratorio o del ente del que depende. De forma general, existen pues dos tipos de Evaluaciones de la Calidad: externa e interna.

La **evaluación interna** llevada a cabo por personal propio del laboratorio, o bien por personal del organismo del que depende, es la aproximación más simple. Existen varias formas de llevarla a cabo; las más sobresalientes se comentan a continuación:

a) Emplear la Estadística para comparar entre sí los resultados obtenidos, en diferentes días, por operadores diferentes, etc. El uso de las cartas o gráficos de control explicados en el Capítulo III de este libro son muy útiles en este contexto.

b) Introducir en el trabajo rutinario del laboratorio muestras distintas a las habituales, cuyo control es llevado a cabo por los responsables del mismo. En general, deben presuponer el desconocimiento por parte de los técnicos u operadores, lo que exige un buen "camuflaje" desde el principio para que se confundan con las muestras rutinarias. A este tipo de muestras se las denomina "muestras ciegas". Estas pueden ser: a) muestras de composición ya establecida por el mismo u otros laboratorios; b) Materiales de Referencia Certificados; y c) muestras introducidas en el proceso varias veces (por duplicado es lo más frecuente), lo que supone o no la división de las mismas (split-samples) cuando llegan al laboratorio. En ciertos casos, el personal del laboratorio puede conocer que está sometido a control, pero en general es recomendable lo contrario, ya que así se asegura con más rigor la calidad de los resultados.

c) Realizar esporádicamente cambios de equipamiento (aparatos, instrumentos, reactivos, estándares, etc.) y de operadores y comprobar el grado de concordancia de los resultados obtenidos. De las discrepancias pueden obtenerse conclusiones muy útiles para la etapa de corrección.

d) Aplicar metodologías analíticas diferentes a las habituales, que se caracterizan por una calidad contrastada (métodos estándares, métodos validados, etc.).

La **evaluación externa** supone el examen voluntario y obligatorio de la calidad de los resultados mediante la participación de personal ajeno al propio laboratorio y al organismo del que depende. El uso de Materiales de Referencia Certificados (ver Capítulo VI), los Ejercicios de Intercomparación (ver Capítulo VIII) y la Acreditación de Laboratorios (ver Capítulo XII) son tres de las vías más utilizadas para este fin.
Las **Auditorías de Calidad** se definen como el examen de los sistemas de Control de Calidad por personal distinto al que trabaja en diferentes funciones en el laboratorio, que es responsable directo de los resultados generados. En la Figura I.9 se muestran las diferentes modalidades en Auditorías, que pueden ser consideradas como una parte esencial de los sitemas de Evaluación de la Calidad.

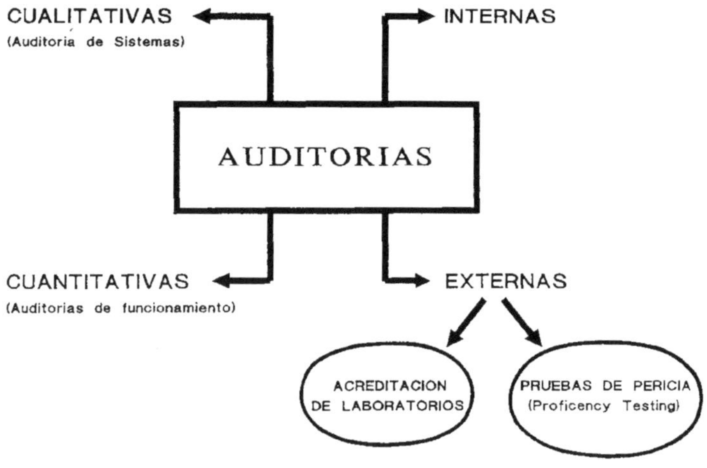

Figura I.9. Tipos de Auditorías de Calidad.

Según su contenido o función, las Auditorías pueden ser de dos tipos:

a) **Auditorías de Sistemas** o Auditorías Cualitativas ("System Audits"), que se definen como una supervisión o vigilancia del funcionamiento de las actividades del Control de Calidad. Se basan fundamentalmente en visitas de inspección llevadas a cabo por personal ajeno al laboratorio de forma sistemática. Esta vigilancia puede ser constante o intermitente. En el primer caso esta función la debe realizar personal especializado del organismo del que depende el laboratorio.
b) **Auditorías de Funcionamiento** o Auditorias Cuantitativas ("Performance Audits"), que se basan en una evaluación cuantitativa de los resultados obtenidos basada en los principios de la Estadística, utilizando Materiales de Referencia Certificados directamente, o bien a través de Ejercicios de Intercomparación.

Según el origen del personal que las realiza, siempre ajeno al directamente implicado en la generación rutinaria de los resultados, las Auditorías pueden ser:

a) **Auditorías Internas**, realizadas por personal del ente del que depende el laboratorio, pero independiente de los responsables del mismo. Este personal depende directamente de la Gerencia o Dirección. En este ámbito se inscribe la "Unidad de Garantía de Calidad" (QAS) de las Buenas Prácticas de Laboratorio.
b) **Auditorías Externas**, realizadas por personal ajeno al entorno del laboratorio. Este personal depende de Organismos públicos o privados que tienen como misión garantizar la Calidad de los Laboratorios de Control. Las auditorías externas de tipo cualitativo son lo que actualmente se conoce como Sistemas de Acreditación. Las auditorías externas cuantitativas basadas en el uso de Materiales Certificados de Referencia (CRM) susti-

tuyen las denominadas Pruebas de Pericia ("Proficiency Testing") que pueden ser aisladas o formar parte de los Ejercicios de Intercomparación.

ACREDITACION DE LABORATORIOS

Se denomina "ACREDITACION" al reconocimiento formal y/o escrito de que un laboratorio analítico es **competente** para llevar a cabo análisis específicos o tipos específicos de análisis. Tal como se ha indicado anteriormente, se trata de auditorías cualitativas (y a veces cuantitativas) externas.

La acreditación la realiza una Organización Nacional especializada que tiene una autorización explícita o implícita por parte del Gobierno correspondiente y, en general, un reconocimiento internacional también implícito o explícito.

Existen muchos intentos para lograr una **armonización** supranacional de estas organizaciones, al objeto de incentivar la colaboración mutua, trasvasar experiencias positivas o negativas, corregir deficiencias, introducir novedades aprovechables y lograr en definitiva una forma de trabajo común. El objetivo final es lograr que la acreditación nacional sea reconocida internacionalmente como paso previo al reconocimiento mutuo de resultados. Este aspecto es clave para el Mercado Unico Europeo de 1993.

La acreditación no es (ni puede ser nunca) ni global ni permanente. Tal como se ha definido, en este tipo de Auditoría sólo se pueden acreditar aspectos concretos del trabajo del laboratorio (v.i. análisis de aceites, determinación del contenido de proteínas en una serie específica de muestras alimentarias, etc.) y no al laboratorio en sí. La expedición del Certificado de Acreditación no es indefinida, sino que éste es válido para un tiempo concreto y, por tanto, debe renovarse. Así pues, dos características básicas de la Acreditación son su carácter parcial y transitorio.

A diferencia de las GLPs (Buenas Prácticas de Laboratorio), la Acreditación tiene un componente de voluntariedad. El laboratorio o ente de que depende debe solicitarla al Organismo Nacional competente y debe abonar una cantidad por el servicio prestado.

La acreditación no debe confundirse con otros términos que con frecuencia aparecen en la literatura relacionada con la calidad, tales como "Certificación", "Aprobación", "Registro" y "Autorización".

Son cuatro los **aspectos** generales que se deben considerar en el **proceso de acreditación** de un laboratorio cuando se enfoca como una auditoría externa cualitativa: (a) personal, (b) disponibilidades generales, (c) equipamiento/instrumentación, y (d) programa de Garantía de Calidad (Manual de Calidad).

El **proceso de acreditación** consta de las siguientes **etapas** generales: (a) información a petición del laboratorio; (b) solicitud formal; (c) visita de inspección "in situ", que además de comprobar el funcionamiento del laboratorio debe tener presente el seguimiento de: c.1) normas específicas (v.i. EN, ISO), c.2) Buenas Prácticas de Laboratorio, y c.3) Manual de Garantía de Calidad; d) Pruebas de Pericia (Proficiency Testing), aunque actualmente no están incluidas en muchos esquemas, sin duda que en el futuro lo estarán; (e) informe de los responsables; (f) emisión del Certificado de Acreditación; y (g) revisiones periódicas.

En el Capítulo XII de este libro se puede encontrar una descripción más pormenorizada de este aspecto de la Evaluación de la Calidad.

DOCUMENTACION/ARCHIVO

Tal como puede comprobarse en el esquema de la Figura I.7, todas las etapas del Plan de Garantía de Calidad incluyen ineludiblemente actividades de documentación y archivo. Son pues una parte esencial del Programa de Calidad de un laboratorio analítico y quizás uno de los

aspectos más difíciles del mismo, ya que son actividades tediosas y que consumen mucho tiempo.
Son varios los objetivos genéricos que siguen, entre los cuales se destacan: (a) controlar el seguimiento del Manual de Calidad, (b) facilitar la comprobación de la trazabilidad de un resultado, (c) asegurar la denominada "cadena de custodia" de la muestra y su inequívoca relación con los resultados generados, y (d) proteger los datos primarios obtenidos y los resultados generados de extravío, deterioro, robo y manipulación.
Son cuatro las características básicas de las actividades de documentación/archivo para que cumplan adecuadamente su función dentro del Plan de Garantía de Calidad:

1) **Permanencia:** Se refiere a que los datos, informes, programas, etc., no puedan desaparecer por acciones voluntarias o involuntarias.
2) **Atribuibilidad:** Se refiere a que se pueda conocer de forma inequívoca a los responsables que han realizado estas actividades.
3) **Seguridad:** Se refiere a que quede garantizada la custodia de la documentación generada.
4) **Constancia:** Se refiere que hora a hora, día a día, mes a mes, año a año, queden registradas documentalmente todas las actividades del laboratorio y de su personal.

Las actividades de documentación/archivo deben contemplar la globalidad del Plan de Garantía de Calidad y pueden clasificarse en cuatro aspectos básicos que deben contemplar: (a) datos primarios y resultados/informes; (b) datos relacionados con el proceso analítico, tales como: toma, manejo e identificación de muestras, calibración/ mantenimiento de instrumentos, metodologías analíticas,

reactivos empleados, etc.; (c) datos relativos al personal; y (d) Manual de Calidad.
Los documentos y datos archivados fruto de estas actividades pueden y deben ser usados tanto internamente por el personal relacionado directamente con el laboratorio, como externamente para realizar Auditorías.

INFORMATICA/QUIMIOMETRIA Y CALIDAD

En este capítulo de Introducción a la Calidad no debe dejar de enfatizarse el papel trascendental que la Informática (en general) y la Quimiometría (en particular) tienen en los sistemas de Garantía de Calidad. Varios capítulos de este libro tratan específicamente estas temáticas.
El gran desarrollo de la Informática y su asequibilidad han propiciado que el ordenador (hardware) y los programas (software) sean herramientas imprescindibles en los Manuales de Calidad de los laboratorios analíticos. Es de resaltar que lo más valioso y caro son los programas de ordenador, ya que el hardware es cada vez más barato y mejor. Estos programas pueden servir para una amplia variedad de propósitos, tales como: (a) gestión globalizada integral del laboratorio (sistemas LIMS), (b) gestión de aspectos parciales (v.i. muestreo, metodologías analíticas, documentación, etc.), (c) seguimiento del Programa de Actividades de la Garantía de Calidad, (d) apoyo al establecimiento de la trazabilidad de los resultados, (f) implantación de las actividades de documentación y archivo, (g) desarrollo de técnicas quimiométricas, implicadas en los sistemas de Calidad.
Las técnicas quimiométricas han alcanzado un alto grado de madurez, difusión y popularidad en los últimos años, probablemente debido a que el soporte informático es cada vez más asequible. En el ámbito de la Calidad, pueden considerarse un punto de apoyo imprescindible para todas las etapas del Plan de Actividades. Sus principales objetivos en este contexto son: (a) tratamiento correcto y

fecundo de los datos primarios (estadística, calibrado, etc.), (b) optimización experimental tanto de metodologías analíticas como del propio Plan de Actividades, (c) control de ejercicios de intercomparación, (d) otros tales como "filtrado de señales", reconocimiento de pautas, etc.

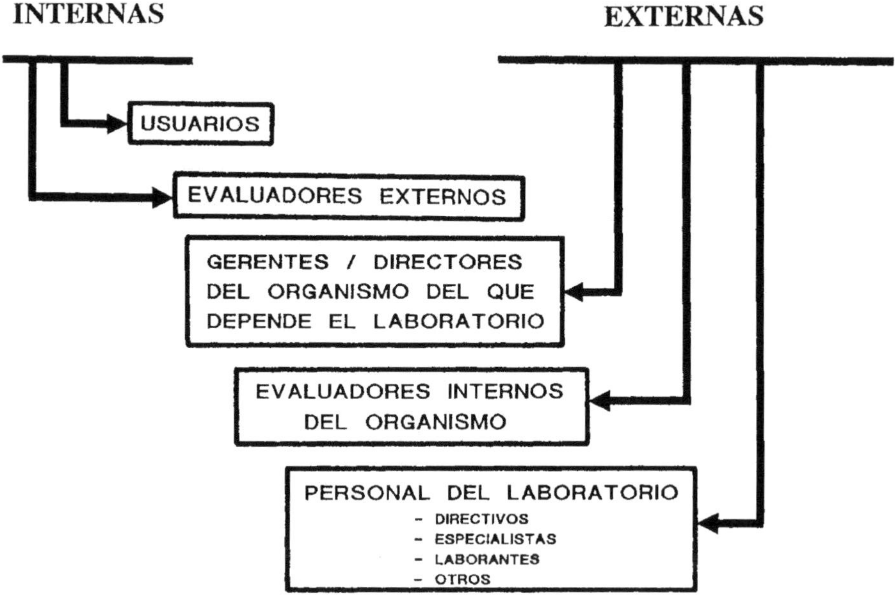

Figura I.10. Tipos de personas relacionadas con la calidad de los resultados analíticos.

PERSONAL Y CALIDAD

En los apartados anteriores ya se han mencionado los diferentes actores en la implantación de sistemas de Garantía de Calidad. Aquí sólo se va a sistematizar los tipos de personas involucradas y resumir su papel. En la Figura

I.10 puede verse que existen dos tipos de personal respecto al laboratorio y al ente del que depende: interno y externo. Entre el personal externo hay que considerar en primer lugar a los "**usuarios**", es decir, sobre los que repercute directamente la calidad del producto, sistema y/o servicio. La concientización de la sociedad respecto a la calidad es creciente, pero todavía no es suficiente. La presión social es clave para impulsar el desarrollo e implantación de los sistemas de calidad.

Los "**evaluadores externos**" forman parte de las Auditorías de Sistemas (v.i. personal de Organismos Acreditadores) o de Auditorías de Funcionamiento (v.i. personal que dirige y personal de otros laboratorios que participa en ejercicios de intercomparación).

Los **gerentes/directores** del Organismo del cual depende el laboratorio, son los responsables de involucrar la calidad del laboratorio (servicio) con la calidad de los otros dos componentes (producto, sistema o proceso) que constituyen la que se denomina calidad total e integral (ver Figura I.2). De ellos dependen, dentro del Organismo, los otros dos tipos de **personal interno:** (1) evaluadores ajenos al laboratorio que forman lo que en las Buenas Prácticas de Laboratorio se denomina la Unidad de Garantía de Calidad, y (2) personal propio del laboratorio (directivos, especialistas, laborantes, etc.).

PROBLEMAS DERIVADOS DE LA IMPLANTACION DE LA CALIDAD

No es fácil el desarrollo de los sitemas de calidad en los laboratorios analíticos, ni mantenerlos durante un período amplio de tiempo. Varios de los problemas genéricos que se plantean se van a comentar a continuación.

En primer lugar hay que considerar la necesidad de realizar estas tareas por convencimiento, con ilusión y no simplemente por obligación. La **mentalización** adecuada de los responsables directos del laboratorio, del personal directivo del mismo y de los gerentes/directores del organismo del que depende es un punto de apoyo clave en los sistemas de calidad.

Consecuencia de ello es la **actitud** del personal. La calidad se exige desde el usuario hasta el personal del laboratorio paso a paso (ver Figura I.10). La actitud de cada tipo de personal es importantísima para lograr los objetivos de calidad. El factor humano es decisivo.

La implantación de los sistemas de calidad y su mantenimiento suponen una **importante partida presupuestaria**, aspecto que no debe olvidarse. Se han hecho muchos cálculos al respecto y, en general, se puede afirmar que suponen un incremento del 25 - 30% de los gastos ordinarios de funcionamiento. Esta cifra relativa no tiene en cuenta el gasto inicial de implantación, que es elevado. En los gastos, un capítulo importante es el dedicado al personal, ya que necesariamente hay que dedicar muchos esfuerzos que exigen una reconversión, una ampliación de plantilla, para reforzar los especialistas en Informática, para implantar la "Unidad de Garantía de Calidad", para incrementar el personal administrativo y de servicios, etc.

Otro problema importante que debe resolverse es el relacionado con la **compatibilización** entre las tareas ordinarias de análisis y las tareas implicadas en la Garantía de Calidad. La eficacia y rapidez de los servicios rutinarios del laboratorio deben mantenerse y los sistemas de calidad nunca deben constituir un obstáculo que las dificulte. Ello requiere una buena planificación, una asignación diáfana de las tareas y una necesaria coordinación entre ambos aspectos que deben "convivir" en el laboratorio.

Otro grupo de problemas puede nacer de la **divergencia entre las exigencias** a que puede ser sometido el laboratorio. La calidad (exactitud, representatividad) y la rapidez se exigen a los resultados, mientras que al trabajo o funcionamiento se le pueden exigir aspectos tales como: bajo costo, seguridad para el personal, reducción progresiva del mismo. Un buen balance que responda a las necesidades es la solución de compromiso que debe adoptarse en cada caso.

La **constancia** en la implantación y seguimiento de los sistemas de Calidad (día a día, mes a mes, año a año) es un aspecto de extraordinaria importancia. Al ser tareas lentas y tediosas es lógica la tendencia a la dejadez y abandono o simplemente a realizarlas cuando se va a ser sometido a evaluación. Sin esta propiedad, los sistemas de calidad carecen de sentido. La documentación/archivo puede ser un indicador adecuado para comprobar el mantenimiento constante de los sitemas de calidad en un laboratorio analítico.

TETRAEDRO DEL TRABAJO DE UN LABORATORIO

Cuatro de las características básicas del proceso analítico (Exactitud, Rapidez, Reducción de Costes y Seguridad/Comodidad del Personal) están en contradicción entre sí y plantean siempre conflictos de intereses en las etapas de planificación/diseño, teniendo en cuenta la calidad exigida, el presupuesto disponible, la actitud del personal y la necesidad de generar resultados. Esta situación se puede esquematizar (Figura I.11) localizando cada uno de los aspectos en los vértices de un tetraedro. Los lados del mismo representan la trayectoria común de dos vectores divergentes. En cada vértice convergen tres componentes, lo que intenta representar una enfatización de la propiedad localizada en el mismo.

Cuando están todas las características compensadas y todas ellas sacrifican algo en beneficio de los demás, el tetraedro es regular y los lados son iguales.

Cuando se pretende que una de estas propiedades prevalezca sobre las demás, el tetraedro se hace irregular. Así, si el objetivo fundamental es la calidad, el tetraedro se deforma hacia la exactitud y la base opuesta se reduce (aumentan los costes, disminuye la rapidez y el personal debe trabajar más y mejor). Igual ocurre cuando se necesitan urgentemente los resultados del laboratorio: se hace sacrificando las demás propiedades. Si se impone una reducción presupuestaria, la rapidez, exactitud y el personal se verán seriamente afectados. Si el personal sólo se preocupa de su seguridad/comodidad, se deteriora la exactitud y la rapidez y los costes se incrementan.

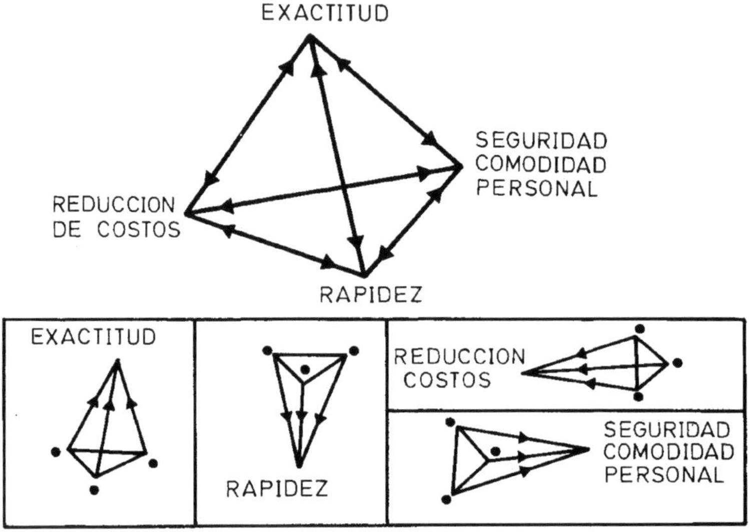

Figura I.11. Tetraedro representativo del trabajo en un laboratorio analítico de control.

BENEFICIOS DE LA IMPLANTACION DE LA CALIDAD

Pese a los problemas mencionados, los Sistemas de Calidad son muy útiles y productivos. Prueba de ello es su implantación y consolidación en países más desarrollados desde hace muchos años.

El **beneficio directo** más importante de la Garantía de Calidad es que proporciona un **aval fundamentado** sobre la

credibilidad de la información generada por el laboratorio, lo que es de especial trascendencia genérica.
Existen una serie de **ventajas indirectas** más específicas que también son importantes, tales como:

- Promocionar la buena imagen (externa e interna) del laboratorio.
- Propiciar la confianza del usuario/cliente.
- Ayudar a la clarificación de objetivos.
- Facilitar la racionalización del trabajo.
- Eliminar repeticiones innecesarias.
- Minimizar la indecisión.
- Facilitar la toma de decisiones.
- Propiciar el entrenamiento del personal.
- Generar nuevos puestos de trabajo.

Todas ellas reportan beneficios que repercuten tanto en el laboratorio en sí (servicio) como en el sistema o proceso en que está implicado, como en el producto (ver esquema de la Figura I.2).

LITERATURA SOBRE LA CALIDAD EN EL LABORATORIO

Para un principiante en esta temática, la literatura sobre los tópicos relacionados con la calidad es, al menos, sorprendente si se tiene en cuenta sus características, que se comentan brevemente a continuación.
En primer lugar, se trata de una literatura **atípica**. No se parece a la habitual en Ciencia y Tecnología, que se caracteriza en general por la sobriedad, tanto en la descripción como en la discusión y comentarios. Al tener muchos componentes normativos y legales, es lógico que cambie el estilo. Dux descubre esta situación al afirmar "Reading the GLPs in their original form can be an excercise in frustation for some one not familiar with the jargon used by the Cawyers in writing their laws, or with the peculiar system of headings and subheadings paragraphs and subpara-

graphs and so on". De esta característica se salvan aspectos específicos, tales como la Estadística y la Quimiometría dedicadas a la Calidad.

En segundo lugar, se trata de una literatura **abundante**. Pese a que el número de artículos científicos no es grande, el número de libros que sobre esta temática aparecen cada año es cada vez mayor. Muchos de ellos son libros multiautor, en los que el ensamblaje o el lógico nexo entre los capítulos es en general bastante pobre. Además es abrumadora la gran cantidad de textos que se originan por Organismos e Instituciones relacionadas con la Calidad (tanto normas como recomendaciones).

Otra característica de la literatura sobre la calidad que debe tenerse en cuenta es que presenta un **cierto grado de confusión**, que nace tanto de los conceptos cambiantes como de la terminología poco precisa que se emplea y que cambia según autores, países, organizaciones, etc.

Con frecuencia se encuentran contradicciones en esta literatura, lo que origina desconcierto y desánimo a los que se inician en la temática y no tienen bien establecidos los conceptos. Un típico ejemplo de esta situación es el uso indistinto de los términos Control y Garantía de Calidad.

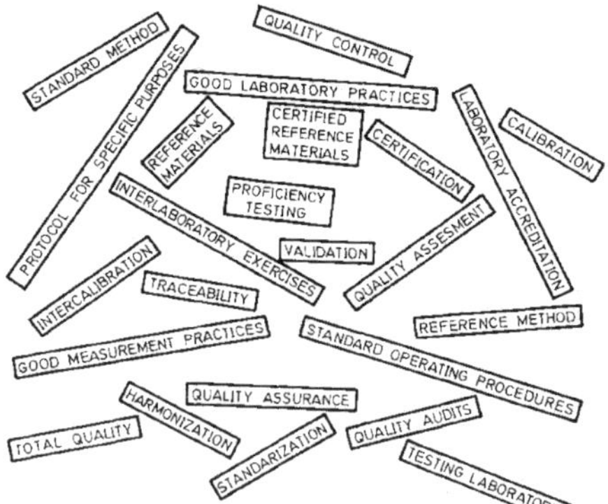

Figura I.12. Términos en inglés que se utilizan con frecuencia en la literatura sobre calidad en los laboratorios.

El **uso (y a veces abuso) de siglas** y términos vagos es también un defecto importante en esta literatura. En las Figuras I.12 y I.13 se muestran algunos de los más utilizados. Este estilo produce un rechazo inicial si no se conoce a lo que corresponden (a un material, a una organización, a un plan) o a lo que se refieren. En algunas ocasiones es difícil seguir un texto por estar plagado de siglas. Algunas de ellas están recogidas en la Tabla I.1.

En la parte final de este capítulo se ha incluido una lista de referencias bibliográficas sobre la Calidad en los Laboratorios Analíticos de Control, que es fruto de una selección del material más relevante y reciente y que está mínimamente clasificado por temáticas. El lector podrá encontrar artículos y libros recomendados para conseguir una visión completa sobre este aspecto clave de la Química Analítica hoy y mañana.

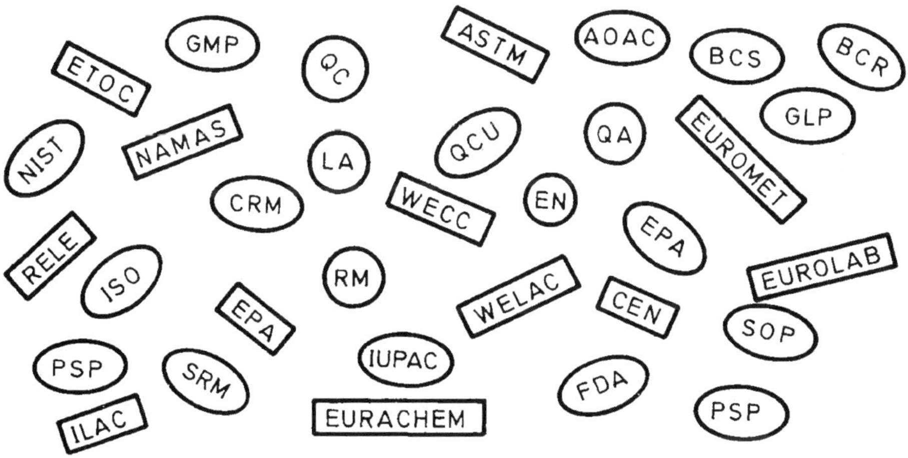

Figura I.13. Siglas más usuales en la literatura sobre la Calidad en los laboratorios.

(I) ORGANISMOS SUPRANACIONALES DIRECTAMENTE RELACIONADOS

ISO	International Organization for Standardization
REMCO ISO	Committee on Reference Materials
CEN	European Committee for Standarization
EOTC	European Organization for Testing and Certification
EUROLAB	Organization for Testing in Europe
EURACHEM	Organization for Analytical Chemistry in Europe
EUROMET	European Collaboration on Measurement Standards
WECC	Western European Calibration Cooperation
NORTEST	Testing Organization of the Nordic Countries
WELAC	Western European Laboratory Accreditation Cooperation
ILAC	International Laboratory Accreditation Conference

(II) ORGANISMOS SUPRANACIONALES QUE DEDICAN PARTE DE SUS ACTIVIDADES

CEC	Commission of European Communitties
BCR	Bureau Comunitaire of Reference
EFTA	European Free Trade Association
IUPAC	International Union of Pure and Applied Chemistry
AOAC	Association of Official Analytical Chemists
IAEA	International Atomic Energy Agency (Viena)

(III) ORGANISMOS NACIONALES DIRECTAMENTE RELACIONADOS

AENOR	Asociación Española de Normalización y Certificación
NIST	National Institute for Standards and Technology. (Antiguamente NBS, National Bureau of Standards) USA
ASTM	Americal Society for Testing Materials (USA)
NVLAP	National Voluntary Laboratory Accreditacion Program
AALA	American Association for Laboratory Accreditacion (USA)
RELE	Red Española de Laboratorios de Ensayo
NATA	Australian National Association of Testing Authorities
NAMAS	National Measurement Acreditation Service
BMTA	British Measurement and Testing Association
IPQ	Instituto Portugués da Qualidade
SCI	Sistema de Calibración Industrial (España)
EMPA	Swiss Federal Laboratories for Materials Testing and Research
BAM	Bundesanstalt für Materialforschung and Prüfung (Alemania)
SCC	Standards Council of Canada
NAPTO	SCC National Accreditation Program for Testing Organizations (Canada)

(IV) ORGANISMOS NACIONALES QUE DEDICAN PARTE DE SUS ACTIVIDADES

FDA	Food and Drug Administration (USA)
EPA	Environmental Protection Agency (USA)
LGC	Laboratory Government Chemists (UK)
INC	Instituto Nacional del Consumo (España)

REFERENCIAS BIBLIOGRAFICAS

ASPECTOS GENERALES

[1] M. VALCARCEL, "Analytical Chemistry Today", *Quím. Anal.*, 9,225, 1990.

[2] J. K. TAYLOR, "Quality Assurance of Chemical Measurements", *Lewis Pu.*, Michigan, 1987.

[3] J. P. DUX, *"Handbook of Quality Assurance for the Analytical Laboratory"*, Van Nostrand Reinhold, New York, 1990.

[4] R. J. MESLEY, W. D. pocklington y R. F. Walker *"Analytical Quality Assurance. A. Reviewx"*, *Analyst*, 116, 975, 1991.

[5] R. A. NADKARNI, "The Quest for Quality in the Laboratory", *Anal. Chem.*, 63, 675A, 1991.

[6] F. M. GGARFIEL, "Laboratory Quality Assurance. A Rationale for Credibility", Trends *Anal. Chem.*, 4, 162, 1985.

[7] A. C. HARRISON, "Steps Towards Total Quality", *Anl. Proc.* (London), 27, 301, 1990.

[8] G. KATEMAN y F. W. PISKERS, *"Quality control in Analytical Chemistry"*, Wiley, New York, 1981.

[9] *"Normalización y Certificación en la CEE del 93"*, AENOR, Madrid, 1990.

[10] W. WILLBORN, *"Quality Menagement System. A Planningand Auditing Guide"*, Industrial Press Inc., New York, 1988.

[11] W. R. OTT y E. G. SCHILLING, *"Process Quality control"* (2ª ed.), McGraw-Hill Inc., New York, 1990.

[12] J.M. JURAN y F. M. GRYNA, *"Manual de control de la calidad"*, Editorial Reverté, S.A., Barcelona, 1987.

[13] L. WALSH, R. WURSTER y R. J. KIMBER, *"Quality Management Handbook"*, Marcel Dekker Inc., New York, 1986.

[14] T. A. RATLIFF, Jr. *"The laboratory Quality Assurance System"*, Van Nostrand Reinhold, New York, 1990.

[15] B. E. BRODERICK et al. *"A Journey Through Quality Control"*, Midrochim. Acta., II, 523, 1991.

[16] P. T. HOWANITZ y J. H. HOWANITZ, *"Laboratory Quality Assurance"*, McGraw-Hill Inc. New York, 1987.

[17] F. M. GARFIELD, *"Quality Assurance Principles for Analytical Laboratories"*, AOAC, Arlington, 1984.

ASPECTOS ESPECIFICOS

[1] W. Y. GARNER y M. S. BARGE, *"Good Laboratory Practices. An Agrochemical Perspective"*, ACS Symposium Series, Washington DC, 1988.

[2] J. SABATER y A. VILUMARA, *"Las Buenas Prácticas de Laboratorio"*, Ediciones Díaz de Santos, Madrid, 1988.

[3] W. D. POCKLINGTON, *"Guidelines for the Development of Standard Methods by Collaborative Study"* (5ª ed), Laboratory of the Government Chemist. Teddington, UK, 1990.

[4] J. K. TAYLOR, "Validation of Analytical Methods", *Anal. Chem.*, 55, 600A, 1983.

[5] E. L. GRANT y R. S. LEAVENWERTH, "Statistical Quality control" (6ª ed), McGraw-Hill, Inc. New York, 1988.

[6] C. H. DEMPSEY y J. D. PETTY, *"Laboratory Accreditation and Data Certificacion. A System for Success"*, Lewis Pu., Michigan, 1991.

[7] *"Materiales de Referencia para Análisis de Productos Agroalimentarios"*, Ministerio de Sanidad y Consumo, Instituto Nacional del Consumo, Madrid, 1990.

[8] J. K. TAYLOR, *"Statistical Techniques for Data Analysis"*, Lewis Pu., Michigan, 1990.

[9] M. BLANCO y V. CERDA, *"Quimiometría"*, Universidad de Barcelona, 1988.

[10]J. C. MILLER y J. N. MILLER, *"Statistics for Analytical Chemistry"*, Ellis Horwood, Chichester, 1988.

[11] R. R. MAHAFFEY, *"LIMS. Applied Information Technology for the Laboratory"*, Van Nostrand Reinhold, New York, 1990.

[12] E. G. SCHILLING, *"Acceptance Sampling in Quality Control"*, Marcel Dekker Inc., New York, 1982.

[13] K. N. MARSH, *"Recommended Reference Materials for the Realization of Physicochemical Properties"*, Blackwell Scientific Pu., Oxford, 1987.

[14] J. S. OAKLAND, *"Statistical Process Control"*, Heinemann Pu., Oxford, 1986.

[15] G. T. WERNIMONT, *"Use of Statistics to Develop and Evaluate Analytical Methods"*, AOAC, Arlington, 1987.

[16] T. F. HARTLEY, *"Computerized Quality Control"*, Ellis Horwood, Chichester, 1990.

Capítulo II

TRATAMIENTO ESTADISTICO DE DATOS ANALITICOS (I). PRINCIPIOS BASICOS

F.X. RIUS
Universidad de Barcelona (Tarragona)

Dos características propias de un laboratorio analítico de calidad son que los resultados obtenidos en el proceso analítico posean valores elevados para diversos parámetros de calidad, tales como la precisión, exactitud, robustez o rapidez de análisis y que, en su elaboración, se hayan seguido un conjunto de normas que afecten tanto a los recursos, como a la gestión del laboratorio, y que aseguren la calidad de sus resultados.

Entre los parámetros de calidad, unos son de tipo cualitativo como, por ejemplo, la disponibilidad o seguridad del método mientras que muchos otros son cuantificables. En este proceso de asignar un valor determinado a un criterio se requieren operaciones tales como repetir las mediciones de los parámetros, comparar unos valores con otros o confirmar o rechazar hipótesis, siendo la Estadística una herramienta fundamental para la extracción de información química.

En el presente capítulo se desarrollan los conceptos estadísticos básicos que permiten un tratamiento adecuado de aquellos parámetros de calidad definidos para los procesos y resultados de los laboratorios analíticos que sean cuantificables. Aún así, el campo es extremadamente amplio por lo que se ha limitado a los conceptos estadísticos que implican la obtención de medidas repetitivas. Un tratamiento mucho más extenso de estos conceptos puede encontrarse en libros especializados de estadística [1-4], de estadística dirigida a químicos analíticos [5-7,16], en capítulos introductorios de libros de quimiometría [8,9] o en revisiones científicas recientes [10,21].

ERRORES ALEATORIOS Y SISTEMATICOS. PRECISION Y EXACTITUD

Dado que todos los resultados obtenidos en los laboratorios analíticos llevan siempre asociado un cierto error, es necesario definir una serie de términos y conceptos que permitan su cálculo y el establecimiento de su importancia.

El término error describe la diferencia entre el valor verdadero o esperado y el medido para un cierto parámetro. Se pueden distinguir dos tipos de errores: errores aleatorios ("random errors") y errores sistemáticos ("systematic errors").

Los errores aleatorios no pueden predecirse y varían de signo y magnitud. Se evidencian cuando al realizar una serie de análisis repetitivos de una misma muestra se obtienen resultados que oscilan alrededor de un valor central. A medida que aumenta el número de repeticiones, el efecto de los errores aleatorios sobre medidas que estiman el valor central, tiende a disminuir, dado que se compensan unos a otros.

La presencia de errores aleatorios afecta a la precisión de los resultados, es decir, a la concordancia de los distintos valores obtenidos al realizar una serie de medidas repetitivas e independientes unas de otras bajo unas condiciones específicas.

Los errores sistemáticos dan lugar a una desviación, siempre en el mismo sentido, de los resultados obtenidos respecto del valor verdadero. Afectan a la exactitud de los resultados, es decir, al grado de concordancia entre el valor obtenido experimentalmente y el valor verdadero. Pueden ser constantes o proporcionales, en el primer caso el error es independiente de la concentración de analito mientras que en el segundo caso existe una dependencia con respecto a la concentración de analito presente.

El término anglosajón "bias", se utiliza para denotar un error sistemático presente en un método. Errores de este tipo serían: la presencia de contaminación, errores en la curva de calibrado o una pérdida mecánica de analito.

Aunque no existe unanimidad entre la comunidad científica internacional en lograr definiciones claras e inequívocas de los conceptos expresados anteriormente (véase, por ejemplo, el capítulo 2 de la referencia 8, para una discusión más extensa), la Figura II.1 proporciona una visualización de los conceptos expresados que puede ayudar a su comprensión.

Si bien la precisión refleja el grado de concordancia que existe entre un conjunto de resultados obtenidos mediante repetición de las medidas, es evidente que las condiciones en las que se realizan éstas afectan al valor final obtenido. Por ejemplo, si se compara la precisión de dos métodos analíticos no es lógico que mientras las medidas realizadas con el primer método se lleven a cabo utilizando el mismo instrumento, en el segundo se utilicen diversos instrumentos.

Dos términos importantes se han propuesto en este sentido: La repetibilidad ("repeatability") y la reproducibilidad ("reproducibility").

La Organización Internacional de Estadística, ISO, en su definición de repetibilidad establece que "se obtengan resultados de ensayos mutuamente independientes mediante el mismo método aplicado a la muestra a analizar en el mismo laboratorio con el mismo equipamiento y por el mismo operador en un intervalo corto de tiempo" [22]. La repetibilidad se acepta como una medida de varianza interna y refleja la precisión máxima que se puede obtener con un cierto método.

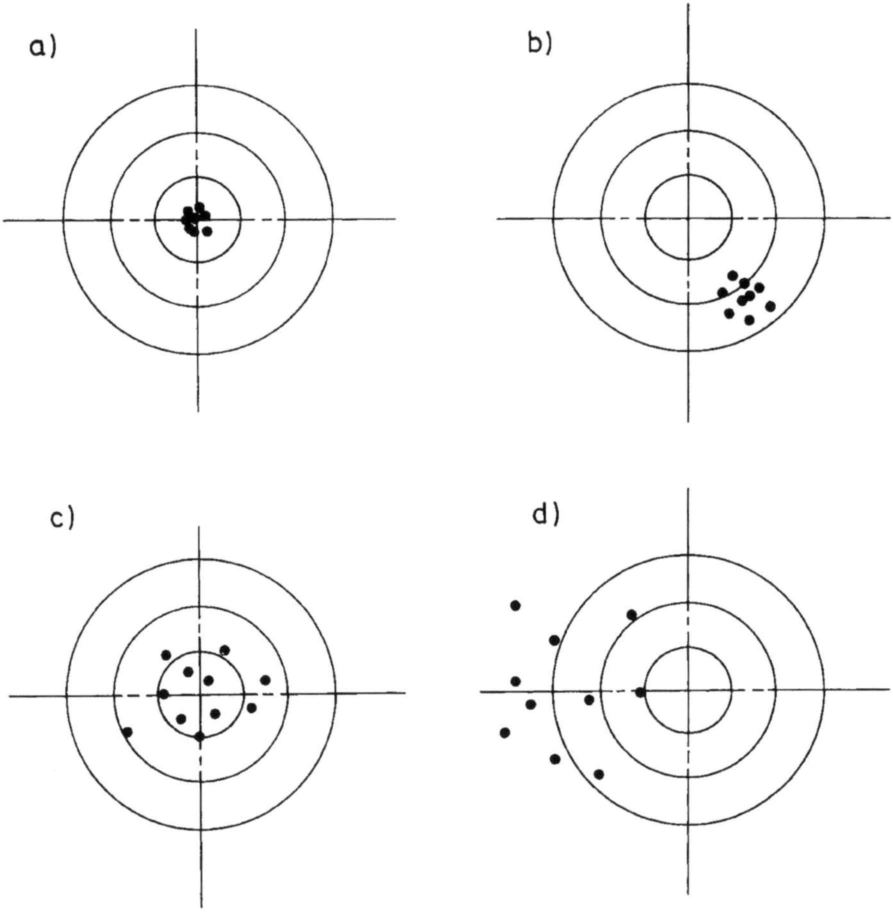

Figura II.1. Visualización de precisión y exactitud. (a) Método preciso y exacto. (b) Método preciso e inexacto. (c) Método exacto e impreciso. (d) Método impreciso e inexacto.

Las condiciones establecidas para la reproducibilidad indican que "se obtengan resultados de ensayos independientes mediante el mismo método aplicado a la muestra a analizar en diferentes condiciones tales como diferentes laboratorios, diferente equipamiento o distintos operadores" [22]. En el Vocabulario Internacional de Metrología [23] se exponen hasta seis tipos distintos de factores que pueden cambiarse acompañados de las especificaciones que se deben cumplir para que la dispersión de los datos obtenidos sea una medida cuantitativa de reproducibilidad. Entre estas condiciones se especifican, por ejemplo, la reproducibilidad entre días, entre laboratorios o entre analistas.

CONCEPTOS ESTADISTICOS. POBLACION Y MUESTRA

Uno de los intereses fundamentales del analista es la obtención de valores que sean una buena estimación del valor verdadero y del error asociado que conlleva dicha estimación. Para ello se deben de llevar a cabo repeticiones del proceso analítico y se han de introducir conceptos estadísticos.

Los estadísticos diferencian perfectamente entre un parámetro referido a la población ("population parameter") y un parámetro referido a unas cuantas observaciones realmente llevadas a cabo de entre esta población ("sample parameter"). Normalmente, el analista está interesado en determinar concentraciones de analitos en problemas reales, lo que conlleva cantidades elevadas de material. Una extracción aleatoria de cantidades más reducidas que se analizan da lugar a las muestras químicas (si bien existe una nueva propuesta de la IUPAC mediante la cual se sugiere que los químicos analíticos habrán de analizar porciones analíticas en lugar de muestras) [24]. Estas muestras han de ser representativas de la globalidad, y los resultados obtenidos al analizarlas constituyen las denominadas muestras estadísticas. Este conjunto limitado de medidas se utiliza para comprobar asunciones acerca de la población (o conjunto total de resultados que conceptualmente podría obtenerse mediante análisis del problema) por medio de tests estadísticos o para estimar parámetros de la población, tales como la media aritmética, desviación estándar, etc.

PARAMETROS QUE ESTIMAN EL VALOR CENTRAL

Media aritmética

Si se realizan una serie de n mediciones, obteniéndose los resultados $x_1, x_2, \ldots, x_n$, la media aritmética se denota $\bar{x}$ y se calcula dividiendo la suma de observaciones por el número de las mismas:

$$\bar{x} = \frac{(x_1 + x_2 + \ldots\ldots + x_n)}{n} = \sum_{n=1}^{n} \frac{x_n}{n}$$

La media aritmética, como estimación del valor verdadero de la población, μ es un parámetro estadístico poco robusto, es decir, si alguno de los resultados individuales, x_i, contiene un error apreciable, éste también se transmite apreciablemente a la media aritmética calculada.
Si se considera el conjunto de resultados:

15, 17, 17, 19, 20, 20, 23, 24

la media aritmética es $\bar{x} = 19.4$. Si los números $x_1, x_2, x_3, \ldots$ x_n se presentan $f_1, f_2, f_3, \ldots, f_n$ veces respectivamente, la media aritmética es:

$$\bar{x} = \frac{(f_1 x_1 + f_2 x_2 + f_3 x_3 + \ldots + f_n x_n)}{f_1 + f_2 + f_3 + \ldots + f_n}$$

El lector puede remitirse, por ejemplo, al capítulo II de la referencia 11, para calcular la media aritmética de un conjunto de medias.

Mediana

Una estimación del valor central mucho más robusta es la mediana que se define, una vez que los resultados han sido ordenados según su magnitud, como el resultado situado en el centro. Con un número par de resultados, la mediana se define como la semisuma de los dos resultados situados en el centro.
En el caso del ejemplo anterior, la mediana sería:

$$\text{mediana} = (19 + 20)/2 = 19.5$$

Puede observarse que sustituyendo alguno de los valores por otro muy distinto, por ejemplo 17 por 57, la media aritmética cambia notoriamente ($\bar{x}$ = 24.4) mientras que la mediana lo hace de forma poco relevante (mediana = 20).
Al intervenir todos los resultados en el cálculo de la media aritmética, este parámetro deberá utilizarse cuando se quiera prestar especial atención a las propiedades numéricas de los datos, mientras que la mediana deberá usarse cuando no interese toda la información del conjunto de datos o cuando sea probable que conduzcan a conclusiones falsas. Es evidente que en el caso del último conjunto de datos: 15, 17, 20, 20, 23, 24 y 57, el valor de la mediana = 20, es mucho más característico de la distribución que el valor $\bar{x}$ = 24.4 dado que existen más valores del conjunto en torno a la mediana.

Moda

La moda es el valor más frecuente de la distribución. En el último conjunto de datos considerado : 15, 17, 19, 20, 20, 23, 24 y 57 el resultado que ocurre con mayor frecuencia o moda es el 20. El conjunto previo, formado por los resul-

tados: 15, 17, 17, 19, 20, 20, 23 y 24 es bimodal, con valores para las modas de 17 y 20.
La Figura II.2 representa gráficamente las posiciones de la media, mediana y moda en distribuciones moderadamente asimétricas.

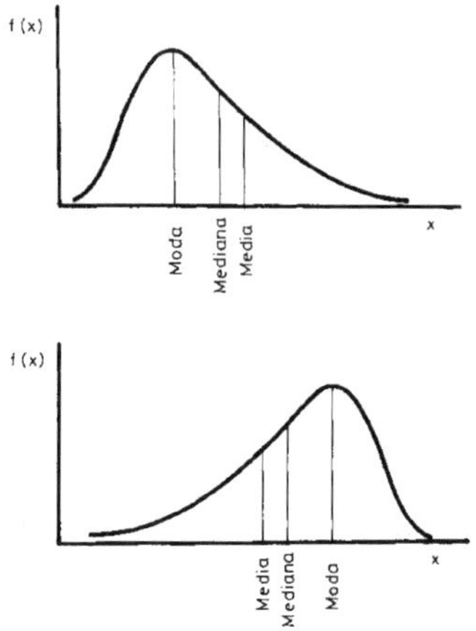

Figura II.2. Posiciones de la media aritmética, mediana y moda en distribuciones ligeramente asimétricas.

Media geométrica

La media geométrica, g, de una serie de n resultados $x_1, x_2, ..., x_n$ es la raíz n-ésima del producto de los valores

$$g = \sqrt[n]{x_1 \cdot x_2 \cdot .... x_n}$$

Si los resultados $x_1, x_2, ..., x_n$ se presentan $f_1, f_2, ..., f_n$ veces respectivamente, la media geométrica es:

$$g = \sqrt[F]{x_1^{f_1} \cdot x_2^{f_2} \cdot ..... \cdot x_n^{f_n}}$$

donde $F = f_1 + f_2 + ... + f_n$

Existen otros parámetros para estimar valores representativos de un conjunto de resultados, tales como la media armónica, los cuartiles, percentiles, etc., pero todos ellos se utilizan escasamente en el tratamiento de datos analíticos. El lector puede encontrar información sobre ellos en los libros de estadística general referenciados [1-4].

PARAMETROS QUE ESTIMAN LA DISPERSION DE RESULTADOS

Desviación estándar

La desviación estándar estima la dispersión de los resultados alrededor de su valor medio y viene definida por:

$$s = \left[\frac{\sum (x_i - \bar{x})^2}{n-1} \right]^{\frac{1}{2}}$$

donde n-1 son los grados de libertad, es decir el número de estimaciones independientes que pueden obtenerse a partir de un conjunto específico de datos. En general, para un conjunto sencillo de datos de n valores independientes, los grados de libertad, g.l. = n-1.

Algunos autores consideran en la expresión de la desviación estándar y de la varianza el número total de resultados, n, en lugar de los grados de libertad, n-1. En estas condiciones, la desviaciación estándar o la varianza de una sola observación sería cero cuando sabemos que es imposible extraer información de la dispersión a partir de una sola medida. El lector puede encontrar una justificación matemática detallada en el apartado 3A.12 de la referencia 12.

La desviación estándar posee las mismas unidades que los resultados correspondientes a la propiedad medida.

Cuando los resultados son independientes y están distribuidos normalmente, los parámetros estadísticos más útiles son: la media aritmética, como estimación del valor central, y la desviación estándar como medida de la dispersión. Esta última es más fiable cuanto mayor sea el número de resultados considerado, n.
El lector interesado en el cálculo de la desviación estándar a partir de medidas duplicadas o del recorrido, puede dirigirse al capítulo 4 de la referencia 11.

Desviación estándar relativa

Un mismo valor de la desviación estándar para dos conjuntos de resultados puede tener un significado analítico totalmente distinto dependiendo del valor absoluto de los mismos. Por ello, se utiliza la desviación estándar relativa, RSD = $s/\bar{x}$, que es un parámetro estadístico independiente de las unidades de medida empleadas.
La desviación estándar relativa expresada en términos de porcentajes también recibe el nombre de coeficiente de variación,

$$C.V. = 100\, s/\bar{x}\ (\%)$$

aunque el uso de este término está menos recomendado [8].

Varianza

La varianza, representada por s^2, es el cuadrado de la desviación estándar.

$$s^2 = \frac{\sum^{n} (x_i - \bar{x})^2}{n-1}$$

A efectos de cálculo, a menudo es más fácil considerar la expresión equivalente:

$$s^2 = \frac{1}{n-1}\sum_{i=1}^{n}\left(x_i^2 - \bar{x}^2\right)$$

Recorrido

El recorrido es la diferencia entre el resultado más elevado y el más reducido.
Como medida de la dispersión presenta dos grandes inconvenientes. En primer lugar no puede utilizarse para comparar distintos conjuntos de resultados sin considerar el número de estos últimos dado que, normalmente, cuanto mayor es su número existen más probabilidades de obtener valores extremos.
En segundo lugar, es un parámetro que puede distorsionarse fácilmente dado que depende solamente de dos observaciones.
Es frecuente observar la utilización equivocada del vocablo rango, traducción incorrecta del inglés "range" para denotar el recorrido sin tener presente que en castellano la palabra rango tiene un significado totalmente distinto.

Desviación media

La desviación media es la media aritmética de las diferencias, consideradas en valor absoluto, entre la media y cada una de las observaciones realizadas.

$$\textit{Desviación media} = \frac{1}{n}\sum_{i=1}^{n}\left|x_i - \bar{x}\right|$$

La presencia de algunos valores elevados o muy reducidos no afecta a este parámetro de la misma forma que al recorrido. Por otro lado, la desviación media depende en un grado mucho menor que el recorrido del número de observaciones realizadas. Ambos parámetros no deberían utilizarse como medidas para evaluar la precisión de los resultados salvo en el caso de que se posea un número muy reducido de observaciones.

DISTRIBUCION DE ERRORES. FUNCION DE PROBABILIDAD GAUSSIANA

Cuando se llevan a cabo un gran número de mediciones repetitivas, los resultados pueden visualizarse fácilmente mediante los histogramas. Estos son gráficos en los que se representa el intervalo de resultados considerado como las bases de rectángulos mientras que las alturas son proporcionales a las frecuencias con las que se obtienen dichos resultados.

Si por ejemplo al realizar 227 determinaciones de Cu en una muestra de vino, se obtiene la siguiente tabla de resultados:

	contenido de Cu en vinos expresado en ppb									
	85	86	87	88	89	90	91	92	93	94
Frecuencia del resultado (f)	10	5	15	41	60	51	27	12	6	Σ =227
Frecuencia relativa (f/227)	.04	.02	.07	.18	.26	.22	.12	.06	.03	Σ =1

el histograma correspondiente tendría la forma representada en la Figura II.3.

Si se llevan a cabo un número mucho mayor de repeticiones y se representaran los intervalos de resultados mucho más reducidos, los histogramas tenderían a acercarse a la curva representada con trazos discontinuos. En el caso de considerar en el eje de ordenadas las frecuencias relativas, la curva, que recibe el nombre de función de densidad de probabilidad, englobaría un área igual a 1 y se cumple:

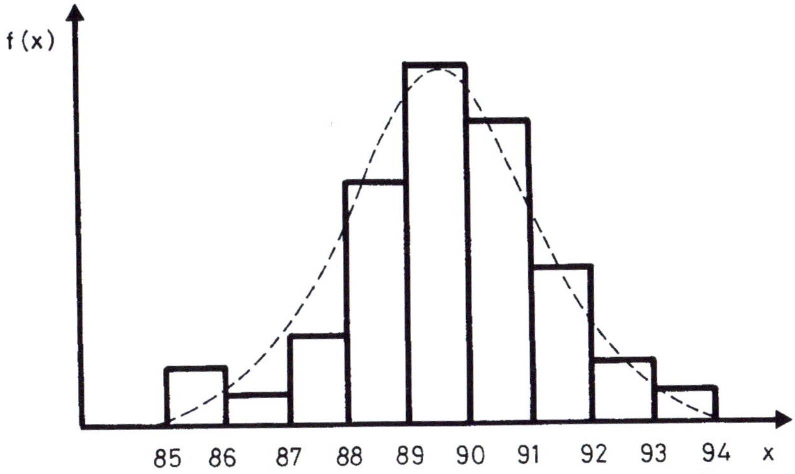

Figura II.3. Histograma y función de distribución de resultados en el ejemplo de la determinación de Cu en vinos.

$$\int_{-\infty}^{\infty} f(x)\,dx = 1$$

Numerosos estudios indican que al repetir mediciones de un mismo parámetro, la función de probabilidad obtenida sigue el modelo de distribución Gaussiana o normal. El teorema del límite central proporciona el fundamento estadístico que permite esperar dicha tendencia de los datos experimentales [16]. La ecuación de la curva viene dada por la expresión:

$$f(x) = \frac{1}{\sigma \cdot \sqrt{2\pi}} \exp\left[-\frac{(\bar{x}-\mu)^2}{2\sigma^2}\right]$$

donde μ y σ representan, respectivamente, el valor verdadero y la desviación estándar de esta función de probabilidad. Naturalmente, al trazar la curva para un conjunto limitado de datos se sustituyen μ y σ por sus respectivas estimaciones $\bar{x}$ y s. Es práctica común que los parámetros referidos a poblaciones estadísticas se escriban con letras griegas, mientras que los referidos a muestras reducidas se denoten con letras del alfabeto latino. La notación $N(\mu,\sigma^2)$ se utiliza para indicar una distribución normal de valor verdadero μ y desviación estándar σ.

Las curvas Gaussianas tienen una forma más esbelta o achatada dependiendo del valor de su desviación estándar, mientras que distintos valores medios desplazan el conjunto de las curvas a lo largo del eje de abcisas, tal como muestra la Figura II.4.

La asunción de que el conjunto de datos sigue la distribución normal tiene unas implicaciones muy importantes desde el punto de vista estadístico.

Para cualquier distribución Gaussiana, independientemente del valor que posean μ y σ se cumple, por ejemplo, que:

- La desviación estándar σ, mide la distancia desde la media μ , hasta el punto de inflexión de la curva.
- Un 95% de los valores están comprendidos en el intervalo $\mu \pm 1{,}960\ \sigma$.
- Un 99% de los valores están comprendidos en el intervalo $\mu \pm 2{,}576\ \sigma$.
- Un 99,9% de los valores están comprendidos en el intervalo $\mu \pm 3{,}290\ \sigma$.

En muchos tratamientos estadísticos conviene estandarizar las variables de tal forma que la comparación entre ellas pueda llevarse a cabo sin que influyan el recorrido y/o las unidades de medida de las mismas. Una forma muy común de llevar a cabo este proceso consiste en la conversión de la variable x_i en su transformada z_i de tal forma que:

$$z_i = \frac{x_i - \overline{x}}{s_x}$$

Las nuevas variables z_i tienen la propiedad de que su valor medio $z = 0$ y su desviación estándar es $s_z = 1$. Si x_i, seguía una distribución normal N (x,s^2), z_i también está distribuida normalmente con N (0,1) y la ecuación de la curva viene dada por:

$$f(z) = \frac{1}{\sqrt{2\pi}} \quad \exp\left(-\frac{z^2}{2}\right)$$

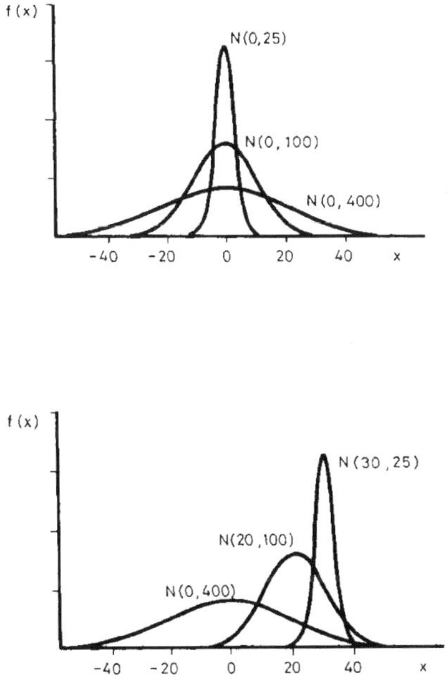

Figura II.4. Distintas curvas de función de densidad de probabilidad Gaussiana.

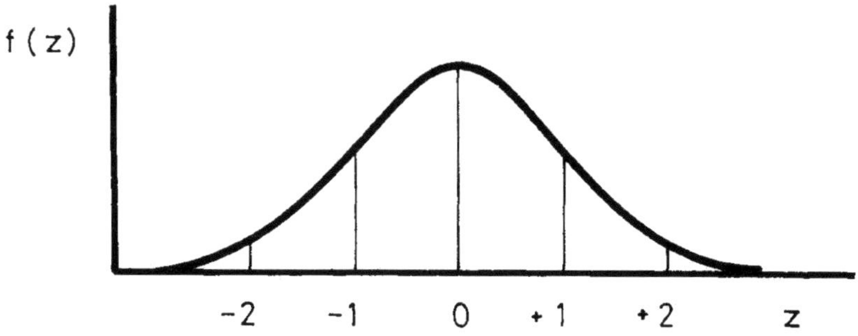

Figura II.5. Función de densidad de probabilidad Gaussiana N (0,1).

COMPROBACION DE LA NORMALIDAD DE UNA DISTRIBUCION

Numerosos tests estadísticos sólo son válidos si los conjuntos de datos que se tratan siguen una distribución Gaussiana.

Existen dos conceptos, la asimetría ("skewness") y la curtosis o apuntamiento ("kurtosis"), que describen desviaciones respecto a la distribución normal. La asimetría indica el sentido en el que se inclina la distribución, es decir, la existencia o carencia de simetría en relación a un eje vertical trazado por la media aritmética. Son diversos los coeficientes de simetría definidos [2] y si bien un test de asimetría no superado indica que han de extremarse los cuidados al aplicar la estadística Gaussiana, un test superado no prueba necesariamente que la distribución sea normal [13].

También existen distintos coeficientes de curtosis o apuntamiento que miden la agrupación de los resultados en torno a la media.

En la bibliografía existen numerosos tests estadísticos para comprobar la normalidad de una distribución dada. Kateman y Pijpers han resumido muchos de ellos [13] y recientemente se ha publicado algún programa de ordenador que facilita el trabajo, normalmente tedioso, de este tipo de procesado de datos [14].

TESTS NO PARAMETRICOS

Cuando se demuestra que un conjunto de resultados no sigue la distribución normal existen diversas posibilidades; en primer lugar se pueden llevar a cabo distintos tests estadísticos que permitan indicar la presencia de observaciones discrepantes ("outliers"), en segundo lugar se puede intentar una transformación de los datos de tal forma que los resultados transformados se adecuen a una distribución normal. Si ambas posibilidades no resultan satisfactorias será incorrecto llevar a cabo tests pensados para distribuciones de datos Gaussianos y se tendrán que intentar tests no paramétricos [15].

Las transformaciones de datos no sólo se utilizan para acercar la distribución a la normalidad sino que también se usan para igualar las varianzas de distintos conjuntos de observaciones. Entre las más usuales figuran la transformación logarítmica, la extracción de la raíz cuadrada o la sustitución de los resultados por sus valores recíprocos. Una discusión detallada de estas transformaciones puede encontrarse, por ejemplo, en el capítulo 8 de la referencia 12 o, más concisamente, en el apartado 4.1.2 de la referencia 13 y en el 7.9 de la referencia 16.

En un test estadístico no paramétrico no se especifican las condiciones que deben cumplir los parámetros de la población a partir de la cual se ha extraído la muestra estadística tratada. Aunque se han de cumplir ciertas condiciones, tales como la independencia de las observaciones, éstas son mucho menos exigentes que en los test paramétricos

(véase, por ejemplo, el primer apartado del capítulo III, donde se especifican las condiciones del test t).
Los tests no paramétricos deberían aplicarse siempre que las muestras contengan menos de siete resultados y no se conozca exactamente la distribución de la población. Sin embargo, a menudo, se toleran desviaciones pequeñas de las condiciones impuestas en estas u otras condiciones de los tests paramétricos. Una de las ventajas más claras de los tests no paramétricos consiste en su facilidad de aprendizaje y aplicación. Existen tests no paramétricos para comprobar un gran número de hipótesis estadísticas, sin embargo no tienen una aplicación tan amplia como los tests paramétricos, así, no existen tests fiables de este tipo para comprobar la interacción en el análisis de la varianza [15].

RESULTADOS DISCREPANTES ("outliers")

Si tuviésemos que hallar un término estadístico sobre el que hoy en día existe controversia acerca de su significado, éste sería lo que los ingleses denominan "outliers". Se ha traducido al castellano con distintos vocablos tales como resultados aberrantes, valores anómalos, etc. En el presente capítulo se utiliza el término "resultado discrepante", dado que este término no implica necesariamente un matiz peyorativo.
Se ha descrito que cuando se realizan repeticiones de un análisis, los resultados siguen habitualmente una distribución Gaussiana. Existe, por tanto, una cierta probabilidad de obtener resultados alejados del valor medio pero que forman parte del conjunto de observaciones obtenido y que, como tales, pueden formar parte del tratamiento estadístico posterior sin que sean tratados como discrepantes y eliminados injustificadamente.
Los resultados discrepantes se han definido como aquellos que no pertenecen a una población o que existe una probabilidad inferior a un determinado valor para que pertenez-

can a ella [11]. Normalmente se producen al cometer equivocaciones o fallos en la metodología aplicada. Es por esta razón que han de buscarse concienzudamente las causas que generan un resultado de este tipo antes que pueda ser descartado.
La presencia frecuente de resultados discrepantes indica un programa de control de calidad deficiente y sólo cuando el proceso de medida está bajo control estadístico es posible distinguir entre valores extremos y valores discrepantes con un grado de confianza elevado.
Se han descrito diversos criterios para detectar resultados discrepantes [11,7] entre ellos se pueden citar el test Q de Dixon o el criterio R de Grubbs.

Criterio Q de Dixon. Se calcula la relación Q colocando los valores en orden de magnitud y dividiendo la diferencia entre el valor sospechoso x_q y su vecino x_{q-1} por la diferencia entre el primer valor x_1 y el último de la serie x_n:

$$Q_{cal} = \frac{x_q - x_{q-1}}{x_n - x_1}$$

Si el valor absoluto de Q_{cal} es mayor que el valor teórico de Q_{tab} [11,7,19], se considera al valor sospechoso x_q como resultado discrepante para el nivel de significancia elegido. Obsérvese que este test no utiliza la desviación estándar, lo que puede ser ventajoso en algunas ocasiones.

Criterio R de Grubbs. Se calcula el valor de R mediante la expresión:

$$R = \left| \frac{x_q - \bar{x}}{s} \right|$$

donde x_q es el valor sospechoso y $\bar{x}$ y s se calculan teniendo en cuenta el conjunto completo de resultados. Si el valor de R es mayor que el valor tabulado para el nivel de signi-

ficancia y los grados de libertad correspondientes, se confirma la presencia del valor discrepante x_q.
El test de Grubbs también se utiliza para la detección de laboratorios que intervienen en ejercicios de colaboración y que producen valores medios discrepantes de todos los demás. En este caso se compara la media aritmética de cada laboratorio y la desviación estándar s de las L medias calculadas. Se calcula la desviación estándar s_H del conjunto de medias sin tener en cuenta el valor más elevado y la desviación estándar del conjunto de las medias aritméticas, s_L sin considerar el valor más reducido. Se calculan los porcentajes:

$$100\left[1-(s_L/s)\right] \text{ y } 100\left[1-(s_H/s)\right]$$

y se detecta la presencia de laboratorios discrepantes si el valor más elevado de estas dos últimas expresiones calculadas excede el valor crítico tabulado para el nivel de significancia elegido y el número de laboratorios L considerado [20].
En los ejercicios de intercomparación es útil determinar aquellos laboratorios que proporcionan datos con una dispersión significativamente más elevada que los demás. Para ello se utiliza el *test de Cochran*: se calculan las varianzas dentro-del-laboratorio (apartado correspondiente al análisis de la varianza en el capítulo III) para cada uno de los laboratorios implicados y se divide el valor obtenido más elevado por la suma de todas las varianzas. Si el cociente resultante es mayor que el valor crítico calculado [20], se concluye que para el nivel de significancia elegido, el laboratorio con varianza mayor ha de considerarse discrepante.

COMPROBACION DE HIPOTESIS ESTADISTICAS

Dado que las medidas no se llevan a cabo sobre poblaciones estadísticas, sino sobre muestras estadísticas extraídas aleatoriamente de las primeras, siempre se corre el riesgo de tomar la decisión errónea puesto que las características de las muestras pueden diferir de aquellas que posee la población. Este riesgo ha de ser cuantificable y para ello se sigue una sistemática denominada comprobación de hipótesis estadísticas.

Una hipótesis consiste en la suposición que se realiza sobre un determinado suceso; por ejemplo, que una media aritmética de un conjunto de resultados no difiera de forma estadísticamente significativa de un valor dado, mientras que un test estadístico es la regla que permite dilucidar la validez de dicha hipótesis.

Al plantear una hipótesis, H, se pueden adoptar dos decisiones: aceptarla o rechazarla. Así mismo puede ser que dicha hipótesis sea cierta o falsa. Los resultados se esquematizan en el siguiente cuadro:

		Decisión adoptada	
		aceptación	rechazo
Hipótesis nula	cierto	correcto	error 1ª especie
	falso	error 2ª especie	correcto

en donde puede observarse que la decisión resulta correcta al aceptar una hipótesis que resulta cierta o rechazar una hipótesis falsa. Si se rechaza una hipótesis cierta se comete un error de tipo α o de primera especie, mientras que si se acepta una hipótesis falsa se comete un error tipo β o de segunda especie.

Las consecuencias de ambos errores pueden ser muy distintas. Por ejemplo, si suponemos que un atleta no toma anabolizantes y como resultado del análisis de su orina se da un resultado positivo (error de 1ª especie), la descalificación del mismo o sus consecuencias pueden ser mucho

más importantes que en el caso de que no se detecten los fármacos en un atleta que verdaderamente los haya tomado (error de 2ª especie). Rechazar una hipótesis que resulte ser cierta suele tener, en principio, mayor trascendencia que aceptar una hipótesis que resulte ser falsa. Por consiguiente, es necesario justificar estadísticamente las decisiones tomadas y, dada su importancia, debe acotarse el error que se comete en términos de probabilidad.
En primer lugar es necesario elegir la hipótesis. En estadística existen de dos tipos:

1. La hipótesis nula, H_0, que establece que no hay diferencias entre valores, es decir, que las diferencias observadas se deben a los errores aleatorios.
2. La hipótesis alternativa, H_1, que establece la presencia de diferencias entre valores de los parámetros medidos.

En segundo término, se ha de elegir el nivel de significancia α que queremos asignar al test estadístico, teniendo en cuenta el error tipo β.

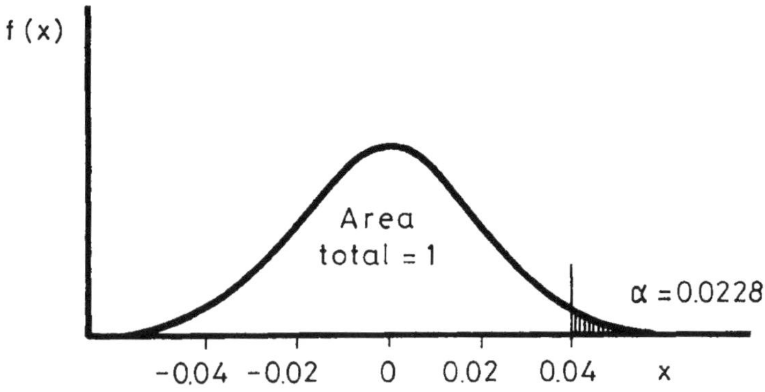

Figura II.6. Distribución de resultados analíticos con $\bar{x}$ = 0.00 y s = 0.02. Porción de resultados, α, con valores x_i superiores a $\bar{x}$ + 2s.

Supongamos que aplicando una técnica instrumental para determinar la concentración de un analito en una muestra, se llevan a cabo numerosos análisis del blanco, obteniéndose un conjunto de valores de la señal analítica de media $\bar{x} = 0.00$ y de desviación estándar $s = 0.02$. La distribución de los resultados se representa en la Figura II.6.

Supongamos que se toma la decisión, en posteriores análisis de muestras reales, de considerar la presencia de analito para valores de la señal superiores a 0.04.

Si analizamos blancos como muestras desconocidas, asumimos una probabilidad $\alpha = 0.0228$ de rechazar la hipótesis nula cuando en realidad es cierta. Es decir, de acuerdo a la distribución normal, de cada 100 medidas realizadas sobre blancos, obtendríamos 2.28 (de cada 10 000 obtendríamos 228) cuyo valor sería igual o superior a 0.04 y, por tanto, concluiríamos que en aquellas muestras hay analito cuando en realidad se sabe que no hay. El valor de α, también llamado nivel de significancia, se define como la probabilidad de rechazar la hipótesis nula cuando en realidad es cierta. Normalmente se asume un valor de $\alpha = 0.01$ ó $\alpha = 0.05$.

Supongamos ahora que se prepara una muestra que contenga analito a determinar en una concentración tal que dé lugar a una respuesta de valor 0.04. ¿Cuál es la probabilidad de aceptar la hipótesis nula cuando en realidad es falsa? En otras palabras, ¿cuál es la probabilidad de concluir que en la muestra no hay analito cuando en realidad sabemos que hay?

De nuevo, si realizásemos muchas determinaciones obtendríamos un conjunto de resultados con media aritmética $\bar{x} = 0.04$ y desviación estándar $s = 0.02$. La distribución Gaussiana se muestra, junto con la obtenida previamente, en la Figura II.7.

Se puede observar que un 50% de los resultados obtenidos estarán por debajo del valor 0.04 y, por tanto, se cometería un error $\beta = 0.5$ (de cada 100 análisis realizados sobre la muestra preparada, en 50 casos se concluiría que no existe analito).

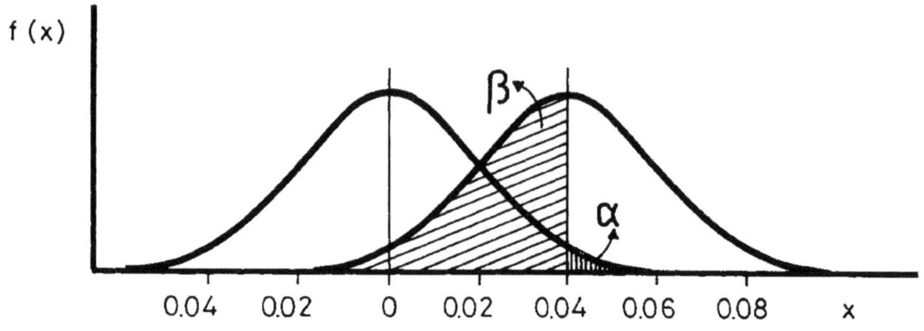

Figura II.7. Errores de primera especie, α, y de segunda especie, β.

A diferencia del error de primera especie, el error de segunda especie depende fundamentalmente del nivel de significancia α y del tamaño de la muestra. Para un conjunto de resultados determinado, al aumentar α disminuye β y viceversa. La única forma de disminuir tanto α como β es aumentando el número de análisis realizados. Una discusión más detallada sobre estos conceptos puede hallarse en el apartado 2.2 de la referencia 8 ó en [17].

Siguiendo el proceso de comprobación de hipótesis estadísticas, en tercer lugar, se ha de llevar a cabo el cálculo del test estadístico elegido (como por ejemplo el test-t, test-F u otro) y se ha de comparar el valor calculado con aquél que se encuentra en las tablas estadísticas para el nivel de significancia elegido, teniendo en cuenta los grados de libertad correspondientes. Una alternativa propuesta hace más de medio siglo pero que no se ha podido llevar a cabo hasta recientemente debido a la ausencia de suficiente potencia de cálculo, consiste en los tests de aleatoriedad ("randomization tests") [18].

En las recopilaciones de tablas estadísticas [19] y en los apéndices de libros de Estadística se encuentran dos tipos de tablas distintas que corresponden a un mismo nivel de significancia. Son las llamadas tablas de una cola o de dos colas. La elección del valor correspondiente del test que se efectúa depende de la formulación inicial de la hipótesis que se plantea. Así, se puede plantear: "¿Existe diferencia entre un valor dado μ_1 y la media aritmética $\bar{x}_1$ de un conjunto de resultados?", o, de forma alternativa: "¿La media de un conjunto de resultados $\bar{x}_1$ es mayor que un cierto valor dado μ_1?" En el primer caso, el valor de la media aritmética $\bar{x}_1$ puede ser diferente, en términos estadísticamente significativos, tanto por ser mayor como por ser menor que el valor dado μ_1 con el que se compara; por tanto, este valor α está repartido entre los dos extremos de la distribución Gaussiana, tal como muestra la Figura II.8 y el test sería de dos colas.

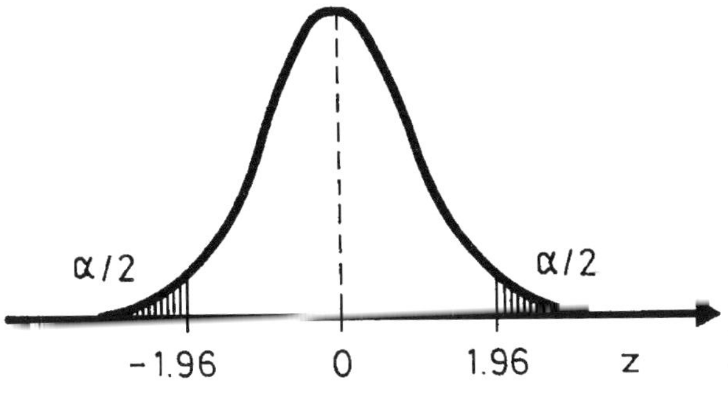

Figura II.8. Nivel de significancia $\alpha = 0.05$ para el test de dos colas.

Sin embargo, cuando se plantea la hipótesis de que la media aritmética $\bar{x}_1$ es o no mayor que el valor de referencia μ_1 la información requerida es de calidad inferior a la del caso anterior. En esta situación, la probabilidad de rechazar la hipótesis nula α está concentrada en el extremo superior de la distribución Gaussiana tal como muestra la Figura II.9, y el test estadístico recibe el nombre de test de una cola.

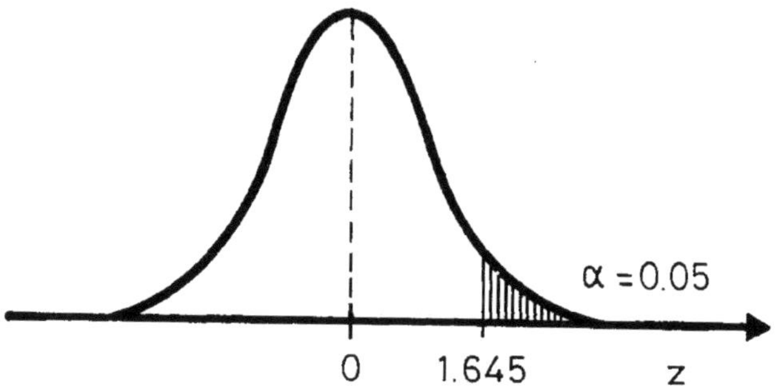

Figura II.9. Nivel de significancia α = 0,05 para el test de una cola.

Si se rechaza H_0 sabemos que $\bar{x}_1 > \mu_1$ en términos estadísticamente significativos. Sin embargo, si se acepta la hipótesis nula se concluye que x_1 no es mayor que μ_1, y no sabemos, en este último caso, si $\bar{x}_1$ es igual a μ_1 o si $\bar{x}_1 < \mu_1$, en términos estadísticos.

OTROS TIPOS DE FUNCIONES DE DENSIDAD DE PROBABILIDAD

Sin duda alguna la distribución que posee mayor interés para el tratamiento de resultados analíticos es la función de probabilidad normal o Gaussiana. Sin embargo, existen tests estadísticos en los que se comparan criterios que siguen otro tipo de funciones de probabilidad. Son estos últimos los que se revisan en este apartado.

La función χ^2 o función de Pearson

Si un conjunto de variables $x_1, x_2, ..., x_n$ son independientes entre sí y están distribuidas según una distribución normal unidad N(0,1), la variable

$$\chi^2 = \sum x_i^2$$

tiene la función densidad de probabilidad chi-cuadrada con n grados de libertad:

$$f\,(\chi_n^2) = \frac{1}{2^{n/2}\;\Gamma\,(n\,/\,2)}(\chi^2)^{n/2-1}\;\exp\frac{-\chi^2}{2}$$

siendo la función estadística gamma [19]. Esta distribución se utiliza, por ejemplo, en el test para comprobar si la distribución observada de un conjunto de resultados corresponde a una cierta distribución teórica.
Para un número reducido de grados de libertad, la distribución χ^2 es asimétrica hacia la derecha, si bien al aumentar n la distribución se asemeja cada vez más a la distribución normal.
El valor medio de la distribución χ^2 con n grados de libertad es igual a n mientras que la varianza es 2n.

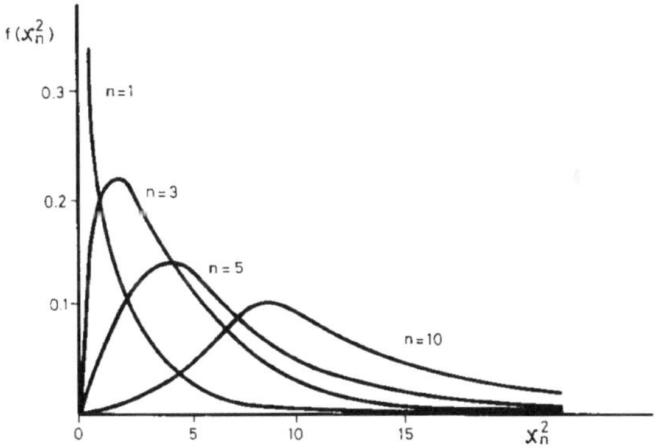

Figura II.10. Función de densidad de probabilidad χ^2

La distribución t de Student

Si x es una variable aleatoria con una distribución N(0,1) e y es otra variable aleatoria independiente de la primera con una distribución χ^2_n, se puede definir la nueva variable t como:

$$t = \frac{x}{\sqrt{(y/n)}}$$

que posee una distribución cuya densidad de probabilidad es:

$$f(t,n) = \frac{\Gamma[(n+1)/2]/\Gamma(n/2)}{\sqrt{\pi n}\,(1+t^2/n)^{(n+1)/2}}$$

llamada distribución t de Student con n grados de libertad. La distribución t se utiliza para hallar el intervalo de confianza de numerosos parámetros estadísticos así como en la comprobación de hipótesis muy utilizadas en el análisis químico.

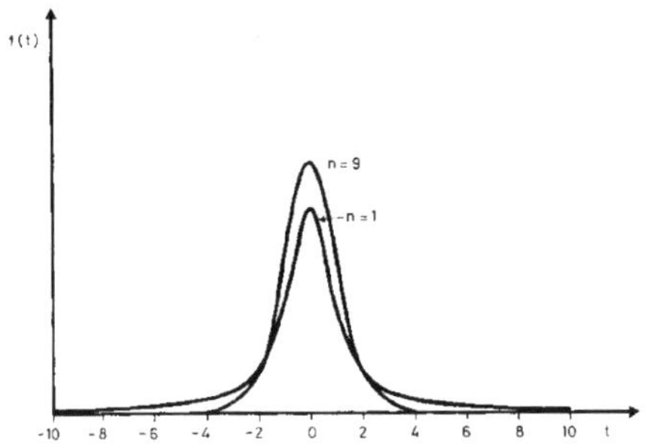

Figura II.11. Función de densidad de probabilidad t de Student.

Esta distribución posee una base más ancha que la distribución normal, si bien cuando aumentan los grados de libertad, la distribución t tiende a la distribución normal.

La distribución F de Fisher

Si dos variables aleatorias e independientes x e y tienen una distribución χ^2 con m y n grados de libertad respectivamente, se puede definir una nueva variable aleatoria F:

$$F_{m,n} = \frac{x/m}{y/n} = \frac{nx}{my}$$

que posee una distribución de probabilidad dada por la expresión:

$$f(F_{m,n}) = \frac{m^{m/2} n^{n/2} \Gamma[(m+n)/2]}{\Gamma(m/2)\Gamma(n/2)} \cdot \frac{F^{[(m/2)-1]}}{(mF+n)^{(m+n)/2}}$$

denominada distribución F de Fisher. Dicha distribución se utiliza principalmente para la comparación de las varianzas de dos conjuntos de datos y en el análisis de la varianza o ANOVA.

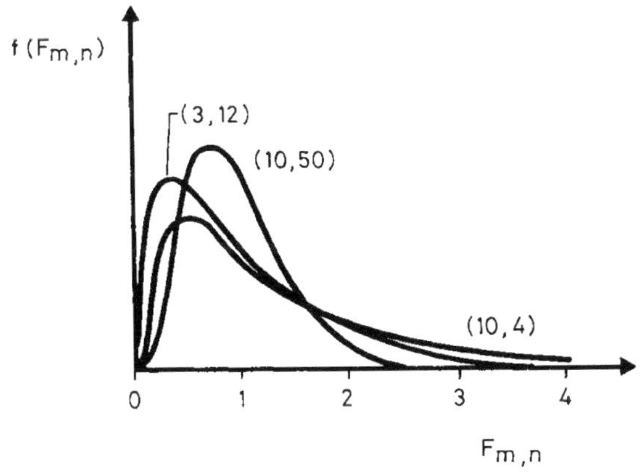

Figura II.12. Función de densidad de probabilidad F de Fisher

Existen otros tipos de distribuciones estadísticas, tales como la distribución logarítmica normal, la distribución binómica o la distribución de Poisson que los lectores pueden hallar, junto con una ampliación de conceptos de las distribuciones tratadas, en las referencias 4, 7, 8, 12 y 16.

REFERENCIAS BIBLIOGRÁFICAS

[1] R.E. WALPOLE, *"Introduction to Statistics"*, 3ª Ed., Collier-Macmillan, Nueva York, 1982.

[2] M. LOPEZ CACHERO, *"Fundamentos y Métodos de Estadística"*, Pirámide, Madrid, 1983.

[3] W.J. YOUDEN y E.H. STEINER, *"Statistical Manual of the Association of Official Analytical Chemists"* AOAC, Washington DC, 1975.

[4] CETAMA, *"Statistique Appliquée à l'exploitation des mesures"* 2ª Ed., Masson, París, 1986.

[5] J.C. MILLER y J.N. MILLER, *"Statistics for Analytical Chemistry"*, 2ª Ed., Ellis Horwood, Chichester, 1988.

[6] R. CALCUTT y R. BODDY, *"Statistics for Analytical Chemists"*, Chapman and Hall, London, 1983.

[7] C. LITEANU y I. RICA, *"Statistical Theory and Methodology of Trace Analysis"*, Ellis Horwood, Chichester, 1980.

[8] D.L. MASSART, B.G.M. VANDEGINSTE, S.N. DEMING, Y. MICHOTTE y L.KAUFMAN, *"Chemometrics: A Texbook"*, Elsevier, Amsterdam, 1988.

[9] S.N. DEMING, S.L. MORGAN, *"Experimental Design: A Chemometric Approach"*, Elsevier, Amsterdam, 1987.

[10] J.C. MILLER y J.N. MILLER, *Analyst*, 113, 1351 (1988).

[11] J.K. TAYLOR, *"Quality Assurance of Chemical Measurements"*, Lewis Publ., Michigan, 1987.

[12] M.H. QUENOUILLE, *"Introductory Statistics"*, Pergamon Press, Oxford, 1966.

[13] G. KATEMAN, F.W. PIJPERS, *"Quality control in Analytical Chemistry"*, Wiley, Nueva York, 1981.

[14] J.C. OLUCHA y F.X. RIUS, *Trends Anal. Chem.*, 9, 77 (1990).

[15] S. SIEGEL, *"Nonparametric Statistics for the Behavioral Sciences"*, McGraw-Hill, Nueva York, 1956.

[16] G.E.P. BOX, W.G. HUNTER, J.S. HUNTER, *"Statistics for Experimenters"*, Wiley, Nueva York, 1978.

[17] G.T. FLATMAN y J.W. MULLINS, *"The Alpha and Beta of Chemometrics"* en "Envirommental Applications of Chemometrics", J.J. BREEN y P.E. ROBINSON (Eds.), American Chemical Society, Washington, D.C., 1985.

[18] E.S. EDGINGTON, *"Randomization test"*, 2ª ed., Marcel Dekker, Boca Raton, 1987.

[19] W.H. BEYER, *"Handbook of Tables for Probability and Statistics"* 2ª Ed., CRC Press, 1968.

[20] W. HORWITZ, *Pure Appl. Chem.*, 6, 855 (1988).

[21] S.D. BROWN, *Anal. Chem.*, 62, 84R (1990).

[22] International Organization for Standaritation, 150 Guide 33, *"Uses of Certified Reference Materials for the Assessment of a Measurament Procedure"*, 1984.

[23] OIML, *"Vocabulary of Legal Metrology"*, París, 1978.

[24] Notas breves, *Trends Anal. Chem.*, 9 (6), VII, 1990.

Capítulo III

TRATAMIENTO ESTADISTICO DE DATOS ANALITICOS (II). APLICACIONES AL CONTROL DE CALIDAD

M.P. CALLAO, M.S. LARRECHI y F.X. RIUS
Universidad de Barcelona (Tarragona)

Un proceso de medida se encuentra bajo **control estadístico**, cuando el valor medido de un parámetro de calidad fluctúa en el tiempo, de acuerdo con las leyes de probabilidad, alrededor de un valor esperado. La aplicación del conjunto de técnicas que regulan el proceso y monitorizan el conjunto de datos generados por el laboratorio analítico a lo largo del tiempo recibe el nombre de **control estadístico de calidad** [1].

En un sentido amplio del término, el control de calidad implica, en primer lugar, comprobar y eliminar todas las fuentes de errores sistemáticos que puedan detectarse en el laboratorio. La exactitud se verifica mediante el uso de materiales de referencia, de métodos de referencia y mediante la participación en programas de colaboración entre laboratorios, aspectos que requieren un tratamiento estadístico que se tratará en el presente capítulo.

Una segunda etapa del control de calidad implicaría la mejora de aquellos parámetros que influyen en la misma. Existen diferentes técnicas, desde aquellas relacionadas con la toma de muestra hasta las de tratamiento de datos, sin olvidar las que se utilizan en el diseño y optimización de experimentos, o las de tratamiento de señales, que permiten incidir en la mejora de dichos parámetros. El desarrollo de estas técnicas, que poseen un fuerte componente matemático y estadístico, está fuera del alcance del presente capítulo; Kateman y Pijpers han tratado extensamente estos métodos con la finalidad de ayudar en la validación de procesos y resultados analíticos [2]. Otros autores tratan este conjunto de técnicas con el sentido más general de su aplicación a la obtención, mejora y control de calidad [3-5].
Una tercera etapa del control de calidad incidiría en el mantenimiento de la misma a niveles elevados. Cuando el laboratorio analítico ha adquirido un nivel de calidad suficientemente destacado, las fluctuaciones que aparecen en los datos analíticos que genera son de tipo aleatorio. En este momento, se asume que el proceso de medida está gobernado por una distribución de probabilidad estacionaria, es decir, la corriente de resultados posee unos parámetros de calidad cuyos valores medios esperados son fijos y cuya variabilidad está definida por el error aleatorio característico de esa distribución de probabilidad [1]. Por tanto, conociendo los límites estadísticos de fluctuación de resultados se pueden aplicar técnicas que permitan verificar la reproducibilidad a largo plazo de las medidas generadas. En este sentido, en el presente capítulo se exponen aquellas técnicas que permiten controlar la exactitud y precisión de los resultados con el tiempo.

COMPARACION DE UN CONJUNTO DE RESULTADOS CON UN VALOR DE REFERENCIA. APLICACION AL USO DE MATERIALES DE REFERENCIA

Sin duda alguna una de las principales preocupaciones del analista consiste en saber si sus resultados están libres de errores sistemáticos y, por tanto, si pueden considerarse exactos. En este sentido, en el Capítulo VI de este libro, se pone de manifiesto el papel relevante que poseen los materiales de referencia en la validación de la exactitud de los procesos y resultados analíticos. En el presente apartado se proporciona el tratamiento estadístico que debe utilizarse cuando se compara el valor asignado al material de referencia con los resultados analíticos obtenidos en el laboratorio al analizar dicho material.

Cuando se determina un analito de un material de referencia dado, siguiendo la metodología que se desea aplicar con posterioridad en el laboratorio, se obtiene un conjunto de n medidas repetitivas. La media aritmética $\bar{x}$ de estos resultados, en ausencia de errores sistemáticos, debería coincidir con el valor verdadero μ asignado por la organización que proporciona el material de referencia. En realidad, y dado que los errores aleatorios se compensan cuando el número de repeticiones es muy elevado, existe una diferencia entre μ y $\bar{x}$. El problema se reduce a conocer si esta discrepancia es debida a la presencia de algún error sistemático o sólo a errores aleatorios. Para resolverlo se aplica el test estadístico t de Student.

Si el número n de repeticiones llevadas a cabo con el material de referencia es menor que 30 y si los resultados obtenidos siguen una distribución normal, se calcula el valor del estadístico t mediante la expresión:

$$t_{cal} = \frac{\bar{x} - \mu}{s / \sqrt{n}}$$

derivada directamente del intervalo de confianza para la media aritmética $\bar{x} \pm ts/\sqrt{n}$, y se compara con el valor de t tabulado para el nivel de significancia α elegido y n-1 grados de libertad. Si $|t_{cal}| < t_{tab}$ se acepta la hipótesis nula, es decir, se acepta que no existen diferencias estadísticamente significativas entre $\bar{x}$ y μ y, por tanto, que no se han detectado errores sistemáticos al analizar el material de referencia con la metodología utilizada para el nivel de significancia elegido.

Cuanto mayor sea la desviación estándar s de los resultados obtenidos, existen más posibilidades de que $|t_{cal}|$ sea menor que t_{tab} y, por tanto, que no se detecten errores sistemáticos. Sin embargo, el analista debe ser consciente que en este caso se sacrificaría la precisión en aras de una supuesta exactitud estadística. Esta forma de proceder sería totalmente incorrecta dado que no tiene sentido comprobar la exactitud en ausencia de precisión.

Un ejemplo práctico sería el siguiente: se determina el manganeso en una muestra de referencia que tiene asignado un valor μ para el Mn de 17.3 ppm y se obtienen los 15 resultados siguientes: 21.3; 17.9; 12.4; 11.1; 23.7; 16.4; 24.2; 11.8; 19.4; 10.1; 13.9; 7.6; 14.9; 5.6; 13.2. ¿Se puede considerar exacto el método utilizado? En otras palabras, ¿existe una diferencia estadísticamente significativa entre $\bar{x}$ y μ?

$$\bar{x} = \sum_{i=1}^{n} x_i / n = 223.5/15 = 14.9$$

$$s = \left[\sum (x_i - \bar{x})^2 / (n-1)\right]^{1/2} = 5.7$$

$$t_{cal} = \frac{14.9 - 17.3}{5.7 / \sqrt{15}} = 0.93$$

$$t_{tab} = 2.14 \; (\alpha = 0.05, 2 \; colas)$$

Dado que $|t_{cal}| < t_{tab}$ se deduce que no existe diferencia estadísticamente significativa entre $\bar{x}$ y μ y, por tanto, el

método puede considerarse exacto para un nivel de significancia de $\alpha = 0.05$.
Si el número de repeticiones es mayor que 30 se considera que la distribución será normal y se calcula el estadístico z:

$$Z_{cal} = \frac{\bar{x} - \mu}{s / \sqrt{n}}$$

y se compara con el valor de z tabulado para el nivel de significancia elegido. Si los resultados no siguen una distribución de densidad de probabilidad Gaussiana se deben aplicar tests no paramétricos.

COMPARACION DE DOS CONJUNTOS DE RESULTADOS. APLICACION AL USO DE METODOS DE REFERENCIA

En muchas ocasiones es necesario comparar las medias aritméticas $\bar{x}_1$ y $\bar{x}_2$ de dos conjuntos de datos. Este sería el caso cuando no existen materiales de referencia para la evaluación de un determinado método y éste se ha de validar por comparación con los resultados obtenidos mediante un método estándar, o cuando se quieren comparar los resultados proporcionados por dos laboratorios distintos.

Conjuntos de resultados independientes entre sí

Si el número de resultados n_1 o n_2 de los dos conjuntos de datos independientes que se comparan es menor que 30, si cada uno de ellos sigue una función de densidad de probabilidad Gaussiana, y si las varianzas s_1^2 y s_2^2 de cada conjunto no difieren de forma estadísticamente significativa, se calcula el valor t de Student según la ecuación:

$$t_{cal} = \frac{\overline{x}_1 - \overline{x}_2}{[s^2 (1/n_1 + 1/n_2)]^{1/2}}$$

donde s^2 es la varianza conjunta ("pooled variance") de los dos grupos de resultados calculada mediante la expresión:

$$s^2 = \frac{(n_1 - 1)s_1^2 + (n_2 - 1)s_2^2}{n_1 + n_2 - 2}$$

y se compara el valor de $|t_{cal}|$ con el valor teórico de t_{tab} que se encuentra en las tablas para el nivel de significancia elegido y n_1+n_2-2 grados de libertad. Si $|t_{cal}| < t_{tab}$ se concluye que no existen diferencias estadísticamente significativas entre las medias aritméticas obtenidas con los dos métodos para el nivel de significancia considerado.
Si el número de resultados n_1 y n_2 son iguales o mayores que 30 se calcula el valor z:

$$Z_{cal} = \frac{\overline{x}_1 - \overline{x}_2}{[(s_1^2/n_1) + (s_2^2/n_2)]^{1/2}}$$

cuya función de densidad de probabilidad es Gaussiana con valor medio igual a cero y desviación estándar de la unidad. El valor de $|z_{cal}|$ se compara con el valor teórico z_{tab} que se encuentra en tablas estadísticas para el nivel de significancia elegido. Para un nivel de significancia $\alpha = 0.01$ y para el caso de dos colas, el valor teórico $z_{tab} = 2.576$ mientras que para un test de una cola, $z_{tab} = 2.326$.
La comparación de las varianzas s_1^2 y s_2^2 de dos conjuntos de datos se lleva a cabo mediante el test F de Fisher. Se calcula la relación F:

$$F = \frac{s_1^2}{s_2^2}$$

de tal forma que aquella de las dos varianzas s_1^2 ó s_2^2 que sea mayor se sitúa en el numerador. Esta relación calculada se compara con el valor tabulado para el nivel de significancia α elegido y los grados de libertad n_1-1 y n_2-1 correspondientes al numerador y al denominador respectivamente. Si F_{cal} es mayor que F_{tab} se concluye que existe una diferencia estadísticamente significativa entre las varianzas de los dos conjuntos de datos.

En este último caso no puede calcularse la varianza conjunta s^2, y el test t para la comparación entre las dos medias de los dos conjuntos de resultados, llamado test de Cochran, se lleva a cabo calculando el estadístico:

$$t_{cal} = \frac{\overline{x}_1 - \overline{x}_2}{[(s_1^2/n_1) + (s_2^2/n_2)]^{1/2}}$$

y comparando $|t_{cal}|$ con t_{tab} para el nivel de significancia elegido y los grados de libertad resultantes de redondear al número entero más próximo el valor:

$$grados\ de\ libertad = \frac{(s_1^2/n_1 + s_2^2/n_2)^2}{\frac{(s_1^2/n_1)^2}{n_1+1} + \frac{(s_2^2/n_2)^2}{n_2+1}} - 2$$

Un ejemplo práctico: Se quiere estudiar si existen diferencias entre los resultados obtenidos al analizar un material de referencia que contiene 5 ppm de Cu mediante AAS con llama, FAAS, y con horno de grafito, GFAAS. Normalmente se obtiene mucha más dispersión al utilizar horno de grafito.

Muestra	FAAS	GFAAS
1	4.99	5.01
2	4.99	4.95
3	5.00	5.03
4	5.01	4.96
5	5.00	5.02
$\bar{x}$	5.00	4.99
s^2	5.67 E-5	1.07 E-3

$$F_{cal} = 1.07\ E\text{-}3\ /\ 5.67\ E\text{-}5 = 18.8$$

$$F_{tab} = 5.05\ (\alpha = 0.05,\ 5.5,\ 1\ cola)$$

Dado que existe una diferencia significativa entre las varianzas de ambos grupos. Se utiliza el test de Cochran:

$$t_{cal} = 0.365 \quad y \quad \upsilon = 5$$

$$t_{tab} = 2.132\ (\alpha = 0.05,\ 5,\ 1\ cola)$$

$$t_{tab} = 2.776\ (\alpha = 0.05,\ 5,\ 2\ colas)$$

Dado que $|t_{cal}|$ es menor que t_{tab} se deduce que no hay diferencia estadísticamente significativa entre las medias aritméticas de los análisis realizados mediante FAAS y GFAAS.

En caso de no cumplirse la distribución Gaussiana los datos tendrían que transformarse, o bien se tendrían que utilizar tests no paramétricos. Algunos de estos tests no paramétricos para comparar series de medidas se han incorporado en programas de ordenador [29].

Conjuntos de resultados relacionados o pareados

En el caso que interese comparar, por ejemplo, dos laboratorios o dos métodos diferentes, incorporando la influencia que la concentración pueda tener en la detección de errores sistemáticos, se analizan por cada método el mismo conjunto de muestras, que contienen distintas concentraciones de analito. Los conjuntos de datos reciben el nombre de relacionados o pareados dado que existe un valor hallado con cada método para cada concentración de analito. En estos casos, se halla la diferencia d_i para cada par de valores correspondientes, y se calcula la media aritmética $\bar{x}_d$ y la desviación estándar s_d del conjunto de diferencias. Si el número de diferencias d_i es igual o mayor que 30, se calcula el valor z:

$$Z_{cal} = \frac{\overline{x_d}}{s_d / \sqrt{n}}$$

y se compara con los valores tabulados z_{tab} que siguen la distribución Gaussiana para un nivel de significancia dado.

Si el número de diferencias d_i es menor que 30, la expresión:

$$t_{cal} = \frac{\overline{x_d}}{s_d / \sqrt{n}}$$

sigue una distribución t de Student con lo que se compara $|t_{cal}|$ con t_{tab} para el nivel de significancia elegido con n_i-1 grados de libertad, extrayendo las mismas conclusiones que en casos anteriores.

Regresión lineal en la comparación de resultados

El test t presupone que los posibles errores presentes, ya sean aleatorios o sistemáticos, son independientes de la concentración de analito determinada. Dado que esta hipótesis puede incumplirse fácilmente, normalmente se lleva a cabo la experimentación preparando un conjunto de muestras en las que la concentración de analito varía en el intervalo de valores más frecuentes que van a encontrarse en la práctica, y se analizan con los dos métodos que se pretenden comparar. Los errores más comunes que pueden obtenerse cuando el conjunto de muestras se analiza por dos métodos, pueden ponerse de manifiesto mediante técnicas de regresión.

La ausencia de todo error en los datos se manifestaría mediante la obtención de una línea recta de pendiente unidad y ordenada en el origen cero, tal como muestra la línea (a) de la Figura III.1. La presencia de un error sistemático proporcional llevaría a la obtención de una recta, representada en la Figura III.1 por la línea (b), con pendiente distinta a la unidad, mientras que la presencia de errores sistemáticos constantes conduciría a la obtención de una recta con una ordenada en el origen distinta a cero (Figura III.1 (c)).

Los errores aleatorios, que acompañan siempre a todo tipo de resultados, darían lugar a una dispersión de los puntos experimentales alrededor de la línea de regresión. De este modo, la presencia de los tres tipos de errores mencionados, aleatorios, sistemáticos constantes y sistemáticos proporcionales darían lugar a la recta (d) de la Figura III.1.

El análisis de regresión parece el más indicado para detectar y cuantificar este tipo de errores [2,6,7]. La técnica de regresión lineal por mínimos cuadrados es la que normalmente se utiliza, (véase Capítulo VII de este texto sobre Calibración y Calidad), pero hay que señalar que, desde el punto de vista estadístico, existe una diferencia notable cuando dicha técnica se aplica a la calibración o cuando se utiliza, como en esta ocasión, para comparar dos conjuntos de resultados obtenidos experimentalmente. Este hecho es debido a que en este último caso ninguno de los dos conjuntos de datos está libre de error, por lo que se tendrían que aplicar técnicas de regresión que contemplen la presencia de errores en ambos ejes de coordenadas **x** e **y** [8-11], a diferencia de la calibración en donde se considera que el eje **x** está libre de error.

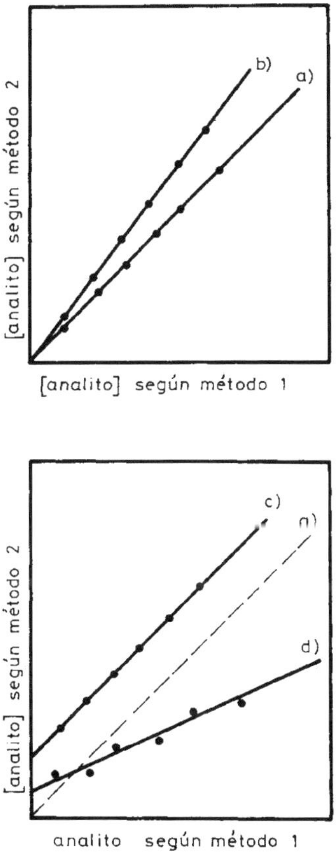

Figura III.1. Resultados de los análisis de un conjunto de muestras realizados mediante dos métodos distintos.

COMPARACION DE DIVERSOS CONJUNTOS DE RESULTADOS. APLICACION A EJERCICIOS DE INTERCOMPARACION

La comparación de diversos conjuntos de resultados puede ser habitual en los laboratorios analíticos. Este sería el caso cuando se quieren comparar entre sí diversos métodos con distintas características, o con un método de referencia, o cuando la comparación quiere establecerse entre varios analistas o laboratorios que analizan una muestra con el mismo método. Uno de los tests estadísticos más utilizados que permite la comparación de las medias aritméticas de diversos conjuntos de resultados, es el análisis de la varianza o ANOVA.

Análisis de la varianza (ANOVA)

Scheffé, el matemático más importante que ha contribuido al desarrollo del análisis de la varianza, la describe como la "técnica estadística para analizar medidas que dependen de varios tipos de efectos que operan simultáneamente, con el doble fin de decidir cuáles de ellos son importantes y de poder estimarlos" [12].
En el presente apartado vamos a referirnos a la comparación de diversos conjuntos de resultados que difieren en sólo una variable o factor. Así, por ejemplo, se desean comparar k laboratorios que analizan n_j veces una misma muestra con un mismo método. El objetivo consiste en detectar si alguno de los laboratorios proporciona resultados que difieren de forma estadísticamente significativa de los demás. Esto se puede llevar a cabo mediante un análisis de la varianza, ANOVA.
En el ANOVA se han de cumplir tres tipos de hipótesis, aunque se aceptan ligeras desviaciones respecto a las condiciones ideales:

1. Cada conjunto de datos es independiente de los demás.
2. Los resultados obtenidos para cada conjunto siguen una distribución normal.

3. Las varianzas de cada conjunto de datos no difieren de forma significativa.

En el Capítulo II se mencionan tests para la comprobación de la distribución normal del conjunto de datos, y al final del presente apartado, se ha descrito un test para la comprobación de la homogeneidad de las distintas varianzas. Siguiendo el ejemplo propuesto, si se obtienen n_j resultados para cada laboratorio, se dispone de un conjunto de datos que se puede ordenar de la siguiente forma:

Laboratorio	Resultados			Media aritmética
	1	2	3.........j.......................n	
1	x_{11}	x_{12}	x_{13}......x_{1j}	$\bar{x}_1$
2	x_{21}	x_{22}	x_{23}............................x_{2n}	$\bar{x}_2$
3	x_{31}	x_{32}	x_{33}......x_{3j}....x_{3i}	$\bar{x}_3$
.				.
.				.
i	x_{i1}	x_{i2}	x_{i3}......x_{ij}....................x_{in}	$\bar{x}_i$
.				.
.				.
k	x_{k1}	x_{k2}	x_{k3}......x_{kj}.............x_{km}	$\bar{x}_k$

donde x_{ij} sería el resultado j del laboratorio i. El objetivo del análisis de la varianza consiste en la comparación de las distintas medias aritméticas $\bar{x}_i$ (i = 1, 2, ..., k) con el fin de determinar si alguna de ellas difiere significativamente de las demás. Para ello se utiliza una estrategia muy lógica: si los resultados proporcionados por los distintos laboratorios no contienen errores sistemáticos, las medias aritméticas respectivas no diferirán mucho unas de otras y su dispersión, debida a los errores aleatorios siempre presentes, será comparable a la dispersión "tipo" cometida individualmente por cada laboratorio.

Se hallan, por tanto, dos varianzas como medidas de las dispersiones comentadas y se comparan mediante el conocido test-F. La utilización de estas varianzas son las que

dan nombre a la técnica, ANOVA, si bien hay que enfatizar que su objetivo consiste en comparar medias aritméticas de diversos conjuntos de datos.
El resultado x_{ij} va acompañado de un error ϵ_{ij} que refleja la diferencia entre este valor y el valor verdadero μ

$$\epsilon_{ij} = x_{ij} - \mu$$

dicho error puede descomponerse del modo siguiente:

$$\epsilon_{ij} = (x_{ij} - \overline{x}_i) + (\overline{x}_i - \overline{x}) + (\overline{x}_i - \overline{x}) + (\overline{x} + \mu)$$

donde

$$\overline{x}_i = \frac{\left(\sum_{j=1}^{n_j} x_{ij}\right)}{n_j}, \overline{x} = \frac{1}{N}\sum_{i=1}^{k}\sum_{j=1}^{n_j} x_{ij} \quad \text{y} \quad N = \sum_{i=1}^{k} n_j$$

siendo n_j el número de resultados repetitivos que proporciona el laboratorio i; $(x_{ij} - \overline{x}_i)$ describe la desviación dentro del laboratorio i; $(\overline{x}_i - \overline{x})$ describe la desviación del laboratorio i respecto a la media aritmética de todos los laboratorios y, finalmente, $(\overline{x} - \mu)$ describe una desviación sistemática general que no puede calcularse si no se conoce el valor verdadero μ. Normalmente se considera $\overline{x} = \mu$ y, por tanto, $(\overline{x} - \mu) = 0$. En estas condiciones se puede reescribir:

$$\epsilon_{ij} = (x_{ij} - \overline{x}_i) + (\overline{x}_i - \overline{x})$$

$$\epsilon_{ij} = e_{ij} + \alpha_i$$

donde e_{ij} = error residual o residual y α_i = error entre laboratorios ,"laboratory bias". Dado que:

$$\epsilon_{ij} = x_{ij} - \mu \quad \text{ó} \quad \epsilon_{ij} = x_{ij} - \overline{x}$$

se deduce que:

$$x_{ij} = e_{ij} + \alpha_i + \bar{x}$$

ecuación lineal que expresa cada medida x_{ij} como suma de una constante $\bar{x}$ y de dos variables aleatorias, e_{ij} que varía dentro del laboratorio y α_i que varía entre laboratorios.
El análisis de la varianza consiste en calcular una serie de sumas de cuadrados que conducirán a las varianzas finales:

$$\in_{ij} = (x_{ij} - \bar{x}) = (x_{ij} - \bar{x}_i) + (\bar{x}_i - \bar{x})$$

$$(x_{ij} - \bar{x})^2 = (x_{ij} - \bar{x}_i)^2 + (\bar{x}_i - \bar{x})^2 + 2(x_{ij} - \bar{x}_i)(\bar{x}_i - \bar{x})$$

y sumando para todas las "i" y todas las "j" :

$$\sum_{i=1}^{k}\sum_{j=1}^{n_j}(x_{ij} - \bar{x})^2 = \sum_i\sum_j(x_{ij} - \bar{x}_i)^2 + \sum_i n_j(\bar{x}_i - \bar{x})^2 +$$

$$+ 2\sum_j(x_{ij} - \bar{x}_i)\sum_i(\bar{x}_i - \bar{x})$$

siendo el último término de la ecuación igual a cero, dado que la suma de desviaciones con respecto a la media es siempre cero. La suma total de cuadrados SS_T puede escribirse como la suma de dos sumas de cuadrados:

$$\underbrace{\sum_i\sum_j(x_{ij} - \bar{x})^2}_{SS_T} = \underbrace{\sum_i\sum_j(x_{ij} - \bar{x}_i)^2}_{SS_R} + \underbrace{\sum_i n_j(\bar{x}_i - \bar{x})^2}_{SS_{lab}}$$

SS_R mide las desviaciones entre observaciones x_{ij} de cada laboratorio y la media del grupo, por tanto es una medida de la dispersión dentro de los laboratorios. Al dividir SS_R por los correspondientes grados de libertad, N-k, se obtiene la varianza "dentro de los laboratorios".
SS_{lab} mide las desviaciones entre laboratorios y, dividida por sus grados de libertad, k-1, constituye la varianza "entre laboratorios".
Si no existe diferencia estadísticamente significativa entre estas dos últimas, la presencia de errores aleatorios será la causa predominante de la discrepancia de valores medios. Si, por el contrario, existe algún error sistemático, $SS_{lab}/(k-1)$ será mucho mayor que $SS_R/(N-k)$ con lo que el valor calculado F:

$$F_{cal} = \frac{SS_{lab} \ /(k - 1)}{SS_R \ /(N - k)}$$

será mayor que el valor tabulado F_{tab} para el nivel de significancia α elegido y los grados de libertad mencionados. En este último caso se podría concluir que, con el grado de probabilidad escogido, al menos uno de los laboratorios produce resultados cuyo valor medio difiere de forma estadísticamente significativa de los demás.
El ANOVA no indica cuántos laboratorios difieren ni cuáles son. Una inspección visual de los resultados sin duda puede proporcionar pistas, sin embargo, con el fin de tener criterios más sólidos. Existen distintos tests para conocer aquellos laboratorios cuyos resultados discrepan significativamente del resto [13].
Consideremos el siguiente ejemplo: se ha medido la concentración de Pb en una muestra de agua de río en 5 laboratorios, cuyos resultados, expresados en ppb, se indican en la siguiente tabla:

	Laboratorios				
resultados	a	b	c	d	e
1	2.3	6.5	1.7	2.1	8.5
2	4.1	4.0	2.7	3.8	5.5
3	4.9	4.2	4.1	4.8	6.1
4	2.5	6.3	1.6	2.8	8.2
5	3.1	4.4	4.1	4.8	-
6	3.7	-	2.8	3.7	-
7	-	-	-	4.2	-
Suma	20.6	25.4	17.0	26.2	28.3
Media	3.4	5.1	2.8	3.7	7.1
Media aritmética de todos los resultados: 4.2					

	Suma de cuadrados	Grados de libertad	Varianza	F_{cal}
Entre labs. (SS_{lab})	53.13	5-1 = 4	13.28	$\frac{13.28}{1.29} = 10.30$
Dentro del lab. (SS_R)	29.64	28-5 = 23	1.29	
Total (SS_T)	82.77	28-1 = 27		

$$F_{tab} = 2.77\ (\alpha = 0.05,\ 4,\ 23,\ 1cola\ )$$

$F_{cal} > F_{tab}$, luego por lo menos hay un laboratorio que comete errores sistemáticos.

En el ejemplo anterior, el ANOVA se ha aplicado a la detección de errores sistemáticos en los resultados proporcionados por distintos laboratorios. Estos han analizado las muestras siguiendo una metodología común. De la misma forma se hubiera podido plantear que cada laboratorio utilizara, por ejemplo, dos técnicas distintas comunes a todos ellos. Si se llevan a cabo repeticiones de los análisis efectuados con cada técnica, el ANOVA proporcionaría información sobre la existencia de discrepancias entre laboratorios y entre técnicas. Este sería un ejemplo de un ANOVA de dos factores. Para profundizar en este tipo de análisis, el lector puede consultar el apartado 4.4 de la referencia 2 ó el Capítulo 7 de la referencia 3. Desde el punto de vista práctico, existen programas de ordenador, algunos diseñados con la estructura propia para grandes ordenadores pero que actualmente pueden obtenerse en versiones para ordenadores personales [30-32], otros mucho más reducidos [33,34] que ejecutan rápidamente los cálculos del ANOVA.

Comprobación de la homogeneidad de diversas varianzas

Se ha comentado que el test-F de Fisher permite comparar las dispersiones de dos conjuntos de datos mediante la relación de sus varianzas. Por otra parte, en el ANOVA se comparan diversas medias siempre que las dispersiones de los conjuntos de los que proceden tengan varianzas semejantes. Es necesario, por tanto, disponer de tests estadísticos que permitan comparar simultáneamente más de dos varianzas.

Uno de estos tests es el de Bartlett, que propone el cálculo del parámetro M definido como:

$$M = \sum_{i=1}^{k} (n_j - 1) \ln s^2 - \sum_{i=1}^{k} (n_j - 1) \ln s_i^2$$

donde s_i^2 representa a la varianza del conjunto de resultados i (siguiendo el ejemplo propuesto de los laboratorios, sería el laboratorio i) con n_j determinaciones y n_j - 1 grados de libertad y

$$s^2 = \frac{\sum_{i=1}^{k} (n_j - 1)\, s_i^2}{\sum_{i=1}^{k} (n_j - 1)}$$

El valor de M_{cal} sigue una distribución χ^2 con k-1 grados de libertad. Por tanto, se compara el valor del M_{cal} con el valor de la distribución χ^2 para los grados de libertad correspondientes y el nivel de significancia elegido. Si M_{cal} es menor que el valor tabulado, se acepta la hipótesis nula y, por tanto, se concluye que no se detecta una diferencia estadísticamente significativa entre las varianzas de los distintos laboratorios.

A modo de ejemplo, en la siguiente tabla se exponen los valores encontrados al efectuar este test con los datos expuestos anteriormente sobre el contenido de Pb en el agua de un río:

Laboratorio	n_j	s_1^2
a	6	0.99
b	5	1.48
c	6	1.21
d	7	1.01
e	4	2.24
s^2	M_{cal}	χ_4^2 tab (α = 0.05)
1.29	0.92	9.49

En este caso se aceptaría la hipótesis nula y por tanto se concluye que no se detectan diferencias estadísticamente significativas entre las varianzas de los 5 laboratorios considerados para el nivel de significancia elegido.

Análisis estadístico en la interpretación de estudios de colaboración entre laboratorios

En el Capítulo VIII del presente libro se mencionan los distintos objetivos que pueden tener los ejercicios de intercomparación. Cuando se quiere proporcionar una estimación realista de los parámetros de calidad de un método con el fin de que éste se use en la práctica real, se llevan a cabo los llamados estudios de colaboración ("collaborative studies").

Si bien se han publicado numerosos trabajos que proporcionan indicaciones para diseñar, llevar a cabo e interpretar este tipo de ejercicios, en la reunión de Ginebra de mayo de 1974, patrocinada por la IUPAC, se alcanzó un amplio consenso sobre el protocolo a utilizar en estos estudios [14,19]. Como un ejemplo de la aplicación del tratamiento estadístico de datos analíticos a este tipo concreto de ejercicios interlaboratorios se citan las etapas estadísticas incluidas en los estudios de colaboración:

1. Revisión inicial de los datos para detectar los valores inválidos. Para ello una técnica muy valiosa es el llamado gráfico de Youden [15,16]. Youden sugirió que para detectar datos inválidos debidos a equivocaciones (errores instrumentales, de transcripción de datos, etc.) se proporcionara a cada participante del estudio dos muestras cuya concentración de analito a determinar difiera sólo ligeramente. Con los datos obtenidos por cada laboratorio se construye una gráfica, tal como la que se presenta en la Figura III.2, de forma que cada laboratorio es representado por un punto definido por dos variables: los resultados del análisis de la muestra 1 y de la muestra 2.

   Es improbable que se cometan el mismo tipo de equivocaciones en ambos casos, por lo que si se representan los resultados obtenidos para cada muestra analizada por todos los participantes, se puede visualizar la presencia de datos inválidos. La sola presencia de errores aleatorios daría lugar a que los laboratorios se dispusieran en un área circular centrada en las coordenadas correspondientes a la concentración de analito en cada muestra, de forma que el radio será mayor cuanto mayores sean los errores aleatorios.

Los errores sistemáticos se ponen de manifiesto por la disposición de los puntos a lo largo de una línea que uniría el origen de coordenadas con el punto correspondiente a las concentraciones reales de las dos muestras, mientras que la suma con los errores aleatorios provoca la disposición de los puntos alrededor del eje. La presencia de un resultado inválido conduciría a la obtención de un punto alejado de la elipse tal como se muestra en la Figura III.2.

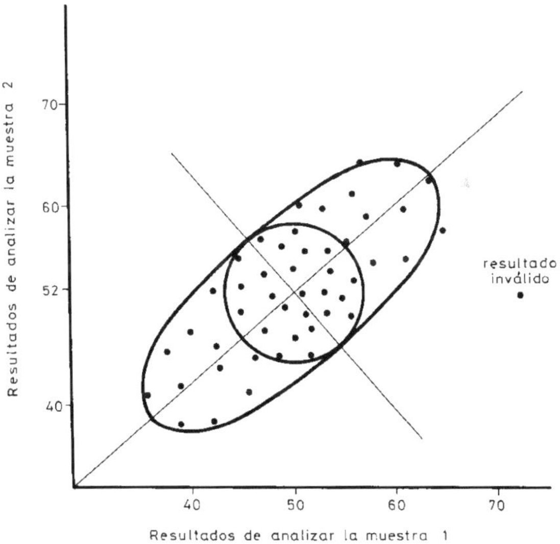

Figura III.2. Gráfico de Youden. Cada punto representa el valor que proporciona un laboratorio al analizar dos muestras que difieren ligeramente en la concentración de analito a determinar.

2. Cálculo inicial de los parámetros estadísticos: media aritmética de las medias aritméticas de cada laboratorio, desviación estándar relativa de la repetibilidad y de la reproduciblidad con todos los datos menos los inválidos utilizando el ANOVA de un factor.
3. Detección de puntos discrepantes ("outliers") mediante la aplicación del test de Cochran y del test de Grubbs descritos en el apartado correspondiente del Capítulo II.
4. Cálculo de los parámetros estadísticos descritos anteriormente en el punto segundo pero sin considerar los resultados hallados discrepantes estadísticamente.

CONTROL DE LA EXACTITUD Y PRECISION CON EL TIEMPO

Para el control de calidad, descrita en términos de precisión y exactitud, de los procesos analíticos existen dos estrategias muy distintas. La primera, que podríamos calificar como clásica y de uso más extendido, implica el uso de técnicas gráficas que utilizan intervalos de confianza y que permiten, una vez generados los datos, detectar aquellos que no son aceptables. La segunda, basada en los postulados de Genichi Taguchi [42,43] implica el uso de técnicas que inciden más en el aspecto preventivo. El objetivo consiste en disminuir las causas de la variabilidad de los parámetros de calidad, estudiándose de forma sistemática cuáles son los factores importantes del proceso analítico y el grado en que afectan a los resultados finales.

Gráficos de control

Walter A Shewhart fue el primer científico que empleó los gráficos de control ,"control charts", en 1931 con el fin de lograr el control de calidad económica de productos manufacturados [17]. Son gráficos en los que se representan secuencialmente los resultados obtenidos para las muestras que se investigan, por lo que constituyen un instrumento muy valioso para demostrar el control

estadístico, y monitorizar el control de calidad del proceso de medida químico [16].
La principal función de los gráficos de control reside en su capacidad de detectar desviaciones respecto del estado de control estadístico, no siendo una técnica diseñada para controlar la exactitud de resultados individuales [18].
Si bien los gráficos de control se utilizan para distintos fines, entre los que destacan el control de calidad de productos manufacturados, su interés para el analista reside en que constituyen un medio indispensable para monitorizar la precisión y exactitud del proceso analítico. Conviene asegurar que los resultados dados por el laboratorio analítico son fiables y que las diferencias observadas en la concentración de analito que se determina para un producto dado a lo largo del tiempo responden realmente a sus diferentes niveles más que a una versatilidad del proceso de medida químico utilizado.
Existen dos tipos básicos de gráficos: los gráficos de Shewhart y los gráficos Cusum. En ellos, la variable de interés que se representa en función de las muestras analizadas en el tiempo puede ser un resultado único, como la concentración de analito, una media de resultados o una media de la dispersión de los mismos tal como la desviación estándar o el recorrido.
Gráficos de Shewhart. En los gráficos de Shewhart se representa la variable de interés, normalmente concentración de analito a determinar, en función del número de muestra o del tiempo. Tal como se observa en las Figuras III.3, III.4 y III.5, los gráficos incorporan una línea central que define la mejor estimación del valor central de la variable elegida. Alrededor de esta línea se localizan los límites entre los que pueden oscilar, de acuerdo con la probabilidad seleccionada, los valores medidos. Normalmente, si se representan valores individuales de concentraciones de analito, uno de estos límites está situado a una distancia de $\pm 2\sigma$, es decir dos veces la desviación estándar respecto al valor central. La zona entre estas líneas, llamadas límite de aviso, "warning limit", incorporan aproximadamente un

95% de los resultados, de acuerdo a un proceso aleatorio con una distribución Gaussiana. El otro límite, denominado límite de acción, "action limit", está situado a una distancia de $\pm 3\sigma$ e incorpora aproximadamente un 99,8% de los resultados.

Tanto el valor central como los límites se han de fijar antes de iniciar el proceso de control de calidad, y el establecimiento de su valor tiene una especial importancia. Estos valores se obtienen mediante el análisis previo de la muestra de control. Esta muestra de control, única y perfectamente definida, se analizará posteriormente a lo largo del tiempo y los resultados son los que se representarán en los gráficos de control. Es por ello que este tipo de muestras ha de cumplir unos ciertos requisitos entre los que se encuentran su homogeneidad, estabilidad y parecido a las muestras reales cuya producción quiera controlarse [16]. Si el control ha de prolongarse durante un cierto tiempo o se ha de llevar a cabo por distintos analistas o instrumentos, es lógico que previamente a su inicio se lleven a cabo, durante un período de tiempo similar y en las mismas condiciones, análisis repetitivos de la muestra control. Estos análisis, que se recomienda sean más de 15, y nunca menos de 7, conducirán a la estimación del valor medio y de la desviación estándar de los gráficos [20].

La frecuencia con la que se analiza la muestra de control depende de numerosos factores entre los que cabe señalar la estabilidad del proceso de medida, la importancia de las decisiones basadas en los datos de control analítico o el coste del análisis.

Elegida la muestra de control y establecida la línea central, los límites mencionados y la frecuencia del análisis, se puede iniciar el proceso de control de calidad. Esto significaría que el laboratorio puede proporcionar los resultados analíticos que le han sido requeridos pero, con la frecuencia elegida, también ha de proporcionar el resultado del análisis efectuado sobre la muestra control. Una inspección visual de los gráficos proporciona inmediatamente información sobre la presencia de tendencias sistemáticas, como la que puede observarse en la parte final de la Figura III.3. Además existen una serie de normas específicas que indican la presencia de resultados que se encuentran fuera de control. Tales normas son del tipo:

Si un resultado está fuera del límite de aviso no requiere ninguna acción, siempre que el siguiente esté situado dentro de los límites.
Si dos resultados consecutivos se encuentran fuera de los límites de aviso pero dentro de los de acción, se tendría que revisar el proceso y actuar convenientemente para remediar el hecho.
Si ambos resultados están al mismo lado de la media sería una indicación de un error sistemático.
Si, por el contrario, se sitúan en lados distintos sería una indicación de errores aleatorios considerables.
Si un resultado está fuera del límite de acción, el sistema está fuera de control estadístico.

Cuando no se posee control estadístico, se han de rechazar todos los datos proporcionados a partir del último resultado situado dentro de los límites y se ha de actuar para corregir el hecho. El control estadístico debe restablecerse antes de aceptar nuevos resultados. Esto se consigue cuando tres resultados consecutivos nuevos obtenidos con la muestra control se encuentran dentro de los límites del control estadístico [21].
Si bien el tipo de gráficos en el que se representa el resultado único de una variable medida tiene la ventaja que requiere poco esfuerzo, tiene el inconveniente de que una sola medida es insuficiente para confirmar la situación de fuera de control. En los casos en que el coste de los análisis no es muy elevado pueden llevarse a cabo gráficos en los que se representan las medias aritméticas de diversas repeticiones realizadas sobre la misma muestra en lugar de las medidas individuales. En estos casos, los límites de control se fijan en $\pm 2\,s / \sqrt{n}$ y $\pm 3\,s / \sqrt{n}$, donde **n** es el número de medidas repetitivas realizadas. Las medias aritméticas son

menos sensibles a las equivocaciones y a las desviaciones respecto a la distribución normal.

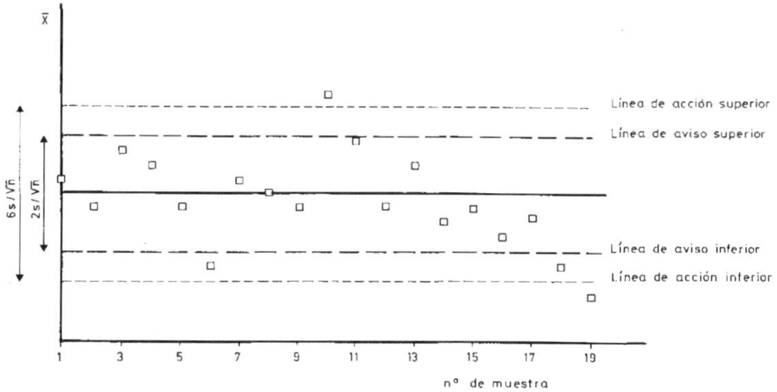

Figura III.3. Gráfico de Shewhart en el que se representan las medias aritméticas de dos resultados correspondientes a la concentración de analito determinada en numerosas ocasiones para la muestra control.

Así como los gráficos descritos sirven para controlar la exactitud del proceso de medida, los gráficos de Shewhart de dispersión se utilizan para comprobar la precisión de resultados. Una variante muy utilizada la constituyen los gráficos de recorrido en los que se representan los recorridos obtenidos al llevar a cabo repeticiones del mismo análisis sobre la muestra control a lo largo del tiempo. Los gráficos de recorrido utilizan como línea central la media aritmética de los recorridos calculados en base a experiencias realizadas previamente:

$$recorrido\ \ medio\ = R = \sum_{i=1}^{k} R_i \,/\, K$$

Los límites de aviso y control son múltiplos de R de acuerdo a factores que dependen del número de repeticiones realizadas y del nivel de confianza elegido [20] que se hallan en las tablas estadísticas. Para recorridos extraídos de medidas duplicadas, los límites de aviso se sitúan a ± 2.512 R y los límites de acción a ± 3.267 R de la línea central. La combinación de los gráficos de recorrido con los gráficos de "valor central" descritos anteriormente permiten determinar si el proceso de medida se ve afectado por errores sistemáticos, aleatorios o una combinación de ambos. La Figura III.3 contiene un gráfico de Shewhart en el que se ha representado la media aritmética de dos resultados hallados para la concentración de analito, mientras que la Figura III.4 contiene otro gráfico de Shewhart en el que la variable representada es el recorrido hallado al sustraer el valor menor al mayor para cada muestra control analizada. Puede observarse que mientras los resultados 6, 10, 18 y 19 muestran una desviación respecto al valor central, la precisión de los mismos no está fuera de los límites de control establecidos. Por otra parte, los resultados obtenidos al representar la precisión, Figura III.4, muestran que los controles 3, 9 y 11 poseen recorridos que sobrepasan alguno de los límites establecidos.

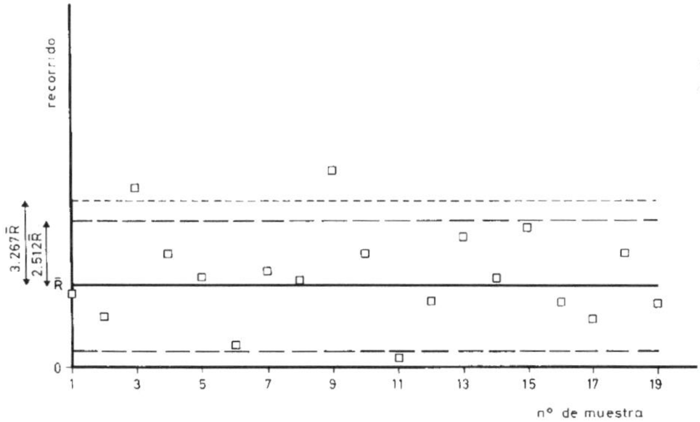

Figura III.4. Gráfico de Shewhart en el que se representan los recorridos hallados a partir de dos resultados correspondientes a la concentración de analito en la muestra control analizada a lo largo del tiempo.

Los gráficos de control de Shewhart se centran constantemente y, en este proceso, sus límites pueden establecerse más sólidamente. No deben existir tendencias sistemáticas ni agrupamientos cercanos alrededor de la línea central. En este último caso se han de volver a calcular las medidas de precisión estimadas previamente tal como muestra la Figura III.5.

Una característica importante de los gráficos de Shewhart es su capacidad para responder de forma rápida a la introducción de un error de cierto tamaño. En presencia de este error, el resultado obtenido se sitúa fuera de los límites de control e inmediatamente se toman las medidas correctoras pertinentes. Sin embargo, si ocurren cambios más graduales, debido a errores pequeños tales como los introducidos por la deriva de los instrumentos, los gráficos de Shewhart poseen lentitud de respuesta. En estos casos se deberían utilizar los gráficos Cusum.

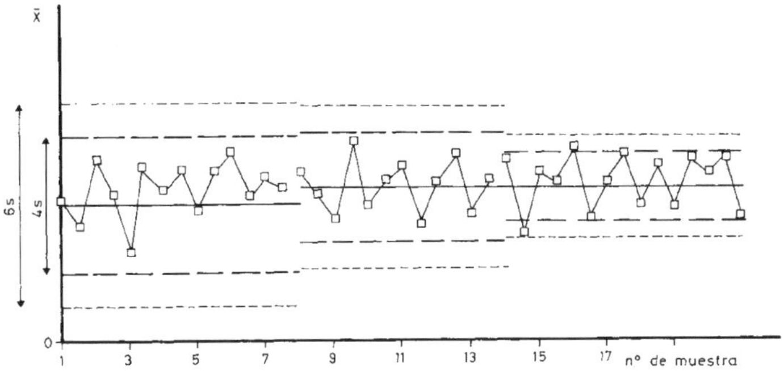

Figura III.5. Actualización de los gráficos de Shewhart.

Gráficos Cusum. En estos gráficos se representa la suma cumulativa (cumulative sum) c_i de diferencias entre los valores observados x_i y el valor medio determinado previamente $\bar{x}$. Siendo:

$$
\begin{aligned}
C_1 &= X_1 - \bar{X} \\
C_2 &= C_1 + (X_2 - \bar{X}) \\
C_3 &= C_2 + (X_3 - \bar{X}) \\
&\cdots \\
C_n &= C_{n-1} + (X_n - \bar{X})
\end{aligned}
$$

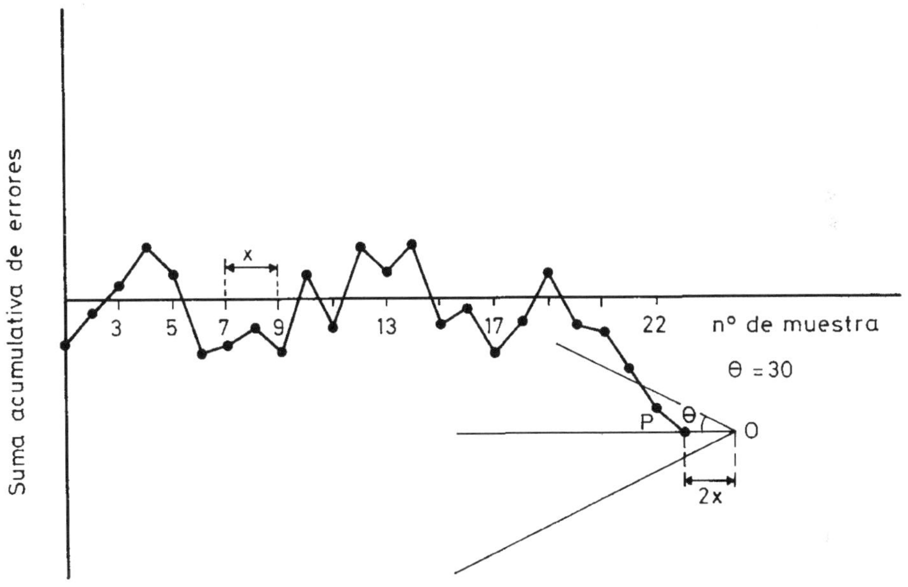

Figura III.6. Gráfico de control Cusum en el que se representa la suma cumulativa de errores en función de la muestra control analizada.

Los valores c_i deberían oscilar, en presencia de errores únicamente aleatorios alrededor del cero tal como muestra la primera parte de la Figura III.6. Si existe algún error sistemático se suma a cada valor de c_i, por lo que éste se aleja sucesivamente del valor central. La posición del cambio de

pendiente indica el momento del cambio en la calidad del parámetro estudiado.
Los límites se establecen mediante una plantilla en forma de V o de parábola [22] de tal forma que la bisectriz del ángulo sea paralela al eje horizontal del gráfico. El punto P situado a una distancia d = 2 x (donde x es la distancia entre puntos representados en el eje horizontal) del vértice O de la plantilla, se sitúa en el punto más reciente del gráfico Cusum. Si los límites de la plantilla cortan en algún punto al gráfico Cusum, es a partir de este punto donde se considera significativa la tendencia detectada. Se han descrito diversas versiones de estos gráficos en los que varía principalmente el ángulo de la plantilla y la distancia d [23] así como diversas técnicas para determinar la presencia, o no, de deriva en los resultados obtenidos [3,25]. La construcción de los gráficos de Shewhart así como de los gráficos de Cusum se ha automatizado, existiendo diversos programas de ordenador que facilitan enormemente su desarrollo [24-26].

Procedimientos robustos

La fiabilidad de un método se define como la capacidad de mantener la exactitud y la precisión a lo largo del tiempo [3]. La disminución de la fiabilidad con el tiempo se debe a los efectos que producen pequeños cambios tales como cambios de reactivos, de pH o condiciones ambientales de presión o temperatura. Si un método va a utilizarse durante un cierto período de tiempo, es muy útil conocer a priori su resistencia al cambio de respuesta cuando se introducen pequeñas variaciones en el procedimiento, en otras palabras su robustez o rugosidad ("robustness or ruggedness"). Una forma de conocer este criterio de calidad consiste en introducir deliberadamente pequeños cambios en el procedimiento y observar los resultados con el fin de determinar las variables importantes y sus intervalos de valores tolerables.

Dado que normalmente se poseen diversos factores o variables que pueden incidir en el resultado final, la estrategia de variar cada uno de ellos por separado, manteniendo el resto de ellos constante, conduciría muchas veces a un esfuerzo demasiado grande para los objetivos propuestos. Youden [27] sugirió en 1961 realizar una serie de experimentos en que todos los factores variaban simultáneamente entre dos valores preestablecidos o niveles, según un tipo definido de estrategia o diseño de experimentos ("experimental design").
Si se consideran tres factores A, B y C, y cada uno de ellos puede adquirir dos valores, el superior denominado como (+) y el inferior denominado como (-), se pueden programar 4 experimentos distintos esquematizados en la siguiente matriz de experiencias:

Número de experiencia	Factores A	B	C	Resultado obtenido
1	-	-	+	y_1
2	-	+	+	y_2
3	+	-	+	y_3
4	+	+	-	y_4

que corresponden a un tipo de diseño experimental denominado factorial fraccional y que puede visualizarse en la Figura III.7.
Puede observarse que en cada experimento se varían dos factores simultáneamente, de tal forma que en los cuatro experimentos cada factor ha adquirido dos veces el nivel superior y dos el inferior. Para determinar el efecto que introduce el factor A al cambiar de (+) a (-), suponiendo que no existen interacciones con los demás factores, se compa-

ran los valores medios de los resultados obtenidos para ambos niveles:

$$A_{(+)} = \frac{y_3 + y_4}{2} \qquad A_{(-)} = \frac{y_2 + y_1}{2}$$

y con el fin de observar si existe una diferencia estadísticamente significativa entre $A_{(+)}$ y $A_{(-)}$, se ha de comparar dicha diferencia con el error experimental calculado mediante repeticiones de las medidas realizadas en alguno de los niveles [28]. De forma similar se comprobaría el efecto de cambio de nivel en los factores B y C.

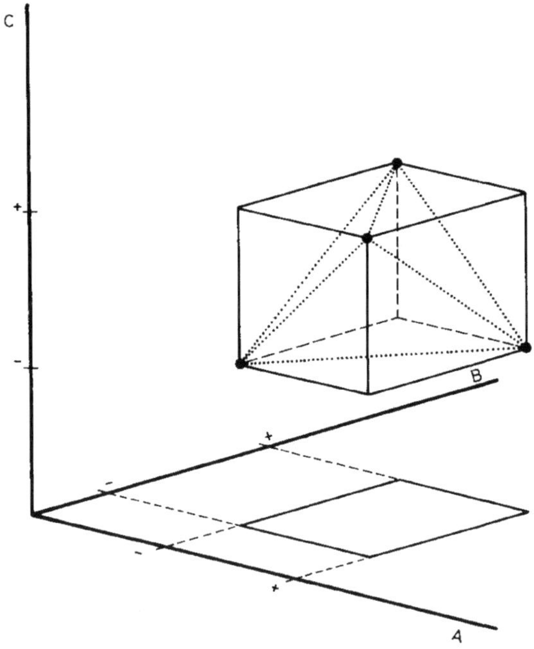

Figura III.7. Diseño factorial fraccional 2^{3-1} consistente en 4 experiencias que corresponderían a un test de robustez para un procedimiento en que se consideran tres factores A, B y C que pueden variar en dos niveles (+) y (-).

Youden y Steiner [36] basándose en unos estudios previos de Plackett y Burmann [37] aplicaron por primera vez al análisis químico un tipo de diseño experimental muy útil cuando existen siete factores. Con tan sólo ocho experimentos realizados de tal forma que, en conjunto, cada factor adquiere cuatro veces el valor superior y cuatro el inferior, puede obtenerse información con respecto a la importancia de las siete variables consideradas. La matriz de experiencias es del tipo:

Número de experiencia	Factores							Resultado obtenido
	A	B	C	D	E	F	G	
1	+	+	+	-	+	-	-	y_1
2	-	+	+	+	-	+	-	y_2
3	-	-	+	+	+	-	+	y_3
4	+	-	-	+	+	+	-	y_4
5	-	+	-	-	+	+	+	y_5
6	+	-	+	-	-	+	+	y_6
7	+	+	-	+	-	-	+	y_7
8	-	-	-	-	-	-	-	y_8

Dada la enorme cantidad de métodos en los que se puede comprobar su robustez así como el distinto número de variables que pueden influir en la respuesta medida, existe una gran variedad de diseños experimentales posibles [38]. Por otra parte, es evidente que se necesitan conocimientos específicos y experiencia para aplicar con éxito los tests de robustez. Con el fin de intentar salvar estas dificultades, diversos autores han intentado hacer accesible la elección de la metodología más adecuada de acuerdo al problema específico planteado y los costes implicados, a través del desarrollo de sistemas expertos [39-41].

REFERENCIAS BIBLIOGRAFICAS

[1] L.A. CURRIE, *"Control of Analytical Quality"*, Capítulo 33 de "Chemometrics" IUPAC. (En prensa).

[2] G. KATEMAN, F.W. PIJPERS, *"Quality Control in Analytical Chemistry"*, Wiley, Nueva York, 1981.

[3] D.L. MASSART, B.G.M. VANDEGINSTE, S.N. DEMING, Y. MICHOTTE Y L. KAUFMAN, *"Chemometrics: A Texbook"*, Elsevier, Amsterdam, 1988.

[4] M.A. SHARAF, D.L. ILLMAN y B.R. KOWALSKI, *"Chemometrics"*, John Wiley, Nueva York, 1986.

[5] R.G. BRERETON, *"Chemometrics. Applications of Mathematics and Statistics to Laboratory Systems"*, Ellis Horwood, Nueva York, 1990.

[6] M. THOMSON, *Analyst*, 107, 1169, (1982).

[7] J.N. MILLER, *Analyst*, 116, 3 (1991).

[8] J. MANDELL, *"The Statistical Analysis of Experimental Data"*, Interscience, Nueva York, 1964.

[9] N. DRAPER y H. SMITH, *"Applied Regresion Analysis"*, 2ª ed., Wiley, Nueva York, 1981.

[10] A.H. KALANDAR, *Trends Anal. Chem.*, 9, 149 (1990).

[11] H.S. TAN, W.E. JONES, *J. Chem. Educ.*, 66, 650 (1989).

[12] H. SCHEFFE, *"Analysis of Variance"*, Wiley, 1953.

[13] B.J. WINER, *"Statistical Principles in Experimental Design"*, McGraw-Hill, Londres, 1970.

[14] W. HORWITZ, *Pure and Appl. Chem.*, 60, 855 (1988).

[15] W.J. YOUDEN, *J. Qual. Technol.*, 4, 1, (1982).

[16] J.K. TAYLOR, *"Quality Assurance of Chemical Measurements"*, Lewis Publ., Michigan, 1987.

[17] W.A.SHEWHART, *"Economic Control of the Quality of Manufactured Products"* Van Nostrand, Nueva York, 1931.

[18] ANALYTICAL METHODS COMMITTEE, Royal Society of Chemistry, *Analyst*, 114, 1497 (1989).

[19] A.O.A.C. Report., *J. Assoc. Off. Anal. Chem.*, 72, 694, (1989).

[20] ASTM, *"ASTM Manual on Presentation of Data and Control Chart Analysis"* STP 15D, ASTM, Filadelfia, PA 19103, U.S.A.

[21] A. DUNCAN, *"Quality Control and Industrial Statistics"*, 4ª ed., Richard D. Irwing, Inc., Homewood 1974.

[22] J.M. LUCAS y R.B. CROZIER, *Technometrics*, 24, 199 (1982).

[23] H.M. TAYLOR, *Technometrics*, 10, 479 (1968).

[24] C.D. LEWIS, *Qual. Assur.*, 6, 3 (1980).

[25] T.F. HARTLEY y T.W. HUBER, *Trends Anal. Chem.*, 3, 251 (1984).

[26] T.F. HARTLEY, *"Computerized Quality Control. Programs for the analytical Laboratory"*, Ellis Horwood, Chichester, 1987.

[27] W.J. YOUDEN, Materials Research and Standards, 1, 863 (1961).

[28] E.P. BOX, W.G. HUNTER y J.S. HUNTER, *"Estadística para investigadores"*, Editorial Reverté, Barcelona, 1989.

[29] D.L.MASSART, M.P. DERDE, Y.MICHOTTE, L. KAUFMAN, *"Balance. A program to compare two series of measurements"*, Elsevier, Amsterdam, 1984.

[30] SPSS/PC+, Statistical Package for the Social Sciences., Disponible en Elsevier Scientific Software, P.O. Box 330, 1000AH Amsterdam.

[31] BMDP, Biomedical Computer Program., Disponible en Health Science Computing Facility, AV-111, CHS, University of California, Los Angeles, CA 90024, U.S.A.

[32] SAS, Statistical Analysis System., Disponible en SAS Institute, Inc., Box 8000, Cary, NC 275111, U.S.A.

[33] MICROSTAT, An Interactive General-Purpose Statistics Package., Disponible en Ecosoft, Inc., 6413N. College Ave., Indianápolis, IN 46220 U.S.A.

[34] D.L.MASSART, *Trends Anal. Chem.*, 7, 157 (1988).

[35] S.D. BROWN, *Anal. Chem.*, 62, 84R (1990).

[36] W.J. YOUDEN, E.H. STEINER, *"Statistical Manual of the Association of Official Analytical Chemists"*, A.O.A.C., Washington, DC (1975).

[37] R.L. PLACKETT, J.P. BURMANN, Biometrika, 33, 305 (1946).

[38] M. MULHOLLAND, *Trends Anal. Chem.*, 7, 383 (1988).

[39] J.A. VAN LEEUWEN, B.G.M. VANDEGINSTE, G. KATEMAN, M. MULHOLLAND, A. CLELAND, *Anal. Chim. Acta.*, 228, 145 (1990).

[40] J.A. VAN LEEUWEN, L.M.C. BUYDENS, B.G.M. VANDEGINSTE, G. KATEMAN, P.J. SCHOENMAKERS, M. MULHOLLAND., *Chemomet. Intell. Lab. Systems*, 10, 337 (1991).

[41] R. PHAN-TAN-LUU., Universidad d'Aix-Marseille III, Centre de St. Jérôme, 13397 Marseille Cedex 13. Francia. En preparación.

[42] G. TAGUCHI., *Int. J. Prod. Res.*, 16, 521 (1978).

[43] G. TAGUCHI., *"On-Line Quality Control During Production"*, Japan Stand. Ass., Tokio, 1981.

Capítulo IV

CALIDAD EN LA TOMA Y TRATAMIENTO DE LA MUESTRA

C. CAMARA
Universidad Complutense (Madrid)

Con el espectacular desarrollo que ha experimentado la industria en los últimos años se hace cada vez más importante el llevar a cabo un control de calidad riguroso tanto del medio ambiente, como de productos manufacturados, como de los intermedios en los procesos de fabricación. Dicho control, implica una creciente necesidad de realizar un importante número de medidas, tanto físicas como químicas, sobre la muestra.

Dado que uno de los aspectos más importantes para poder obtener resultados analíticos que sean de utilidad es disponer de una muestra que sea representativa del lote que se quiere analizar, en este capítulo se va a abordar fundamentalmente la problemática existente en la toma de la muestra haciendo especial hincapié en la identificación de errores que se pueden cometer tanto en el proceso en sí como en toda la manipulación que se necesita realizar sobre la muestra, hasta que ésta llega al laboratorio.

Como es bien sabido una gran mayoría de las técnicas analíticas requieren el disponer de la muestra en disolución antes de los análisis. Por ello, en este capítulo también se abordarán los tratamientos químicos más importantes a realizar sobre la muestra y posibles tipos de errores que pueden tener lugar para obtener una disolución que sea representativa de la muestra inicial. Un resumen de los aspectos más relevantes puede verse en la Figura IV.1.

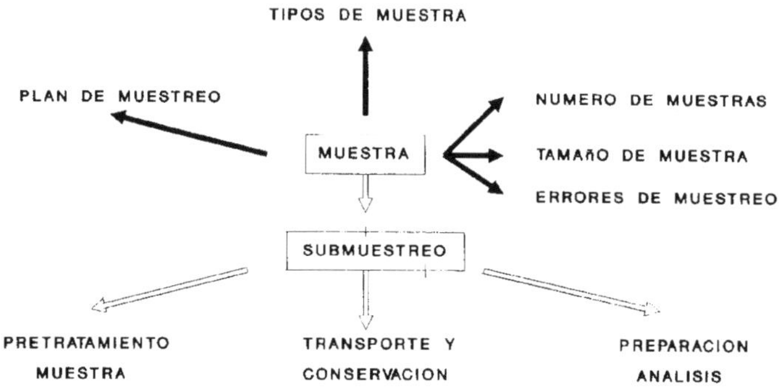

Figura IV.1. Operaciones más relevantes consideradas en el muestreo y tratamiento de la muestra.

CONSIDERACIONES GENERALES Y TEORICAS SOBRE EL MUESTREO

Existen una serie de etapas implicadas en un análisis:

1.- Identificación del problema analítico.
2.- Elección del método a utilizar.
3.- Muestreo.
4.- Procedimiento analítico.
5.- Determinación.
6.- Evaluación del resultado e informe.

De todas ellas, la obtención de muestra es la más importante, ya que si ésta no ha sido tomada de forma apropiada

no tiene ningún sentido químico ni económico el realizar los análisis planteados en ella.
Como regla general el químico analítico debería estar directamente involucrado en la etapa de muestreo de forma que pueda asegurarse no sólo que las muestras tomadas sean representativas, sino que durante el proceso de muestreo, transporte y conservación de la muestra, no se produzcan cambios significativos en su composición. El químico analítico debe intentar obtener la máxima información posible sobre el problema planteado en su conjunto, historia de la muestra y composición aproximada de la misma, antes de poder recomendar un programa de muestreo. No obstante, el grado de involucración del personal de un laboratorio en la etapa de muestreo es muy variable, de forma que en algunos laboratorios ésta es llevada a cabo por personal ajeno al laboratorio mientras que en otros es asignada al personal del laboratorio.
En aquellos casos en que el muestreo realizado resulta inapropiado, los resultados son siempre incorrectos y existe, por lo general, una clara tendencia a culpar de ello al laboratorio que ha realizado los análisis. Todo ello lleva a controversia, repetición de los análisis con el consecuente costo extra, consumo de tiempo, y a otros problemas adicionales.
Por todo lo expuesto, aunque al laboratorio analítico no le haya sido asignado la obtención de la muestra, el personal del mismo no sólo debe conocer los métodos utilizados en el muestreo sino que también debe dar sus opiniones sobre cómo llevar a cabo el proceso en esta etapa tan importante del análisis. El director del laboratorio debe rechazar el llevar a cabo el análisis de muestras que no han sido recogidas adecuadamente, o al menos hacerlo constar en el informe final de resultados [1].

REQUISITOS BASICOS DEL MUESTREO

Por regla general la muestra que llega al laboratorio (M_A) constituye una parte pequeña del lote total de la muestra. La cantidad de muestra para los análisis correspondientes es una fracción muy pequeña de M_A y sólo una pequeña parte de la misma es la que se utiliza en la obtención de la señal analítica.
En cualquier caso, tanto la muestra como submuestras deben cumplir los requisitos siguientes:

1.- La composición de la muestra que llega al laboratorio (M_A) y la que se utiliza para realizar los análisis debe ser en principio igual a la de la muestra inicial (composición media representativa). Sin embargo, esta es una condición ideal que no siempre puede cumplirse a rajatabla por lo que en la práctica generalmente se sigue una situación de compromiso, lo que implica aumentar el número de alícuotas a muestrear.
2- La varianza de los niveles de concentración de las muestras analíticas analizadas en el laboratorio debe ser igual a la varianza de la muestra original (varianza representativa).
3.- El error total introducido en todo el proceso de muestreo debe ser menor, o al menos del mismo orden de magnitud, que el error en el subsecuente procedimiento analítico.

PLAN DE MUESTREO

Todo proceso de toma de muestra debe estar bien planificado, detallado y escrito. En el plan de muestreo se debe incluir dónde y quién ha de realizar la toma de muestra, así como el procedimiento que ha de seguirse para su obtención [2]. Debe tenerse en cuenta que por lo general este proceso tiene lugar fuera del laboratorio y que en ocasiones hay que resolver problemas prácticos con los que el químico analítico no esté familiarizado. Las principales razones que justifican la necesidad de disponer del procedimiento de muestreo por escrito son las siguientes [3]:

a.- El escribir un plan de muestreo obliga a pensar más detalladamente sobre todos los pasos a seguir en el proceso. Por otra parte, el disponer de un plan de muestreo escrito estimula a sus lectores a la crítica e inclusión de sugerencias (a veces no posibles en una discusión oral) y por tanto a su posible mejora.

b.- Si el plan es claro e inanbiguo se evitan errores de interpretación. No olvidemos que en las transmisiones orales se pueden producir errores de entendimiento e interpretación. Por otra parte, facilita el problema que se origina cuando cambia el personal que interviene en la etapa de muestreo.

c.- El seguir el personal muestreador un plan de muestreo por escrito proporciona una garantía de que el proceso se ha realizado siguiendo el procedimiento deseado.

d.- El plan escrito de muestreo ayuda a asegurar la garantía de la calidad de los resultados.

Al escribir un plan de muestreo lo primero que debe establecerse claramente son los **OBJETIVOS** del mismo. La situación frecuente es aquella en la que de una gran cantidad de muestra debe tomarse una pequeña porción que sea "representativa del lote" para la realización de los análisis, y determinar su composición química. Debe considerarse que una muestra representativa puede tomarse siguiendo diversos métodos.

No obstante, existen situaciones en las que el objetivo no es obtener una muestra representativa sino por el contrario controlar si existen partes del lote de la muestra original que estén contaminadas por diversas razones. Así, en este caso el objetivo consistirá en determinar la variación de la concentración de analito o analitos, lo que implicará el realizar la toma de muestra en las distintas zonas de interés del lote. Otro ejemplo similar lo constituye el controlar la variación de la contaminación de aguas de vertido, con el tiempo, de una industria, lo que obliga a realizar distintas tomas de muestra en distintos tiempos. En todas estas situaciones no tendría ningún sentido el hablar de muestras representativas.

Por todo lo expuesto, en un programa escrito de muestreo es aconsejable visualizar claramente los requisitos que deben cumplirse y constatar claramente que constituye la etapa más básica de los análisis. Los requisitos básicos a considerar son: a) Información sobre la muestra a analizar incluyendo la naturaleza de la muestra, composición química probable de la matriz, distribución topográfica, etc. b) Tipo de instrumentación a utilizar en el muestreo. c) Grado de homogeneidad probable y si es necesario realizar ensayos de homogeneidad. d) Número de submuestras que se necesitan tomar al azar para obtener una exactitud determinada en el resultado analítico. e) Consideraciones especiales para tipos de muestras tales como autopsias, dietas alimenticias, etc. f) Esquema sobre precauciones a seguir en la preparación de la muestra. Una evaluación detallada de todos estos aspectos antes de la toma de la muestra ayuda favorablemente a obtener la cantidad de muestra adecuada y a trabajar en las mejores condiciones de compromiso entre los requisitos ideales y las posibilidades prácticas del muestreo.

A continuación veremos con más detalle algunos de estos aspectos.

Naturaleza de la Matriz

La complejidad del muestreo no sólo es función de los diferentes estados de agregación en que se puede presentar la muestra (sólido, líquido o gas) sino también de que su composición y volumen permanezcan, o no, constantes con el tiempo y lugar y de que la muestra posea, o no, unos límites claramente definidos. Por otra parte, hay que

considerar que la matriz puede estar constituida por dos o más fases en cuyo caso es necesario definir si el analito debe determinarse en una de ellas o en la muestra total. En este último caso es necesario describir la técnica de mezclado a seguir mientras que en el primero habrá que recurrir a técnicas de separación y medida de la relación de volúmenes entre las fases [5].
Otro factor importante a considerar es la homogeneidad de la muestra: los sólidos tienden a ser menos homogéneos que los líquidos o gases. Pues bien, a la hora de organizar un plan de muestreo también es importante conocer las posibles causas de heterogeneidad de la muestra (en los sólidos las partículas más pequeñas tienden a depositarse en el fondo del material, a través de los orificios existentes entre las partículas de mayor tamaño; en líquidos y gases las sustancias de mayor densidad tienden a concentrarse en las capas inferiores de la muestra).
El plan de muestreo debe incluir todos los pasos a seguir bien sea para eliminar la falta de homogeneidad o para evaluar su grado de incidencia (análisis independientes de distintos puntos en el muestreo).

Tipos de muestra

En un plan de muestreo debe definirse el tipo de muestra, dentro de las más significativas, que se desea obtener [4].

- Muestra representativa, de composición y propiedades similares al conjunto de la muestra. Suele estar constituida por varios incrementos o submuestras íntimamente mezclados para su homogeneización antes del análisis.
- Muestra selectiva, obtenida en el muestreo de zonas determinadas.

- Muestra protocolo o sistemática, obtenida según un procedimiento sistemático establecido.
- Muestra aleatoria, obtenida al azar de un conjunto de muestras.
- Muestra composita, formada por dos o más incrementos. Su composición es considerada como promedio y elimina la necesidad de analizar un elevado número de muestras o de incrementos.

Básicamente se utilizan tres tipos de muestreo:
1.- Muestreo intuitivo. Basado en la experiencia del muestreador en la toma de un determinado tipo de muestra. En casos de controversia, la aceptación de resultados dependerá de la experiencia previamente probada del responsable del muestreo. 2.- Muestreo estadístico. Generalmente implica el análisis de un gran número de muestras obtenidas siguiendo un determinado modelo. Las conclusiones que se deriven de este tipo de muestreo no plantean controversia pero sí lo puede plantear la validez del modelo estadístico utilizado. 3.- Muestreo de protocolo. Definido como el plan especificado para poder tomar decisiones en una situación dada. En el protocolo se suele especificar el tipo, tamaño, frecuencia, período de muestreo e incluso lugar y tiempo del mismo. El no seguir alguno de los puntos del protocolo puede constituir motivo de desacreditación de una muestra o de un resultado.

Técnicas de Muestreo

Si las muestras a analizar fueran totalmente homogéneas solamente sería necesario tomar un incremento de cada una de ellas para determinar sus propiedades. En la práctica, las muestras generalmente no son homogéneas. Existen cantidad de materiales tales como aleaciones y sedimentos formados por partículas con diferente composición que están distribuidas heterogéneamente sobre la muestra. En fluidos y gases también pueden existir importantes gradientes de concentración. En todos los casos deben tomarse distintos incrementos de la muestra bruta y a la hora de planificar un muestreo se deben considerar los siguientes aspectos:

- Cuándo, dónde y cómo recoger la muestra.
- Equipos de muestreo incluyendo su mantenimiento y calibración.
- Contenedores de las muestras incluyendo: limpieza, adición de estabilizantes y conservación.
- Transporte de la muestra.
- Criterio de exclusión de objetos extraños.
- Pretratamiento de la muestra: secado, homogeneización y manejo de la muestra antes de la medida analítica.
- Submuestreo.
- Sistema informativo en el laboratorio: etiquetado, recogida de datos y de otro tipo de información auxiliar.
- Requisitos de custodia.

A continuación detallaremos algunos de los puntos indicados.

a.- **Selección de los puntos y tiempos de muestreo**.-Para la obtención de muestras aleatorias, deben tomarse incrementos de muestra en puntos preseleccionados al azar (utilizando números aleatorios mediante el empleo de ordenadores). Es muy importante disponer de un programa detallado de muestreo, en el que se incluyan los puntos de muestreo, y evitar la toma de muestra, especialmente en líquidos y gases, en sus puntos limítrofes. Los puntos de muestreo deben ser convenientes y de fácil acceso y en el caso de muestras dinámicas debe conocerse, en la medida que sea posible, los flujos y variación en su composición con el tiempo [6].

b.- **Representatividad de la muestra**.- Se debe tener la seguridad de que la concentración de los determinandos en la muestra obtenida son idénticos a la muestra de interés en la posición y tiempo en la que se ha realizado el muestreo y que ésta no varíe hasta la ejecución de los análisis.

En el muestreo de sustancias tales como suelos, minas, carbón, etc. es muy importante seguir técnicas tradicionales por ser de mayor sencillez la interpretación de resultados (generalmente el empleo de nuevas técnicas dificulta la interpretación de los datos obtenidos). "Debe tenerse muy en cuenta que no debe utilizarse un procedimiento de muestreo para una sustancia desconocida si no se tiene experiencia en matrices similares".

Las técnicas, métodos o equipos de muestreo varían en función del tipo de muestra de que se trate: Pueden ser de lo más sencillas, como lo constituye el muestreo de sólidos y líquidos homogéneos, o de lo más sofisticadas, como son los equipos automáticos utilizados en la toma de muestras medioambientales. Un ejemplo de tecnología sofisticada de muestreo lo constituyen los muestreadores de aguas dinámicas de desecho. Si el flujo es constante el muestreador se puede programar para realizar tomas periódicas de muestras durante las 24 horas, para así poder obtener una idea de conjunto de la descarga residual. No obstante, si el flujo no es constante la cantidad de muestra tomada en cada momento debe ser directamente proporcional al flujo de los vertidos. Para este tipo de muestreo, el muestreador debe tener experiencia (por lo que resulta útil que realice una etapa de entrenamiento previo en la técnica a utilizar) y sea preferentemente químico analítico.

Por otra parte, para evitar errores importantes debidos a la instrumentación, los equipos utilizados deben calibrarse frecuentemente.

c.-**Etiquetado de la muestra.**- Las muestras deben etiquetarse adecuadamente recién han sido tomadas y la etiqueta debe contener la máxima información posible:

- Persona encargada de realizar el muestreo.
- Día, hora y lugar en que se ha realizado la toma de muestra.
- Información sobre la metodología seguida.
- Posibles incidencias que hayan tenido lugar durante el muestreo.

Toda esta información será de sumo valor a la hora de interpretar los resultados obtenidos y puede justificar, en algunos casos, la obtención de resultados atípicos.

d.- **Subdivisión de la muestra.**- La muestra bruta, definida como el resultado de la mezcla de un cierto número de unidades de muestreo recogidos sistemáticamente, posee por lo general un tamaño muy superior a la cantidad necesaria en el laboratorio para la ejecución de los análisis. El número de unidades de muestreo depende más del tamaño de las partículas que la componen, del grado de heterogeneidad del material y de la exactitud requerida en los resultados que de la cantidad total de muestra sometida a muestreo.

Se han desarrollado ecuaciones matemáticas que permiten calcular a priori la cantidad de masa necesaria en el muestreo de un determinado material. No obstante, estas ecuaciones son esencialmente empíricas y contienen términos constantes que pueden variar considerablemente entre distintos lotes de material, por lo que sólo se recomienda su empleo como *guía inicial* en el muestreo. Las decisiones finales deben seguirse como resultado de nuestras propias experiencias.

Por todo ello, una vez obtenida la muestra bruta ésta debe someterse a un nuevo proceso sistemático de reducción de tamaño hasta obtener la cantidad de muestra necesaria para el laboratorio. Este proceso implica generalmente los siguientes pasos: a) Trituración de la muestra hasta obtener un tamaño de partículas apropiado. b) Homogeneización de la misma, por ejemplo utilizando un molino de bolas. c) Reducción del tamaño por divisiones sucesivas.

El procedimiento de subdivisión más comúnmente empleado se basa en el método sistemático de cuarteo de Conning o el de subdivisión progresiva al 50% conocido como método de Riffling.
Una vez obtenido el tamaño deseado de muestra, ésta se tamiza de modo que la partícula mayor posea un determinado tamaño. En todas estas etapas se debe eliminar o reducir al máximo el riesgo de alteración de contaminación de la muestra.

CONSIDERACIONES ESTADISTICAS

La Estadística juega un papel de suma importancia en el muestreo de material no homogéneo y en la evaluación de los resultados obtenidos.
La estadística de muestreo, basada en el principio de que *"todas las partículas o porciones del material (población) deben tener la misma probabilidad de ser tomadas"* es vital para la obtención de una muestra de la forma más sencilla y representativa posible.
Desde el punto de vista de la varianza de las medidas en las muestras y las procedentes de las determinaciones (varianza inherente al método utilizado) se pueden plantear situaciones muy diversas: así, puede darse la situación de que dicha varianza sea insignificante en ambos casos hasta que sea de importancia, pasando por situaciones intermedias en las que sólo sea significante la varianza de la muestra o la de la determinación.
El caso ideal lo constituye aquel en que tanto la varianza de la muestra como la de la medida sean insignificantes, en cuya situación se puede obtener la información necesaria realizando una única medida de una sola muestra. En el caso de que sólo sea significante la varianza de la medida, si el valor de ésta se conoce previamente, se puede obtener la información necesaria realizando una única medida en una muestra que sea representativa. En el caso contrario, en el que sólo sea significativa la varianza de la

muestra, la situación se hace más compleja de forma que para obtener datos de interés se realizarán los análisis correspondientes (uno por muestra) en una serie de muestras. Dado que generalmente la varianza de la muestra no se conoce con suficiente exactitud antes del análisis, ésta deberá evaluarse previamente para lo cual será necesario desarrollar un programa de muestreo. Por último, en el caso de que ambas varianzas sean significativas, muy frecuente en los análisis de contaminación ambiental, se requiere el disponer de múltiples muestras y el realizar varias medidas en cada una de ellas si no se conoce la varianza de las medidas.
Por todo lo expuesto, es necesario disponer de una estimación de las mencionadas varianzas antes de diseñar el plan estadístico de muestreo [7].

Plan estadístico de muestreo

El plan estadístico de muestreo debe considerar:

a.- Los límites de confianza de la propiedad determinada de la media de la población.
b.- El intervalo de tolerancia para un porcentaje dado.
c.- Mínimo número de muestras requeridas para establecer los intervalos anteriores con un nivel de confianza dado.

Existen una serie de criterios básicos a considerar al realizar una estimación estadística: En primer lugar, las muestras deben tomarse aleatoriamente y cada muestra, o incremento tomado, deben ser independientes entre sí (hecho fácil de conseguir). Para poder aplicar un modelo estadístico correcto debe conocerse el tipo de distribución de los determinandos en las muestras (generalmente se aplica una distribución Gaussiana) [4].
Si se supone una distribución Gaussiana, se puede conocer el mínimo número de muestras y/o de medidas necesarias para limitar la incertidumbre total a un valor de 2, con un

nivel de confianza del 95%, (z = 1.96 = 2), a través de las ecuaciones siguientes:

a.- Si la desviación estándar de la muestra (en un estrato) es despreciable, el mínimo número de medidas será:

$$N_A = (z\,\sigma_A / E_A)^2$$

siendo σ_A la desviación estándar de la medida. Si el valor de N_A es tan grande que no resulta viable se recomienda seguir alguna de las alternativas siguientes:
- Mejorar la precisión de la metodología (disminuir σ_A).
- Si es posible, utilizar un método analítico de medida más preciso.
- Aceptar un mayor nivel de incertidumbre.

b.- El mínimo número de muestras N_S si σ_A es despreciable y no σ_S será

$$N_S = (2\,\sigma_S / E_S)^2$$

Si el valor de N_S obtenido no es viable se recomienda optar por cualquiera de las alternativas siguientes:
- Utilizar mayor cantidad de muestra (menor σ_S).
- Utilizar muestras compositas .
- Aceptar un mayor nivel de incertidumbre.

c.- Si la desviación estándar de la muestra y del método es significativa será

$$E_{TOTAL} = (\sigma_S^2 / N_N + \sigma A^2 / N_S\, N_A)^{1/2}$$

donde N_A es el número de medidas realizadas por muestra. Esta ecuación no tiene una única resolución ya que varios valores de N_S y N_A proporcionarán el mismo valor de error total. Por ello, se recomienda recurrir a soluciones de compromiso siguiendo las ecuaciones de Provost para realizar las estimaciones oportunas.

Si se puede conseguir que los valors de σ_S y/o σ_A disminuyan, también lo harán el número de muestras y de medidas necesarias por muestra para obtener un determinado error.

Si las muestras proceden de estratos diferentes el error total vendrá dado por la expresión:

$$E_{TOTAL} = (\sigma_B^2 \ /N_B \ + \sigma_A^2 \ /N_B \ N_S \ + \sigma_A^2 \ /N_B \, N_S \, N_A \ )^{1/2}$$

donde N_B es el número de estratos muestreados y N_S el número de muestras por estrato. En este caso, de nuevo, son posibles varias soluciones a la ecuación, por lo que se optará por soluciones de compromiso.

Una ilustración sencilla de lo anteriormente expuesto lo constituye el ejemplo siguiente: Si la desviación estándar obtenida en 30 medidas de un mismo analito es de 0.187 y la diferencia máxima entre el valor real y el obtenido no puede superar el valor de 0.15, el número de muestras que deberán tomarse y analizarse será:

$$n = \left[\frac{TS}{E} \right]^2$$

donde t es aproximadamente igual a 2 para un nivel de confianza del 95%. Luego:

$$n = \left[\frac{2 \cdot 0.187}{0.15} \right]^2$$

Sería necesario, por lo tanto, realizar el análisis de 7 muestras para alcanzar la precisión requerida en los análisis.

En cualquiera de los casos mencionados, en la planificación del muestreo es importante evaluar el coste de los análisis e incluso llegar a situaciones de compromiso entre el número de muestras a analizar y el error aceptable en el resultado.

Tamaño de la muestra

1.- **Tamaño de los incrementos de una muestra bien mezclada**

Como es bien sabido, en el caso de sólidos heterogéneos, la variabilidad entre incrementos disminuye al aumentar el tamaño de la muestra. Inganells introdujo la ecuación:

$$K_S = W\,R^2$$

en la que W es el peso en g de la muestra analizada, R la desviación estándar relativa de la composición de la muestra en % y K_S la constante de muestreo requerida para limitar la incertidumbre del muestreo al 1% con un 68% de confianza. Una vez evaluado el valor de K_S para una población de muestreo dada se puede calcular el mínimo peso de W requerido para una desviación estándar relativa máxima cuando el material a muestrear esté bien mezclado. Pero si éste se encuentra estratificado el valor calculado de K_S aumenta, si aumenta W (hecho que puede utilizarse para evaluar el grado de mezcla de la muestra).

2.- **Tamaño de muestra para materiales segregados**

La varianza del muestreo en materiales segregados fue evaluada por Visman quien introdujo la expresión:

$$S_s^2 = \frac{A}{W_n} + \frac{B}{n}$$

donde A es el componente aleatorio de la varianza del muestreo
B es el componente de segregación
W es el peso en g de los incrementos individuales
n es el número de incrementos

El error debido a la distribución al azar se puede reducir aumentando W y/o n. Sin embargo, el error debido a la segregación sólo puede reducirse aumentando el número de incrementos.

Las constantes A y B se evalúan experimentalmente, por ejemplo recogiendo una serie de incrementos, una de pesos W_L y otra de pesos W_S, en las que se determina en cada una de ellas las desviaciones estándar S_L y S_S respectivamente y se calcula los valores de A y B a través de las expresiones:

$$A = \frac{W_L\ W_S\ (S_S^2 - S_S^2)}{(W_l - W_S)}$$

$$B = S_L^2 - \frac{A}{W_L}$$

a partir de estas constantes puede calcularse el grado de segregación como:

$$Z_S = \frac{B}{A}$$

y considerar que para valores de $Z_s > 0.05$ se pueden cometer grandes errores en la estimación de la varianza del muestreo.

CONSERVACION Y TRANSPORTE DE LA MUESTRA

Cuando el transporte de la muestra al laboratorio se realiza después de una horas de ser tomada generalmente es suficiente el mantenerlas a 4°C; pero para tiempos superiores, en especial para muestras biológicas, es aconsejable transportarlas debidamente congeladas. El material de los contenedores debe ser cuidadosamente seleccionado para evitar posible contaminación o pérdida de analitos (el polietileno y el teflón son materiales por lo general bastante aconsejables). Debe tomarse las debidas precauciones para evitar la exposición de las muestras a humedades extremas. En el transporte de sólidos debe evitarse que tengan lugar problemas de segregación, y si sucede, rehomogeneizar las muestras después del transporte.

Una mención especial merece el transporte de fluidos biológicos tales como la sangre, en los que se aconseja rehomogeneizar las muestras después del transporte.

La muestra debe conservarse de forma que se reduzca al mínimo los riesgos de alteraciones que ésta pueda experimentar antes del análisis, bien sea por adsorción de H_2O, de CO_2, o por oxidaciones por contacto con la atmósfera [8]. Como norma general se recomienda evitar al máximo su exposición al aire y a la luz y su manipulación. En condiciones normales la congelación constituye el método más adecuado para conservar las muestras durante largos períodos de tiempo, pero para tiempos cortos suele ser suficiente el mantenerlas a temperaturas comprendidas entre 2-4°C.

Un proceso importante a considerar antes de guardar la muestra es someterla al proceso de secado. La humedad que puede contener la muestra depende del tamaño de las partículas que la constituyen, grado de humedad en el ambiente y, lo que es más importante, de la naturaleza de la muestra. Un elevado exceso de humedad en muestras sólidas puede dar lugar a reacciones irreversibles que alteren de forma importante la composición de la muestra. Por

todo ello, los sólidos deben conservarse secos, eliminando previamente su contenido en agua en una estufa a 90-110°C, en desecador o en un lugar relativamente seco.
No obstante, por regla general, la conservación de muestras sólidas es menos problemática que la de materiales biológicos, líquidos y gases. Para la conservación de materiales biológicos, alimentos, etc., durante largos períodos de tiempo, se recomienda el realizarlo: a) en bolsas de plástico congeladas a la temperatura del nitrógeno líquido y b) liofilizarlas y mantenerlas en un lugar convenientemente seco.
El tipo de tratamiento para la conservación de muestras líquidas depende de los análisis a realizar en las mismas. Por lo general, la estabilización de iones orgánicos se consigue por acidulación con ácido nítrico u otro ácido estabilizante. No obstante, si en la muestra se pretende realizar una especiación de metales, debe tenerse muy en cuenta que los reactivos estabilizantes ácidos no produzcan cambios significativos en la forma original de los mismos (bien sea en el grado de oxidación en que se encuentra o en los compuestos a los que se encuentra unido). El tiempo que puede transcurrir hasta el análisis dependerá de la estabilidad de los analitos a determinar, hecho que en muchas ocasiones no sólo depende de los estabilizantes sino también de la naturaleza o componentes de la matriz. En muchas ocasiones es aconsejable utilizar recipientes opacos, no transparentes a la radiación ultravioleta, y mantener las muestras en contacto con gas inerte.
Los posibles errores debidos al material de los recipientes se verán en el apartado siguiente dedicado a errores en el muestreo.

ERRORES EN EL MUESTREO

Los errores más importantes que pueden cometerse en todo el proceso de toma de muestra, preparación y análisis, en especial para el análisis de trazas, son debidos a la contaminación, pérdida de analitos y variaciones de la composición y forma química de los mismos [8].

Tabla IV.1. Niveles de elementos traza en el aire del laboratorio y en diversas sustancias [8].

ELEMENTO	AIRE NO FILTRADO µg	AIRE FILTRADO µg/g	HUMO µg/g	COSMETICOS µg/g	SUDOR µg/g
Al	3000	6	-	-	-
As	55	< 0.01	2.85	-	-
Br	2	< 0.02	71.50	0.4	-
Ca	2690	< 0.04	-	$6x10^4$	-
Cl	1.5	< 0.005	-	630	1700
Fe	3230	< 0.006	7.30	1100	0.5-1
K	7920	< 0.004	-	250	300
Na	2950	134	-	-	2500
P	1150	1.50	-	1400	0.8
S	20000	< 0.003	-	400	-
Pb	2150	< 0.04	-	1400	0.8
Se	0.6	< 0.02	0.22	-	-
Ti	258	3	6300	-	-
Zn	1640	< 0.02	10	$3.5x10^4$	1

Contaminación

La contaminación durante el muestreo puede ser debida al medio ambiente, a la operación del muestreo en sí y/o al personal muestreador.
La contaminación por el medio ambiente puede provenir del polvo y de contaminantes volátiles existentes en el aire. La contribución de este tipo de contaminantes puede verse reflejada en la Tabla IV.I. Por otra parte, si las herramientas empleadas en el muestreo no son del material adecuado para las diferentes muestras a tomar y elementos a analizar, también pueden contribuir significativamente a la contaminación de las muestras. En el muestreo de muchos materiales se recomienda el empleo de material no

metálico (polietileno, polipropileno, teflón, cuarzo, ágata) que a veces hay que recurrir a fabricarlos en el laboratorio, pero aún así muchos de estos materiales son potencialmente contaminantes de ciertos elementos.

En la Tabla IV.2 puede observarse las impurezas de ciertos materiales de uso común en el laboratorio. La desorción de estas impurezas de las paredes del recipiente a las muestras (especialmente líquidas) es otra fuente de contaminación importante.

Tabla IV.2. Impurezas en elementos traza en el material de los recipientes del laboratorio.

Elemento	Vidrio µg/g	Polietileno ng/g	Cuarzo ng/g	Tygón µg/g	Teflón ng/g
Al	100000	80-3100	0.17	55	-
Ca	1000	200-20000	0.38	5	-
Co	0.082	5	0.33	-	0.33-1.7
Cr	-	15-300	1.60	6	ND-30
Cu	-	4	2.00	10	22
Fe	280	600-2000	160	50	ND-35
K	3000	-	500	ND	ND
Mn	1000	10	-	-	2
Na	300000	170-10000	-	ND	3000
Pb	-	200	-	-	200
Si	400000	2000	0.70	ND	
Zn	-	0,73	90	34	8

ND.- No detectado

Otro tipo de contaminación importante puede provenir de los conservantes o estabilizantes adicionados a las muestras, los cuales deben ser chequeados antes de su utilización. Así por ejemplo, la heparina, que se añade como anticoagulante a la sangre, contiene cantidades relativamente grandes de Ca (300-299 mg/Kg), Mn (360 mg/Kg) y Zn (28 mg/Kg).

Por último, el muestreador puede contaminar la muestra a través del sudor (Na, Cl, K, Ca), cosméticos (Br, Ca, Cl, Fe, P, S), contacto con la piel (Ca, Cl, Cu, K, Mg, Na, P, S.), etc.

Pérdidas de elementos

El proceso de adsorción por las paredes del recipiente o superficie de las herramientas empleadas en el muestreo puede constituir otra fuente de error con una incidencia tanto mayor cuanto menor sea el contenido de los elementos traza. Salvo excepciones, se recomienda el empleo de recipientes de cuarzo, teflón o polietileno de elevada pureza.
Las interacciones entre diversos elementos traza (Cr, Ag, Hg, Se, Pb, Cd, Ni, Zn, etc.) y el material del recipiente también puede ser una importante fuente de error.
Pérdidas debidas a salpicaduras, en el proceso de agitación y preparación de la muestra, son relativamente frecuentes y proporcionan siempre un tipo de error nunca reproducible. En procesos de sedimentación o precipitación deben tenerse muy en cuenta las posibles pérdidas de elementos por co-precipitación.
Los mayores riesgos de pérdidas se encuentran en los procesos de secado, o evaporación a sequedad, y mineralización. Su incidencia no sólo depende de la naturaleza del analito sino también de la forma química en que se encuentra en la muestra y del resto de la matriz (que puede alterar significativamente su volatilidad). Un ejemplo típico lo constituye el dimetilmercurio y/o mercurio metálico que son mucho más volátiles que los iones mercúricos.

Variaciones de la composición química de la muestra

Variaciones físicas o químicas de la muestra pueden ocasionar alteraciones en la composición de los elementos traza.

La pérdida de agua de la muestra origina variaciones del peso de la misma de forma que si no se toman las precauciones adecuadas puede ocasionar una importante fuente de error. Este problema tiene especial interés en el análisis de biopsias, tejidos blandos, etc. Este tipo de problemas podrían evitarse bien sea conservando las muestras en sistemas cerrados, o por liofilización en puntos próximos a los que se ha realizado el muestreo, o controlar la pérdida de peso de la muestra con el tiempo y así poder extrapolar su peso cuando fue muestreada. El problema contrario sería la adsorción de agua del ambiente de muestras secas o liofilizadas, en cuyo caso se recomienda su eliminación y determinación antes de la realización de los análisis.

La segregación de partículas sólidas de diferente tamaño, forma y densidad puede originar un cambio considerable en la composición de alícuotas tomadas sin homogeneización previa de la muestra. En estos casos se recomienda la introducción de una bola de teflón (o de otro material que no contamine la muestra) para ayudar a la rehomogeneización de la misma mediante agitación vigorosa durante dos o tres minutos.

En la reconstitución de muestras biológicas congeladas, la parte proteica tiende a formar pequeños grumos que dan lugar a gradientes de concentración de metales, si ésta no se agita vigorosamente, por estar éstos unidos a proteínas o a enzimas específicas.

Otros procesos químicos que pueden originar cambios en la composición de las muestras lo constituyen los procesos de hidrólisis, oxidación, desnaturalización de proteínas por exceso de calor o efectos de reactivos químicos, fermentación, reacciones fotoquímicas y efectos microbiológicos.

ALMACENAJE DE LA MUESTRA

El almacenaje de las muestras es en numerosas ocasiones inevitable, especialmente cuando éstas no se pueden

analizar inmediatamente después de llegar al laboratorio. En numerosas ocasiones, es de sumo interés preparar un duplicado de la muestra, el cual se guarda, y puede utilizarse con el tiempo como de chequeo de los resultados obtenidos en los análisis iniciales (de gran importancia en análisis clínicos y forenses).
Para la conservación de la muestra durante largos períodos de tiempo se recomienda que el aire en el espacio libre del recipiente sea mínimo y que la naturaleza de éste sea hidrófoba, la superficie sea lisa y no porosa (teflón, polietileno). El precondicionamiento de la superficie, especialmente del cuarzo y de los recipientes de vidrio se lleva a cabo sumergiéndolo en un baño ácido (HNO_3, HCl, HF diluido), o en un reactivo quelante (EDTA), u oxidante (H_2O_2) seguido de sucesivos lavados con agua de elevada pureza.
Los materiales que se utilizan, en orden decreciente de importancia son los siguientes [8]:

POLIMEROS.- Polifluorohidroxicarbonos (teflón).
Polietileno (se prefiere el preparado a elevada presión).
Polipropileno.
Goma de silicona (riesgo de contaminación de Zn).
Polimetilmetacrilato (plexiglás).

VIDRIOS .- Cuarzo sintético.
Borosilicato de vidrio.

METALES.- Papel de aluminio de elevada pureza.
Platino.
Titanio de elevada pureza.

Una elección adecuada del tipo del material y de la forma del mismo puede prevenir de numerosos errores posibles en la conservación de la muestra.
A pesar de todas las indicaciones observadas es siempre conveniente el determinar (si no se conoce con anteriori-

dad) la estabilidad de la muestra en las condiciones preseleccionadas. Dicha evaluación puede llevarse a cabo mediante un simple procedimiento estadístico [5]: Se analizan por duplicado incrementos de la muestra recién tomada y en intervalos prefijados de tiempo. La diferencia de los resultados de las réplicas permite estimar la desviación estándar de las medias, s. Para obtener el tiempo que puede considerarse estable una muestra, se representa gráficamente la concentración del determinando en función del tiempo, y de la recta obtenida se estima el máximo tiempo por el valor de la abcisa que corresponde a la concentración inicial de la muestra menos tres veces la desviación estándar.

Si el tiempo de estabilidad de la muestra es demasiado corto deben variarse las condiciones de conservación y determinarlo de nuevo.

MANUAL DEL MUESTREO Y REGISTRO EN EL LABORATORIO

Toda la información necesaria para llevar a cabo la etapa de muestreo, de los métodos seguidos en la actualidad, debe ser de fácil acceso a los muestreadores y analistas. Otros métodos seguidos en épocas anteriores deben conservarse en libros especiales para posibles estudios de trazabilidad.

Tan pronto como ha sido tomada la muestra, debe pegarse al recipiente una etiqueta, conteniendo toda la información posible, que sea inalterable con el tiempo e indestructible por la muestra. (Nunca se debe adherir a la tapa del recipiente, por la posibilidad de intercambio con las de otros recipientes.)

La mínima información que debe incluirse en la etiqueta es la siguiente:

- Numeración de la muestra.
- Descripción del tipo de material.
- Lugar del muestreo.

- Hora, día, mes y año en que se ha realizado el muestreo.
- Muestreador y método de muestreo llevado a cabo.
- Información adicional tal como la temperatura, pH, etc., puede incluirse si resulta de utilidad a la hora de interpretar los resultados.

Toda esta información y otra adicional debe incluirse en los records del laboratorio recién llega la muestra: Símbolo inanbiguo de la muestra. Nombre de la persona o entidad que ha solicitado los análisis, nombre del muestreador, método de muestreo, naturaleza de la muestra, análisis requeridos, lugar y condiciones de conservación de la muestra.

PREPARACION DE LA MUESTRA PARA EL ANALISIS

Consideraciones Generales

La responsabilidad de la preparación de la muestra para su análisis concierne exclusivamente al químico analítico, quien, en condiciones ideales, debe ser capaz de controlar las posibles fuentes de error tales como: contaminación, pérdida de analitos, cambios de composición, etc. Sin embargo, la preparación de la muestra es un proceso de gran elaboración que incluye, como se indica en la Tabla IV.3, numerosas etapas: secado, pulverización, homogeneización, submuestreo y pretratamiento de la muestra. Dado el elevado número de matrices posibles a analizar sería imposible dar un esquema detallado de los procedimientos operativos y riesgos de error para cada una de las muestras. Por ello, a continuación nos limitaremos a comentar los aspectos más importantes de los pasos más significativos que tiene que considerar el químico analítico.

Tabla IV.3. Etapas en la preparación de las muestras.

MUESTRA BRUTA		
SOLIDA	LIQUIDA	GASEOSA
Tratamiento muestra bruta Secado División Pulverización **Homogeneización** Mezcla a elev. nº rpm Pruebas de homogeneidad **Submuestreo** Por pesada	**Homogeneización** **Separación de fases** sin cambio químico con cambio químico - Fase sólida - Fase líquida **Preconcentración** Precipitación **Submuestreo** Por pesada o volumen	**Obtención** Presión muestra **Adsorción** Adsorbentes líquidos Adsorbentes sólidos

El laboratorio analítico

Un aspecto importante a considerar antes de iniciar la manipulación de la muestra es baremar el riesgo de contaminación probable de la muestra en el laboratorio y tratar que éste sea mínimo. A la hora de instalar un laboratorio analítico se debe, siempre y cuando sea posible, localizarlo en áreas en que la contaminación sea mínima (lejanos a carriles de autobuses, etc.). Cuanto más frecuente esté un elemento en la corteza terrestre mayor es la posibilidad de contaminación de la muestra en su manipulación, especialmente si los elementos a determinar se encuentran a nivel de trazas (Cu, Fe, Mn, Al). Por ello, para la determinación de estos elementos nivel de ppb se hace necesario el empleo de cámaras limpias (laboratorios de clase 100) o al menos de poyatas con flujo laminar o de vitrinas provistas con guantes para la preparación de la muestra. Un laboratorio de clase 100 es aquel que contiene un máximo de 100 partículas de polvo de diámetro de 0.5 a 5 μ por pie cúbico.

Se recomienda recubrir las paredes y poyatas del laboratorio con poliuretano. Las vitrinas de humos deben disponer de extractores con la suficiente potencia, agua corriente y deben estar recubiertas de un material no contaminante y que no presente riesgos de explosión con el tiempo y empleo de ácidos.

Tabla IV.4. Pérdida de elementos en el proceso de secado de diversas muestras en horno.

Elemento	Matriz	Temperatura °C	Tiempo (Horas)	Pérdida (%)
Cd	Ostras	120	48	N.D.
	Hígado	110	16	1
	Riñón	110	16	1
Co	Ostras	120	48	N.D.
	Moluscos	110	24	14
Cr	Sangre	120	16	3
Fe	Ostras	110	16	5
	Sangre	110	16	3
Hg	Orina	80	72	3
	Plankton	60	50	51-60
	Hígado	80	72	5
	Músculo	120	24	5-21
Mn	Ostras	50-120	48	N.D.
	Moluscos	110	?	14
Pb	Ostras	60	48	10
		100	48	17
		120	48	20
Zn	Sangre	110	16	N.D.
	Moluscos	110	24	9

N.D.- Pérdida no observada.

Los problemas de contaminación y/o pérdidas de analitos están presentes en cada etapa del análisis. De ahí que sea de especial interés el disponer de métodos analíticos que requieran la mínima manipulación de la muestra. Las partículas de polvo del laboratorio proporcionan un riesgo de contaminación importante de elementos frecuentes (el riesgo de contaminación de elementos tales como Bi, Te, Th, Tl y U es mucho menor que el de Cr, Mn y Pb).
Cuando las muestras han de tratarse con reactivos químicos, éstos pueden contribuir significativamente, si no son de elevada pureza, a la contaminación de la muestra especialmente cuando los elementos a determinar se encuentran a nivel de trazas. Por ello, en el análisis de trazas y ultratrazas de elementos frecuentes se recomienda el empleo de agua desionizada muy pura y reactivos químicos de elevada pureza (suprapur, aristar, etc.).

Secado de la muestra

El procedimiento de secado, como ya se mencionó anteriormente, generalmente se lleva a cabo antes de la homogeneización de la muestra o de la medida instrumental. Los principales métodos de secado son el horno y la liofilización. El secado al aire libre no está recomendado, si no se lleva a cabo en una cámara limpia, para el análisis de trazas ya que al requerir el proceso tiempos relativamente elevados, el riesgo de contaminación es muy acusado.
Secado en Horno.- En el proceso de secado en horno es de gran importancia llevar un control adecuado de la temperatura ya que según sea la naturaleza de la matriz, el someter la muestra a una temperatura demasiado elevada puede dar lugar a descomposición de la misma pudiendo originar pérdida de residuos sólidos y/o de elementos intrínsecamente volátiles tales como mercurio. Por otra parte, el someter las muestras en el proceso de secado a temperaturas demasiado bajas, si bien se reduce el riesgo de pérdidas, produce un aumento innecesario del tiempo de secado y por lo tanto de exposición de la muestra al me-

dio ambiente, con lo que el riesgo de contaminación aumentará sustancialmente y será más difícill secar adecuadamente cantidades relativamente grandes de muestra. Ambos aspectos pueden contribuir sustancialmente a aumentar el riesgo de error de los análisis. Algunos ejemplos relevantes sobre el riesgo de pérdida de algunos elementos en el proceso de secado de diversas matrices puede verse en la Tabla IV.4.

Tabla IV.5. Pérdida de elementos durante el proceso de liofilización de diversos materiales biológicos.

Elemento	Muestra	Presión **mm (Hg)**	Tiempo **horas**	Pérdida Observada (%)
Co	Ostras	?	24	N.D.
Hg	Pescado	?	?	20
	Plankton	?	?	50-64
	Músculo	0.05	24	3.3
	Agua	0.01-0.05	48-72	3
Mn	Ostras	?	24	N.D.
Pb	Ostras	?	24	N.D.
Se	Orina	0.05	48	3

N.D. - Pérdida no observada.
?.- No consta en la bibliografía.

Liofilización.- Consiste en el secado de la muestra a vacío a muy baja temperatura (del nitrógeno líquido). El asegurar un buen vacío y un precongelamiento de las muestras antes de la liofilización son la base de obtener buenas recuperaciones de los elementos y prevenir la posible contaminación que puede tener lugar si las muestras se encuentran a temperatura ambiente. Un vacío inadecuado puede originar el deshielo de la muestra y aumentar las interacciones muestra-recipiente disminuyendo así las ventajas inherentes al estado sólido de la muestra. Es un procedimiento muy adecuado para el secado de alimentos, materiales biológicos, plantas, etc. La Tabla IV.5 refleja los riesgos de pérdidas de elementos que se han detectado en el proceso de liofilización de diversas muestras. El someter la muestra al proceso de liofilización no implica que ésta permanezca inalterada con el tiempo. Por el contrario, en numerosas ocasiones se observa que la muestra liofilizada capta rápidamente agua del ambiente, por lo que además de conservarla en un ambiente seco debe siempre controlarse la humedad antes de realizar la correspondiente pesada de alícuotas para la ejecución de los análisis.

Puesta en disolución de la muestra

La puesta en disolución de la muestra se basa en convertir los analitos a determinar en una forma química que permanezcan estables en disolución. En numerosas ocasiones este proceso implica la eliminación previa de la materia orgánica de la muestra por conversión en compuestos volátiles. Existen diversos tipos de puesta en disolución de las muestras [9]. Mineralización por **VIA SECA** por sometimiento de la muestra en horno a elevadas temperaturas (500°C ó superiores) o en **plasma de radiofrecuencia de oxígeno** a bajas temperaturas (<150°C) y bajas presiones, combustión en atmósfera de oxígeno con posterior adsorción de los analitos en disoluciones adsorbentes. **VIA HUMEDA** con la ayuda de ácidos o mezclas de ácidos tales como $HNO_3/HClO_4$; $HNO_3/HClO_4/H_2SO_4$; HNO_3/H_2O_2 y **FUSION.**- Se obtiene sometiendo la mezcla de la muestra con grandes cantidades de fundentes a elevadas temperaturas. Generalmente el residuo se extrae con la ayuda de una disolución ácida.

A continuación se detalla la utilidad y características analíticas de cada uno de estos métodos de mineralización.

a) VIA SECA

Mineralización a elevada temperatura

La temperatura máxima a la que se puede someter la muestra no sólo depende, como se ve en la Tabla IV.5, de la volatilidad de los analitos sino también de los componentes de la matriz ya que pueden existir elementos o compuestos que pueden variar la volatilidad de los elementos a determinar. Un ejemplo muy típico lo constituye el caso del plomo, el cual, en ausencia de cloruros, no se volatiliza hasta alcanzar temperaturas superiores a los 750°C, mientras que en su presencia lo hace a partir de 450°C. La mineralización a elevadas temperaturas constituye en sí un proceso muy cómodo de mineralización de muestras, ya que exclusivamente se basa en someter la muestra a la acción de temperaturas elevadas durante un cierto tiempo sin requerir una especial atención mientras el proceso tiene lugar. La temperatura debe de seleccionarse de tal forma que permita una mineralización eficaz de la muestra sin que existan, o sean mínimos, los riesgos de pérdidas de analitos por volatilización. Dado que este tipo de tratamiento implica el contacto de la muestra con el aire del laboratorio durante relativamente largos períodos de tiempo, los riesgos de contaminación para los elementos a nivel de trazas son bastante altos.

Para ciertos tipos de muestras se aconseja la adición de agentes estabilizantes para evitar la pérdida por volatilidad de analitos volátiles. Un ejemplo típico lo constituye la adición de una mezcla de $MgO/Mg(NO_3)_2$ a la muestra, someterla al proceso de secado y aumentar gradualmente la temperatura hasta 550°C a la que debe permanecer durante 12 h. Este tipo de mineralización es muy útil para el análisis posterior de Se y As en muestras tales como alimentos, vegetales, etc.

La mineralización por vía seca, si no se toman adecuadas precauciones, implica un elevado riesgo de pérdidas de elementos tales como Ag, As, Cr, Hg, I, K, Na, Pb, Sb, Se, Sn y Te.

Los estudios de recuperación de un elemento en una muestra sometida a este proceso se llevan a cabo generalmente adicionando radiotrazadores inorgánicos, a pesar que la similitud con la recuperación del metal o elemento unido a moléculas orgánicas es muy cuestionable.

La Tabla IV.6 ilustra la influencia de la volatilidad del analito y de la naturaleza de la matriz en el riesgo de pérdida por volatilización en la mineralización en horno a elevadas temperaturas.

Mineralización en plasmas de oxígeno a bajas temperaturas

Este tipo de mineralización se basa en la capacidad del oxígeno excitado, obtenido al pasar una corriente de oxígeno a bajas presiones (1-5 mm Hg) a través de un campo de radiofrecuencia, de oxidar la muestra al incidir sobre ella a temperaturas inferiores a 200°C (generalmente <150°C). El empleo de este método de mineralización aporta, frente al anterior, la ventaja de que el riesgo de pérdidas de elementos o compuestos volátiles es mucho menor por ser menor la temperatura empleada y también menor el riesgo de contaminación por utilizar un sistema completamente cerrado y disminuir el grado de interacción muestra-recipiente. En la mineralización de muestras por este procedimiento no se volatilizan los elementos: As, Cd, Sb, Pb, B y Ge en los que los riesgos de pérdidas a elevadas temperaturas son muy acusados. No sucede lo mismo para los halógenos, Hg y S para los que se han detectado pérdidas significantes.

Uno de los principales inconvenientes de este método es que sólo permite la mineralización de pequeñas cantidades de muestras y que el tiempo necesario para la obtención de una mineralización completa de muestras complejas es demasido largo (en muchos casos del orden de 24 horas o más).

Por todo ello, el método resulta poco útil en análisis de rutina, pero es extremadamente aconsejable para análisis de muestras en que se requiera una gran precisión de los resultados, se disponga de poca cantidad de muestra, etc. Es importante resaltar que dado que el riesgo de contaminación de la muestra es muy pequeño, ya que ésta no está en contacto directo con el aire del laboratorio y no se adicionan ningún tipo de reactivos que ayuden al proceso de mineralización, los blancos de las mismas son prácticamente despreciables y en consecuencia los límites de detección también son muy bajos, lo que le hace un método de mineralización muy útil para el análisis de ultratrazas.

Tabla IV.6. Pérdidas de elementos en la mineralización de la muestra en horno.

Elemento	Matriz	Temperatura (° C)	Tiempo (h)	Pérdida (%)
Ag	Hígado	450	?	< 5
	Riñón	450	?	< 20
As	Sangre	850	16	35
	Hueso	450	16	44
	Riñón	450	16	82
Cd	Hígado	600	16	1.6
	Riñón	500	16	4.4
Cr	Azúcar refinada	450	?	0
	Azúcar no ref.	450	?	47
Hg	Pescado	110	24	81.4
Na	Hueso	420	16	< 3
	Sangre	450	16	< 1
	Riñón	450	?	< 12
Pb	Hígado	450	?	< 2.4
	Hueso	600	16	< 5
	Hueso	710	16	40

Combustión en frasco de oxígeno "frasco de Schöniger"

Este método se basa en la volatilización cuantitativa de los elementos de interés de la muestra y recuperación de sus productos gaseosos por adsorción en soluciones adsorbentes. Es un método sencillo, fácil de ejecutar y sumamente útil para el análisis de muestras orgánicas y biológicas. El único riesgo, desde el punto de vista de seguridad, es la posibilidad de explosión durante la combustión de la muestra (lo que ocurre sólo muy ocasionalmente). Su campo de aplicación es muy amplio y se utiliza para la posterior determinación de metales, no metales y metaloides (F, Cl, Br, I, S, Se, P, As, Ge, Hg, Cu, Co, Ni, Mn, Ti, Cd, Hg, Zn, Al, Ca, Ba, Fe, U).

Su principal limitación es la baja recuperación que se obtiene si el proceso de combustión no ha sido completo, fenómeno que se evidencia por la presencia de partículas carbonosas en suspensión. Para evitar este problema, atribuible a una falta de oxígeno en el recipiente, se debe emplear una cantidad de muestra menor, usar menor cantidad de papel de filtro envolvente de la muestra y/o utilizar un recipiente de mayor capacidad.

Técnicas de fusión

Son de gran utilidad para la puesta en solución de materiales resistentes al ataque de ácidos, que se disuelven muy lentamente o que sólo lo hacen parcialmente. Tal es el caso de muestras que contienen grandes cantidades de sílice (cementos, aluminatos, silicatos, menas de Be, Si y Al, etc.). Muchos silicatos se pueden disolver añadiendo HF pero el método es impracticable si posteriormente se desea determinar el contenido en Si.

Las técnicas de fusión consiguen disolver muestras difíciles de atacar debido a las siguientes razones: los electrolitos inorgánicos que se emplean son disolventes extremadamente poderosos, proporcionan temperaturas sumamente elevadas (hasta 1200°C) comparadas con las máximas de 300-350°C que se pueden alcanzar con el empleo de ácidos o bases de Lewis.

Los fundentes utilizados (siempre en exceso respecto a la cantidad de muestra) son muy variados (Na_2CO_3, NaOH+KOH, Na_2O_2, $KHSO_4$, $K_2S_2O_7$, B_2O_3, $CaCO_3$ + NH_4Cl, KF, $Na_2B_4O_7$ $10H_2O$).
La técnica de fusión resulta un método rápido y útil de puesta en solución de la muestra. No obstante, su empleo no es muy adecuado para el posterior análisis de trazas de las muestras debido a la dificultad de obtener reactivos fundentes de elevada pureza, lo que origina unos blancos sumamante elevados y en consecuencia unos límites de detección también muy altos.

b) VIA HUMEDA

La puesta en disolución de una muestra puede llevarse a cabo con la ayuda de un ácido cuya naturaleza depende del tipo de muestra de que se trate. No obstante, para una gran cantidad de muestras complejas por regla general es necesario recurrir al empleo de mezclas de ácidos por los siguientes motivos:

- Se aprovechan las distintas propiedades útiles de cada ácido (ej. carácter oxidante de uno con el carácter complejante del anión de otro). Como ejemplo se podrían citar las mezclas: HF + HNO_3, HF + $HClO_4$, HF + H_2SO_4.
- Los ácidos pueden reaccionar entre sí dando productos de reacción de mayor reactividad que los ácidos por sí mismos, ej. 3:1 HCl + HNO_3.
- Un ácido puede moderar alguna propiedad no deseada del otro. La adición de HNO_3 antes de $HClO_4$ disminuye el riesgo de explosión de éste en presencia de un gran exceso de materia orgánica.
- Permite eliminar un ácido no deseado después de haber realizado su efecto sustituyéndolo por otro: HF +H_2SO_4; HF + HCl ; HNO_3 + H_2SO_4; H_2SO_4 + $HClO_4$; H_3PO_4 + HNO_3; mezclas de tres ácidos.

En algunas ocasiones es muy útil el empleo de mezclas de ácidos con otros reactivos que aumentan la eficiencia del proceso de disolución de la muestra. Entre los reactivos más ampliamente utilizados caben destacar los siguientes:

- De naturaleza oxidante (H_2O_2, Br_2, $KClO_3$, etc.).
- Electrolitos inertes que aumentan el punto de ebullición de los ácidos aumentado, por tanto, la eficiencia del proceso de disolución por permitir el empleo de temperaturas superiores: (Na_2SO_4, K_2SO_4, $(NH_4)_2SO_4$).
- Agentes complejantes para mantener los iones metálicos en disolución como complejos evitando que precipiten o no se disuelvan en absoluto. Un ejemplo característico lo constituye el empleo de citrato o tartrato.
- Catalizadores o sustancias que aumenten la velocidad del proceso de disolución de las muestras como son Cu^{++}, Hg^{++}, V_2O_5, etc.

En cualquiera de los casos la pureza de los reactivos a utilizar dependerá de los objetivos de análisis. Así, cuanto menor sea el contenido de los analitos y mayor su frecuencia de distribución en la tierra, mayor ha de ser el grado de pureza de los reactivos. Una de las mayores ventajas de la vía húmeda frente a la fusión es que casi todos los ácidos y otros reactivos empleados pueden obtenerse de un elevado grado de pureza, lo que permite obtener unos blancos relativamente bajos y en consecuencia, utilizando técnicas analíticas apropiadas, bajos límites de detección en los análisis. La Tabla IV.7 refleja el contenido en impurezas de algunos reactivos utilizados en la preparación de la muestra.

Uno de los problemas inherentes a la vía húmeda es el riesgo de pérdida que existe de elementos volátiles si ésta se lleva a cabo por calentamiento en recipientes abiertos. Así, en aquellos casos en que existe riesgo de pérdidas, tal como es el caso de la determinación de As, Hg, Se, se recomienda llevar a cabo la mineralización a reflujo. El empleo de estos sistemas, además de proporcionar una alta recuperación de analito, no requiere el empleo de volúmenes tan grandes de reactivos como en los recipientes abiertos por lo que disminuye el riesgo de contaminación de la muestra y el costo de los análisis.

Tabla IV.7. Impurezas en elementos traza de algunos reactivos utilizados en la mineralización de la muestra. Concentración en μg/m [11].

Elemento	H_2O		HCl		HNO_3	
	grifo*	Desionizada	p.a.	Ultrapura	p.a.	Ultrapura
Al	57	0.10	8	0.80	7	1
Ca	55000	1	72	0.30	0.2	0.4
Cd	0.70	< 0.10	0.03	0.003	0.1	0.03
Cl	-	14100	1	-	-	-
Cr	-	< 0.10	1.10	0.008	72	0.10
Cu	-	0.20	0.20	0.003	1.30	0.01
Fe	-	0.20	1	-	1300	0.8
K	28000	0.04	200	0.10	< 10	< 9
Mg	10400	0.30	7	0.30	3	0.40
Na	8100	0.03	500	0.20	80	0.01
Ni	30	< 0.1	0.20	0.05	0.70	0.03
Pb	8.50	0.10	0.20	0.0015	0.20	0.01
Se	3.30	-	-	-	0.20	0.09
Si	4900	0.50	20	1	30	8
Sn	0.60	0.10	0.07	0.002	0.10	0.002
Zn	5.60	< 0.1	1	0.03	4	0.08

* Agua de grifo de Bemont, Surrey, U.K.

Otra alternativa importante a estos sistemas lo constituye el empleo de reactores a presión, los cuales en su interior pueden ser de teflón y/o de cuarzo. Estos dispositivos proporcionan buena eficacia en la mineralización, en tiempos relativamente cortos (de una o dos horas) debido a la elevada presión que se alcanza al someterlos a temperaturas de 100 a 150°C y una buena recuperación, ya que los riesgos de pérdidas son relativamente pequeños. Con el fin de disminuir el tiempo de mineralización hoy día el empleo de horno de microondas ha aumentado enormemente en lugar de la estufa convencional (se pueden conseguir buenas mineralizaciones de muestras complejas en 5 ó 10 minutos, tiempo que contrasta con las 1 ó 2 horas requeridas con la estufa) [10].

REFERENCIAS BIBLIOGRAFICAS

[1] B.W. WOODGET, *Anal. Proc.*, 26, 283, (1989)

[2] D. PEÑA, A. PRAT, "¿Cómo controlar la calidad?, Manuales IMPI Ministerio de Industria y Energía.

[3] J.P. DUX, *"Handbook of Quality Assurance for the Analytical Chemistry Laboratory"*, Van Nostrand Reinhold, New York, 1990.

[4] J.K. TAYLOR, *"Quality Assurance of Chemical Measurements"*, Lewis Pu., Michigan 1987.

[5] B.V. WOODGET and D. COOPER, *"Samples and Standards. Analytical Chemistry by Open Learning"*, John Wiley and Sons, 1987.

[6] D.T.E. HUNT AND A.L. WILSON, *"The Chemical Analysis of water"*, The royal Soc. of Chem, 1988.

[7] J.L. MILLER AND J. N. MILLER, *"Statistics for Analytical Chemistry"*, Ellis Horwood series in Anal. Che. Mc. Graw Hill, 1989.

[8] E. I. HAMILTON, *"The chemical Laboratory and Trace Elemen Analysis. elemental Analysis of Biological Materials"*, I.A.E.A., 1980.

[9] R. ANDERSON, "Sample pretreatment and separation", *Anal. Chem. by Open Learning*, John Wiley and Sons, 1987.

[10] J. VESIECK, F. BARBIER, R. CORNELIS AND J. HOSTZ, *Talanta*, 29, 973, (1982).

[11] DEBEKA, R., MYKUTUIK, A., BERMAN, S.S., RUSSE, O.S., *Anal. Chem.*, 48, 1203, (1976).

[12] MYKUTUIK, A., RUSSE, D., BOIKO, U., *Anal. Chem.*, 48, 1462 (1976).

Capítulo V

METODOLOGIAS ANALITICAS Y CALIDAD

M. VALCARCEL y A. RIOS
Universidad de Córdoba

La calidad de los resultados generados por un laboratorio tiene dos componentes fundamentales. Uno se refiere a la forma de trabajar y otro, igualmente importante, son los medios materiales de que se dispone o que se utilizan para obtener dichos resultados. Este capítulo incide en gran medida sobre este último aspecto, al dedicarse a la calidad relacionada con los instrumentos, aparatos y materiales que se utilizan en el laboratorio. Se consideran también los métodos analíticos en sí y los procedimientos normalizados de trabajo (PNTs), por lo que también indirectamente se hace referencia a la forma de trabajar bajo un programa de calidad, si bien aquí lo que se expone y evalúa es cómo los distintos métodos se adecuan a determinadas normas de calidad.

Conviene señalar que, desde el punto de vista práctico, la calidad de estas metodologías depende directamente de la calidad de los materiales, aparatos e instrumentos que en las mismas se utilizan, tal como representa la Figura V.1. En este contexto, la calidad se concentra fundamentalmente en las características o prestaciones de materiales y equipos, su mantenimiento, calibrado y correcta utilización. Son los aspectos que se abordan en este capítulo.

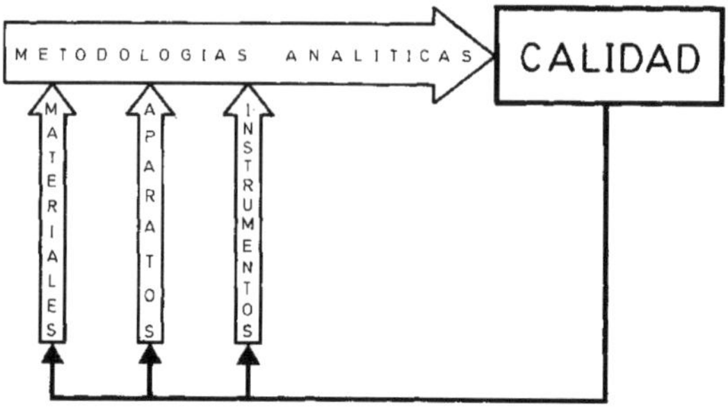

Figura V.1. La calidad como característica de los materiales, aparatos e instrumentos del laboratorio sirve de base a la calidad de las metodologías analíticas.

INSTRUMENTOS Y APARATOS

Cuando estos elementos son considerados bajo un programa de calidad, son obligatorios una serie de requisitos básicos:

1. Deben ser capaces de desarrollar el trabajo que de ellos se requiere. Esto significa, en definitiva, que sus prestaciones estén acordes con el nivel de exigencia requerido. A veces, por cuestiones económicas se adquieren instrumentos y aparatos que dudosamente responden a las exigencias del trabajo, originando una información o desarrollando un proceso de pobre calidad. Tampoco tiene sentido adquirir equipos cuyas posibilidades excedan ampliamente la labor que deben desempeñar. No es una buena inversión comprar un espectrofotómetro de diodos en fila cuando siempre se va a trabajar a una sola longitud de onda.

2. Los equipos de un laboratorio deben permanecer en óptimas condiciones para su uso cuando sea necesario. Esto implica su mantenimiento y una determinada vigilancia para un uso correcto por parte del personal.
3. Todo el equipamiento del laboratorio (aparatos e instrumentos) precisan de una calibración periódica, que dependerá de su naturaleza, frecuencia de empleo, exactitud requerida en la información generada, etc.

Calibrado de instrumentos y aparatos

Antes de nada convendrá puntualizar que, en ocasiones –y especialmente en la literatura anglosajona–, existe alguna confusión semántica entre los términos "calibrado" y "estandarización". En un principio, como señala J. P. Dux en su monografía [1], calibrado significa comprobar la respuesta de un instrumento con un material de propiedades conocidas y quizás aplicar un factor de corrección para llegar a la marca correspondiente. Por otro lado, estandarización significa caracterizar la respuesta de un instrumento según las propiedades conocidas del material. Así, un espectrofotómetro UV-V puede calibrarse con materiales de referencia (tanto su longitud de onda como la transmitancia), según se describe en el Capítulo VI, y estandarizarse su respuesta para un determinado ensayo colorimétrico a partir de concentraciones conocidas de un analito a través de la "curva de calibrado". En la práctica, estos términos se confunden y usan indistintamente.

En la actualidad, muchos instrumentos complejos (v.i. espectrofotómetros de absorción atómica o cromatógrafos de gases), más que un simple instrumento, constan de diferentes partes que sería complicado calibrar una a una. Realmente se recurre en estos casos al calibrado global (estrictamente, estandarización de la respuesta) mediante una serie de disoluciones de concentraciones conocidas. Como es sabido, el mayor problema en estos casos es conocer exactamente las concentraciones de las disoluciones

empleadas. Deben utilizarse materiales de adecuada pureza y estabilidad, como luego se discutirá (también se alude a ello en el Capítulo VI), así como su correcta manipulación hasta prepararlos.
No se va a abordar aquí la cuestión del calibrado en el sentido de la estandarización de la respuesta del instrumento, que corresponde al contenido del Capítulo VII.

Frecuencia del calibrado

En primer lugar es preciso subrayar que el calibrado de instrumentos y aparatos debe ser un hábito en todo laboratorio que trabaje bajo un programa de calidad, y en definitiva de todo laboratorio que "trabaje bien". Su frecuencia va a depender de:

- La naturaleza del instrumento
- Su robustez
- La frecuencia con que se use
- Su entorno (vibraciones, suciedad, etc.)
- La exigencia de la metodología analítica empleada

El diseño de los programas de calibrado estarán en función de la frecuencia del uso de aparatos e instrumentos y la magnitud del tiempo durante el cual permanecen fuera de servicio. Un instrumento que se use poco debe ser calibrado cada vez que se utilice. Un instrumento particularmente sensible o de naturaleza compleja (v.i. reciente instrumentación para análisis de trazas) ha de someterse a estandarización de su respuesta cada vez que se emplee. Otro tipo de instrumentación (v.i. espectrofotómetros de IR) sólo necesitan un calibrado periódico (mensual, por ejemplo), salvo que ocurran situaciones especiales que requieran un contraste de su funcionamiento.
En ocasiones, la importancia de la muestra puede afectar a la frecuencia del calibrado. Así, cuando los resultados emitidos forman parte de acciones legales o análisis de tipo forénsico, o también cuando van a servir de base de

decisiones caracterizadas por un alto coste, todos los instrumentos y equipo utilizado debe ser calibrado antes y después del análisis.

Calibrado de instrumentos y aparatos habituales en el laboratorio

En la Tabla V.1 se ha recopilado, de forma muy resumida, la forma de llevar a cabo el calibrado, la frecuencia y aquellas observaciones de interés, de los equipos más habituales en el laboratorio. Debido a su importancia y al uso continuo y generalizado, especial cuidado merece el calibrado de balanzas, material volumétrico y pH-metros.
Evidentemente existen otros instrumentos y aparatos que no aparecen reseñados en la Tabla V.1 y para cuyo calibrado y frecuencia debe recurrirse al manual proporcionado por la casa comercial que lo ha suministrado. Incluso para los equipos recogidos en dicha tabla conviene hacerlo, ya que en la misma sólo se indican los aspectos más generales.
Los materiales de referencia (abordados en el Capítulo VI) también se usan con esta finalidad, especialmente aquellos señalados para el calibrado de propiedades físicas en las que pueden basarse otros aparatos e instrumentos. De igual forma, el calibrado basado en mediciones relativas (estandarización) se considera en el Capítulo VII.

Mantenimiento

La adquisición de equipos cada vez más sofisticados plantea la necesidad no sólo de planificar y evaluar su coste inicial, sino también el mantenimiento que requieren. En los laboratorios actuales es casi una exigencia el diseño de un programa de mantenimiento acorde con la naturaleza del trabajo que se realiza y la importancia de la información generada.

Tabla V.1. Calibrado de instrumentos y aparatos habituales en el laboratorio.

* BALANZAS ANALITICAS:
- Contraste con pesas de alta calidad (clase S) de 50 ó 100 mg.
- Frecuencia: diaria ó 2 veces al día (mañana/tarde).
- Balanzas electrónicas: calibrado después de encendidas durante 20 min.

* MATERIAL VOLUMETRICO:
- Para trabajos precisos se usará sólo material de la clase A (alta precisión; garantizado respecto especificaciones de exactitud del NIST).
  Ordinariamente no precisa calibración.
- Material diferente al de la clase A para trabajos menos precisos, pero guardado en lugar separado de éste para evitar errores. Puede ser calibrado gravimétricamente empleando agua o mercurio (recipientes de menor volumen).
- Siempre son preferibles medidas de peso frente a las de volumen.

* pH-METROS:
- Disoluciones reguladoras estándar de pH 4.00 y 7.00. También de pH 10.00 si se mide frecuentemente en esta zona.
- Frecuencia: al menos 1 vez al día; preferiblemente 2 (mañana/tarde) o cada vez que se use.
- Si se mide habitualmente el pH de disoluciones "sucias" (con materiales en suspensión, aceites o grasas), es necesario un calibrado semanal con disoluciones reguladoras de pH 3 a 8 (de unidad; véase Tabla V.2).

*ESPECTROFOTOMETROS UV-V:
- Calibración absoluta: Vidrios certificados.
  K_2CrO_4 0.00040 g/l en KOH 0.005 M (bandas en UV y V).
  $KMnO_4$ diluido (resolución espectral a 526 y 546 nm).
- Frecuencia: Semestral.
  Cuando se sospeche mal funcionamiento.
  Cuando se cambia la lámpara.
- Calibración relativa (estandarización) con disoluciones de concentración perfectamente conocida del analito.
- Frecuencia: cada vez que se aborda el análisis de una serie de muestras.

Tabla V.1. (continuación)

* ESPECTROFOTOMETROS DE ABSORCION ATOMICA: - Calibrados con disoluciones estándar cada vez que se usan (recta de calibrado). - Existen disoluciones estándar certificadas de 1 g/l.
* CROMATOGRAFOS DE GASES O DE LIQUIDOS: - Calibrados cada vez que se usan con disoluciones estándar preparadas a partir de materiales de alta pureza (>99.9 %). - Recalibrados frecuentes.
* CONDUCTIMETROS: - Frente a disoluciones estándar de KCl o NaCl. - Frecuencia: semanal.
* ESTUFAS: - Contraste diario de la temperatura empleando termómetros certificados (NIST) o calibrados frente a ellos.
* HORNOS (muflas): - Generalmente no se exige un calibrado muy exacto. - Difíciles de calibrar. Puede hacerse con: Pirómetros ópticos. Sondas de alta temperatura. Sales inorgánicas de alto punto de fusión. - Frecuencia: quincenal.

Hoy en día las posibilidades de reparar instrumentos y equipos por parte del personal del laboratorio son muy remotas, porque en la mayoría de los casos se requiere amplios conocimientos en electrónica e informática. Esto ha dado lugar a la aparición de nuevos profesionales en este ámbito (técnicos de instrumentos) para la reparación y mantenimiento de instrumentos y aparatos. Algunos grandes laboratorios tienen en su plantilla uno o más de estos técnicos de instrumentos, pero la mayor parte de los laboratorios se ven forzados a solicitarlos del fabricante del instrumento o de alguna otra firma especializada. El coste de este servicio es alto e incluye también el desplazamiento del técnico. Recientemente, el fabricante ofrece también la posibilidad de un contrato de mantenimiento de aparatos e instrumentos que puede ser interesante desde un punto

Tabla V.2. Composición de las disoluciones estándar de pH entre valores 3.0 y 8.0 (volumen final 20 ml).

pH	Acido cítrico 0.100 M (ml)	Fosfato disódico 0.200 M (ml)
3.0	15.89	4.11
4.0	12.29	7.71
5.0	9.70	10.30
6.0	7.37	12.63
7.0	3.53	16.47
8.0	0.55	19.45

de vista económico. En muchos casos, el mantenimiento resulta más barato que una reparación.

El mantenimiento de un instrumento comienza con su propia localización y uso. No se debe olvidar que se trata de equipos muy sensibles, vulnerables, por tanto, a las condiciones del entorno como suciedad, vibraciones, vapores corrosivos, radiación, excesivo calor y humedad. Lo ideal es disponerlos en habitaciones separadas y diseñadas, al menos, para la instrumentación más sensible, con aire acondicionado en verano y calefacción en invierno, con buena ventilación (y todo ello si es posible independientemente del resto del laboratorio). Idealmente las puertas y ventanas deben permanecer cerradas y la habitación con una presión de aire ligeramente positiva para evitar la entrada de gases, vapores y polvo de los alrededores o del resto del laboratorio. Las cámaras limpias con flujo de aire laminar son imprescindibles para análisis de trazas y ultratrazas, análisis cada día más habituales.

El personal que trabaja con estos equipos debe estar instruido sobre su correcto empleo y cuidado. No debe tener acceso el resto de personal no autorizado.

Una consideración importante en la instrumentación moderna es la toma de tierra. Estos equipos se venden con conexiones a la red eléctrica que, además de los dos polos habituales, tienen una entrada adicional para la toma de tierra. Existen dos razones para ello: la seguridad del propio equipo y usuario, y evitar la entrada de señales parásitas de otros elementos eléctricos de la red que pueden hacer incluso impracticable el trabajo del propio instrumento. Esto es especialmente importante cuando se trabaja con técnicas electroanalíticas. En este contexto, no sólo es suficiente que los instrumentos vengan preparados para la toma de tierra; el propio laboratorio debe asumir la instalación correspondiente en su recinto.

Otro cuidado que hay que considerar son las subidas súbitas de la tensión de alimentación, especialmente puntas de corrientes extremadamente breves cuya duración no es suficiente para que salten los fusibles de seguridad del instrumento y que pueden ocasionar daños importantes en el mismo. Hay que disponer, por tanto, de estabilizadores de voltajes de características acordes con el número y naturaleza de los aparatos e instrumentos a él conectados.

El mantenimiento también engloba al material volumétrico, de tanta importancia en normas de calidad. El material volumétrico destinado al análisis de trazas y ultratrazas debe mantenerse guardado separado de aquel destinado para macroanálisis. Los procedimientos de limpieza deben ser diferentes para ambos, especialmente cuidadoso con el primero para minimizar al máximo la contaminación.

MATERIALES

Los materiales representan otro componente básico del laboratorio que necesita control. Bajo este término genérico se engloban: estándares, reactivos, disolventes y agua fundamentalmente. A continuación se hace un breve comentario de cada uno de ellos.

Estándares

Genéricamente se habla de dos categorías: estándares primarios y secundarios. Los primarios corresponden realmente a los materiales de referencia certificados, cuyas características o composición están certificadas por un organismo competente como el NIST ("Standard Reference Material", SRM), BCR, LGC, etc. Son materiales caros, debido a la dificultad y gran trabajo necesarios para su preparación, y normalmente no se usan en el trabajo rutinario de control de calidad. Sin embargo, son útiles para una comprobación ocasional de la exactitud de un método, como referencia en ejercicios de intercomparación o para certificar la cualificación de un analista. Su estudio se aborda en profundidad en el Capítulo VI. Los estándares secundarios son aquellos empleados o preparados por el propio laboratorio para evaluar su control de calidad. Para ello se toma como referencia los estándares primarios.
Tanto unos como otros deben manejarse con cuidado para evitar su contaminación. Nunca se devuelve el exceso de material tomado al recipiente que contiene al estándar. Deben conservarse a baja temperatura, en atmósfera seca o bajo gas inerte.

Reactivos

Deben ser todos, al menos, de "grado analítico", según las especificaciones de la "American Chemical Society" (ACS). Para trabajos delicados y, especialmente, en análisis de trazas debe recurrirse a reactivos de mayor calidad (v.i."suprapur"). Para cada reactivo se le confecciona una etiqueta, que se guarda en el archivo, separada del propio recipiente que lo contiene y en la que se hará constar la fecha en que se recibe el reactivo, la fecha en que se abre en

el laboratorio por primera vez y la fecha de caducidad si procede.
Se han de asegurar los cuidados habituales para su uso y conservación.

Disoluciones de reactivos

Son las disoluciones preparadas en el propio laboratorio, en recipientes apropiados para su conservación (vidrio –esmerilado o no–, polietileno, etc.), y correctamente etiquetados con:

- Identificación del reactivo.
- Concentración de los ingredientes activos.
- Fecha de preparación.
- Fecha de caducidad.

Se pueden añadir también aquellas otras observaciones que se crean de interés (por ejemplo, si participa algún disolvente distinto del agua, si se adiciona algún electrolito para aumentar la fuerza iónica, etc.).
Constituyen normas de calidad los siguientes aspectos:

a) La disolución de un reactivo que se considera estable no debe mantenerse al uso por más de 6 meses.
b) Nunca se devuelve el exceso de disolución tomada al frasco donde se conserva.
c) El recipiente se abre estrictamente para coger una porción y se vuelve a cerrar inmediatamente. Nunca se dejan las pipetas en su interior.
d) Debe preservarse de la contaminación, que proviene fundamentalmente del material volumétrico que se introduce en su interior y/o de los vapores y humos existentes en la atmósfera del laboratorio.

Disolventes

Han de ser de pureza adecuada al tipo de análisis que se lleva a cabo (grado espectrográfico, cromatográfico, etc.). Gran parte de los cuidados y consideraciones hechas para los reactivos y sus disoluciones se pueden extender perfectamente a los disolventes.

Agua

Es el disolvente más usado en el laboratorio y el más importante para el control de calidad. En la actualidad existen diversos procedimientos para la purificación del agua empleada en el laboratorio: destilación, desionización, filtración por membrana, ósmosis inversa y esterilización por radiación UV para trabajos microbiológicos.
La ASTM ("American Society for Testing and Materials") establece cuatro diferentes categorías respecto al agua pura empleada en el laboratorio [2]:

Categoría	Materia total (mg/L)	Máxima conductividad (μ mho/cm)
Tipo I	0,1	0,0006
Tipo II	0,1	1,0
Tipo III	1,0	1,0
Tipo IV	2,0	5,0

El grado de pureza elegido para el agua del laboratorio o para un determinado tipo de análisis (frecuentemente se recurre a calificativos como agua destilada, bidestilada, pura y ultrapura) debe controlarse periódicamente a través de la conductividad (una vez al día) y someterla a análisis de metales pesados y materia orgánica mensualmente o, como máximo, cada dos meses.
La conservación ideal para el agua son los recipientes de vidrio, aunque por razones económicas se han sustituido por materiales plásticos.

METODOS ANALITICOS

Existen una serie de principios generales cuando se consideran los métodos de análisis en su programa de calidad, especialmente si existe un Manual de Calidad. Así:

a) Todos los métodos empleados en el laboratorio deben estar claramente escritos, recopilados incluso en un "manual de métodos" a disposición de todo el personal en un momento dado.
b) Deben estar autorizados por la Dirección del Laboratorio, que es la responsable de su elección y redacción.
c) Debe informarse a todo el personal del laboratorio que no pueden usar métodos no autorizados ni modificar los redactados por la Dirección.

Por tanto, una primera labor por parte del Jefe o Coordinador del Laboratorio es la elección apropiada de los métodos analíticos que han de aplicarse. Estos deben ser consistentes con la concentración de los analitos que se pretenden determinar y con el tipo de matriz en que se encuentran los analitos. Otros factores que deben tenerse en cuenta son:

- Disponibilidad de instrumentos y equipos.
- Rapidez con que se precisan los resultados.
- Coste.
- Conveniencia.
- Factores de seguridad.
- Exactitud y precisión.

En relación con estos factores conviene recordar el tetraedro analítico comentado en el Capítulo I, donde las características fundamentales de un método analítico, como son exactitud/ precisión, rapidez, coste y seguridad/comodidad del personal, son desfavorecidas tres de ellas cuando se intenta potenciar una de las otras. Hay que reconocer que esto es absolutamente necesario en muchos casos, pero hay que ser conscientes del grado de detrimento que sufren el resto de los factores, especialmente en cuanto a exactitud y precisión se refiere, que son aspectos básicos de la calidad de los resultados generados por el laboratorio. Tampoco conviene perder de vista que la aplicación de un buen método o de una instrumentación avanzada no garantiza la calidad de los resultados. Sólo la aplicación correcta y contrastada de un buen método puede garantizar la calidad de los resultados generados, lo que evidentemente implica la necesidad de los sistemas de control y evaluación de la calidad.

McCully y Lee [2] apuntan las siguientes prioridades a la hora de acometer la elección de los métodos:

- Los métodos que han sido aplicados a las matrices de interés son preferibles frente a métodos que se han aplicado sobre matrices diferentes o que no se han aplicado a muestras reales.
- Son mejores los métodos que han sido validados en el intervalo de concentraciones de interés frente a métodos fuera de dicho intervalo.
- Se prefieren los métodos que son ampliamente usados a aquellos que se utilizan con menor frecuencia.
- Son más apropiados los métodos sencillos, rápidos y de bajo coste.

  Egan [4] señala consideraciones similares respecto a la elección de métodos para usos oficiales.
- Se elegirán métodos recomendados o aceptados por organizaciones internacionales relevantes.
- Se prefieren métodos que han demostrado su validez mediante estudios colaborativos por diversos laboratorios.

Tipos de métodos analíticos

Existen diversos criterios para clasificar los métodos analíticos, aunque la mayor parte de los autores si limitan a una enumeración [v.i. 5]. Así, pueden agruparse:

a) Según la calidad de los reactivos implicados:
- ABSOLUTOS, basados en el uso exclusivo de estándares primarios.
-RELATIVOS, basados en el uso de estándares químicos (sustancias patrón).

b) Según la calidad general del propio método:
- DE REFERENCIA, cuya exactitud es conocida y demostrada.
-ESTANDAR, de precisión conocida y contrastada, propuesto por una organización competente.
-ESTANDAR DE REFERENCIA, que corresponde a un método estándar de demostrada exactitud.
-DEFINITIVO, de exactitud contrastada y aceptada para establecer una propiedad de un material o evaluar la exactitud de otro método.
-VALIDADO, que hace referencia a que ha demostrado formalmente poseer unas características analíticas definidas en términos de exactitud, precisión, sensibilidad, selectividad, rango de linealidad y robustez.
En este contexto, han existido intentos para clasificar los métodos sobre la base de la exactitud y precisión que proporcionan, pero no existe consenso a este respecto. En la Tabla V.3 se ofrecen los criterios para esta clasificación [5].

c) Según otros criterios:
- Tamaño de la muestra (v.i.,micro o macro método).
- Concentración del analito (v.i. método para análisis de trazas).
- etc.

Todas estas categorías quedan simplificadas a cuatro cuando se hace referencia a la fuente que proporciona el método en cuestión, ya que en la clasificación anterior se hace mayor incidencia en características de evaluación de la metodología analítica, que se abordará más adelante. A ellos se hace referencia a continuación.

Tabla V.3. Clasificación de los métodos analíticos según su exactitud (A) y precisión (P).

Clase	Relación P/A	Nomenclatura
A	< 0,01 %	P/A Muy alta
B	0,01 - 0,1 %	P/A Alta
C	0,1 - 1 %	P/A Intermedia
D	1 - 10 %	P/A Baja
E	10 - 35 %	Semicuantitativo
F	> 35 %	Cualitativo

Métodos estándar ("Standard Methods")

Son los mejores. Están desarrollados por organizaciones de prestigio como la ASTM ("American Society for Testing and Materials") o la AOAC ("Association of Official Analytical Chemists"). Precisamente, una de las mayores razones para la existencia de estas organizaciones es el desarrollo de métodos de probada exactitud y precisión. Estos métodos se someten a intensas investigaciones por un gran número de analistas y laboratorios antes de adquirir el calificativo de estándar. Puede prescindirse de su validación por parte del laboratorio, al menos que se hayan efectuado algunas modificaciones o se apliquen a matrices diferentes para las que fueron desarrollados.

Métodos oficiales ("Official Methods")

Son aquellos métodos cuyo uso es exigido por organismos gubernamentales tales como la EPA ("Environmental Protection Agency") o el NIOSH ("National Institute of Occupational Safety and Health") para satisfacer regulaciones estatales. Debido a su trascendencia, estos métodos han sido previamente validados. Estas agencias gubernamentales no aceptan generalmente modificaciones de los mismos sin una estricta validación por su parte.

Métodos recogidos en revistas analíticas ("Literature Methods")

Existe una amplia variedad de revistas de prestigio generales y específicas donde aparecen infinidad de métodos analíticos que deben usarse con suma precaución y ser sometidos a un estudio previo de validación.

Métodos desarrollados por el propio laboratorio ("In - House Developed Methods")

Se pueden hacer las mismas consideraciones que para los métodos anteriores.
F. M. Garfield, en su monografía [6], además de los métodos estándar y oficial (métodos de referencia), considera también:

- Métodos rápidos o de "screening", utilizados para determinar si es necesario recurrir a un método adicional más exacto.
- Métodos de rutina, como aquellos utilizados en el trabajo habitual y repetitivo. Puede tratarse de métodos oficiales o estándares, pero adaptados al uso concreto del laboratorio.
- Métodos automáticos, que como su nombre indica hace uso de equipos automáticos. Su funcionamiento estará basado en cualquiera de los otros métodos químicos señalados, pero se ha suprimido la intervención humana, en parte, o todo el proceso analítico. Tienden a imponerse en la actualidad. Es importante cerciorarse de que la automatización no vaya en detrimento de la calidad de los resultados finales.
- Métodos modificados, que se refieren generalmente a métodos estándares u oficiales que han sido modificados para simplificarlos o para adecuarlos a diferentes matrices o para eliminar ciertas interferencias.

Evaluación de métodos analíticos

Existen diversos procedimientos para evaluar métodos analíticos que dependen también de los objetivos concretos perseguidos. A continuación se comentan los más importantes.

Estudios de validación

Este término ("validación") se ha utilizado en Química Analítica con diferentes significados. Desde el punto de vista del control de calidad se emplea para indicar el proceso empleado para establecer la calidad de un método y autorizar su uso en el laboratorio. Un estudio de esta naturaleza consiste en una serie de experimentos específicamente diseñados para tal evaluación. El método sometido a validación debe escribirse explícitamente y examinar el texto para evitar cualquier ambigüedad. Será llevado a cabo por un analista experimentado que efectuará 4 ó 5 réplicas de cada muestra, repetidas en días diferentes siguiendo al pie de la letra el método escrito. Este analista evaluará los errores y posibles desviaciones del método. Después se llevará a cabo un estudio estadístico de los resultados que permite adoptar una decisión final.

Para este estudio estadístico, una vez que se dispone de una serie de datos generados por el método en cuestión, se calcula primero la media y la varianza para cada muestra a partir de las 4 ó 5 réplicas indicadas anteriormente. Pueden compararse las varianzas de las muestras correspondientes a los niveles de concentración más altos y más bajos mediante el test F (Capítulo II) para saber si hay una diferencia significativa. Si este test indica que hay diferencias, se construye un gráfico de la desviación estándar respecto a la concentración para ver si ésta es constante o proporcional a la concentración. En este último caso, la desviación estándar relativa es constante y su valor medio de todas las muestras proporcionará una estimación de la precisión del método.

Si el test F no muestra diferencias significativas entre las desviaciones estándar de las concentraciones más altas y más bajas, se puede concluir que la desviación estándar es constante. En este caso puede obtenerse una desviación estándar global calculada a partir de la siguiente expresión:

$$S^2 = \frac{\Sigma N_i S_i^2}{\Sigma N_i - K}$$

donde S es la desviación estándar, N_i es el número de réplicas de la muestra i, S_i^2 su varianza y K el número de muestras analizadas (número de concentraciones diferentes usadas). A continuación se representan gráficamente los valores medios obtenidos en el eje de ordenadas frente a las concentraciones reales (eje de abscisas). Se caracteriza la recta y = mx + b siendo N el número de datos, y las concentraciones obtenidas experimentalmente, y x las concentraciones conocidas de las muestras. Los parámetros m y b son obtenidos por el método de los mínimos cuadrados a partir de las siguientes expresiones:

$$S = \Sigma x; \qquad Q = \Sigma x^2$$

$$Y = \Sigma y; \qquad L = \Sigma y^2$$

$$P = \Sigma xy; \qquad D = NQ - S^2$$

siendo

$$m = \frac{NP - SY}{D} \quad \text{y} \quad b = \frac{QY - SP}{D}$$

Teóricamente, si no hay errores sistemáticos, la pendiente m debe ser 1 y la ordenada en el origen b igual a 0. En la práctica, estos valores ideales no se alcanzan y se recurre a construir una banda de confianza entorno a la línea recta que corresponde a determinados grados de confianza (95 ó

99 %, por ejemplo) [7]. Si la línea obtenida experimentalmente está dentro de los márgenes correspondientes a la pendiente y ordenada en el origen, el método se puede considerar válido. Esta banda de confianza consiste realmente en dos ramas hiperbólicas que corresponden a las expresiones

$$y = b + mx \pm K \left[\frac{1}{N} \left(1 + \frac{N^2 (x - \bar{x})^2}{D} \right) \right]^{1/2} \quad [V.1]$$

donde x es la media de los valores de x, K es una función de F (factor obtenido a partir de la tabla de F para un determinado intervalo de confianza):

$$K = \sqrt{2Fs^2}$$

y la varianza:

$$S^2 = \left(\frac{1}{N-2} \right) \left[\frac{L - Y^2}{N - \left(\frac{D}{N} \right) m^2} \right]$$

La ecuación [V.1] puede parecer difícil de obtener, pero en la actualidad es realmente sencillo mediante un ordenador personal e incluso se define en numerosos programas o paquetes de "software". En la Figura V.2 se muestra una representación gráfica de este tipo, donde la rama hiperbólica por encima de la recta corresponde al signo positivo de la ecuación [V.1] y la rama inferior al signo negativo. A través de este gráfico puede comprobarse si la línea definida por el método de los mínimos cuadrados responde a los requerimientos teóricos de m = 1 y b = 0, siempre que caiga dentro de las dos ramas de la hipérbola. Si la línea está bien centrada no hay duda de que el método no está sometido a errores sistemáticos. Si la línea no está bien centrada pero está cerca de los límites de las ramas hiperbólicas, puede ser recalculada imponiendo un límite de confianza más amplio (por ejemplo, del 99 % en lugar del 95 %).

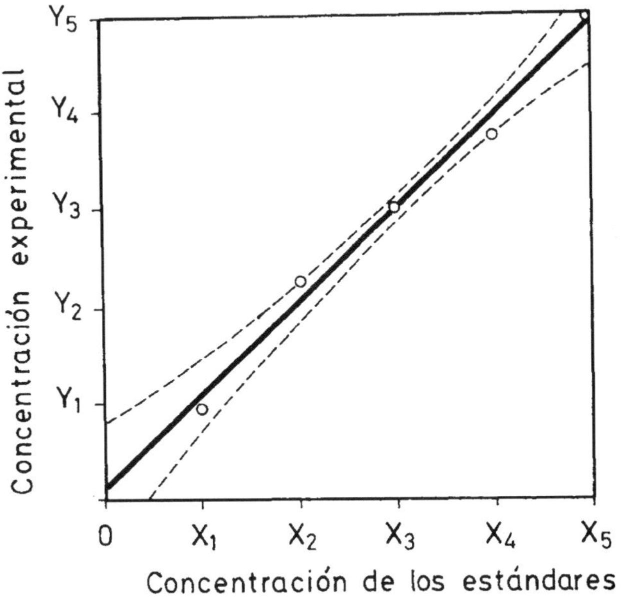

Figura V.2. Banda de confianza (líneas discontinuas) obtenida para la validación de un método a partir de muestras estándares (línea experimental en trazo continuo, resultante de la aplicación del método de los mínimos cuadrados a los puntos experimentales).

Conviene subrayar, como bien ha señalado R. L. Trauter [8], que el proceso de validación no se lleva a cabo en una única ocasión, cuando se desarrolla un método, sino también en el uso posterior de dicho método. Como en la actualidad la aplicación de un método comporta en muchos casos su automatización, la metodología de validación debe extenderse también a otros cuatro factores:

- El "hardware"
- El "software"
- El método completo en sí mismo
- Factores explícitamente no considerados que afectan al método (v.i., cambios de temperatura).

Comparación de métodos analíticos

Se orienta fundamentalmente a la validación de nuevos métodos en relación con otros más antiguos bien establecidos, incluso puede tratarse de una modificación de métodos ya existentes que se quiere sean sometidos a evaluación. En este caso no es necesario preparar muestras de concentraciones conocidas, sólo se necesita disponer una serie de muestras cuyas concentraciones cubran el intervalo de concentraciones de interés. Los análisis efectuados por el método antiguo se considera que representan las concentraciones verdaderas de las muestras y se disponen en el eje de abscisas. Los análisis efectuados por el método nuevo o modificado se asignan al eje de ordenadas y se procede de forma análoga a como se ha descrito en el apartado anterior. Si las muestras se analizan de forma repetida por ambos métodos, pueden compararse las desviaciones estándares a través del test F para comprobar si existen diferencias significativas.

Pruebas de robustez

"Robustez" significa la resistencia de un método al cambio de respuesta cuando se introducen pequeñas variaciones en el procedimiento. Esta cualidad es importante en métodos de rutina, que se van a aplicar durante largos períodos de tiempo, a fin de asegurar su fiabilidad en términos de exactitud y precisión. También es muy importante en aquellos métodos relativamente complejos, por estar las muestras sometidas a distintas etapas de tratamiento (digestión, filtrado, extracción, etc.) que tienden a romper la cadena de trazabilidad. Se recomienda que todo método analítico nuevo se someta a pruebas de robustez antes de ser aceptado como un método autorizado para un laboratorio. Para ello Youden y Steiner propusieron un procedimiento para evaluar la robustez de un método [9].

El procedimiento de Younden y Steiner es muy eficaz, ya que puede ser evaluado el efecto de siete variables con sólo ocho análisis de una muestra. En primer lugar hay que elegir estratégicamente estas variables. Se examina el método escrito y se identifican aquellas etapas que posiblemente pueden afectar a los resultados finales, además de aquellas otras variables "habituales" (concentración de reactivos, pH, temperatura, etc.). Cada variable se estudia mediante un valor (o cualidades cuando esto no es posible) alto (A, B,...,G) y otro bajo (a, b, ..., g) y se diseñan ocho pruebas como, por ejemplo, muestra la Tabla V.4. Los resultados encontrados se representan mediante las letras s hasta z.

Tabla V.4. Test de robustez de Younden para un método analítico.

Valor de la variable	Análisis 1	2	3	4	5	6	7	8
A, a	A	A	A	A	a	a	a	a
B, b	B	B	b	b	B	B	b	b
C, c	C	c	C	c	C	c	C	c
D, d	D	D	d	d	d	d	D	D
E, e	E	e	E	e	e	E	e	E
F, f	F	f	f	F	F	f	f	F
G, g	G	g	g	G	g	G	G	g
RESULTADOS:	s	t	u	v	w	x	y	z

A partir de los resultados puede calcularse el efecto de cada una de las variables haciendo la media de los cuatro análisis que contienen la variable en su valor más alto (mayúsculas) y aquellas que corresponden al valor más bajo (minúsculas). Así, para evaluar el efecto de la primera variable obsérvese que:

$$\frac{(s + t + u + v)}{4} = \frac{4A}{4} = A \quad \text{y} \quad \frac{(w + x + y + z)}{4} = \frac{4a}{4} = a$$

Es decir, la media de los resultados (s + t + u + v) equivalen a "A" porque las seis restantes variables presentes en estos cuatro resultados se anulan entre sí como consecuencia de que existen siempre dos mayúsculas y dos minúsculas de cada variable. Análogamente, la media de los resultados (w + x + y + z) equivalen a "a". Al comparar estos dos valores medios conocemos la influencia de la variable en estudio.

Para cualquier otra variable se puede proceder de manera similar:

$$\frac{(s + v + x + y)}{4} = \frac{4G}{4} = G \quad \text{y} \quad \frac{(t + u + w + z)}{4} = \frac{4g}{4} = g$$

Estableciendo las siete comparaciones posibles (A -a, ... , G-g) puede conocerse el efecto de cada variable: cuanto mayor sea la diferencia mayor influencia tendrá dicha variable en el método analítico. Estas variables recibirán especial atención a la hora de redactar el método, remarcando la necesidad de un estricto control para conseguir resultados de calidad.

Una información adicional de este test de Younden es que la desviación estándar de los resultados s a z constituye una medida excelente de la previsible imprecisión del método cuando se utiliza en análisis de rutina, ya que este procedimiento introduce deliberadamente el tipo de variación en las variables que puede esperarse que ocurra durante el empleo normal del método.

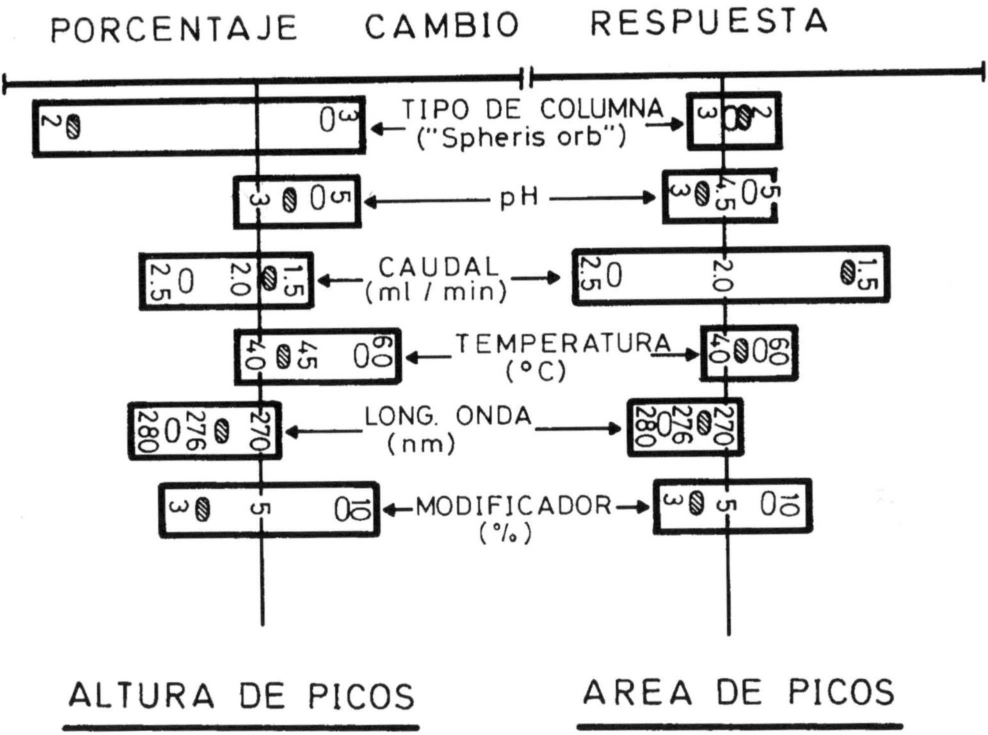

Figura V.3. Influencia de distintas variables evaluadas en un estudio de robustez para la determinación del producto AH4045 por HPLC según se efectúen medidas de áreas o alturas de pico.

Más recientemente M. Mulholland sugiere otros procedimientos alternativos para llevar a cabo pruebas de robustez, fundamentalmente de métodos orientados al empleo de técnicas cromatográficas para análisis farmacéutico [10]. Así, describe procedimientos factoriales, de estrella, de composición central y de Box-Behnten [11] basados en modelos tridimensionales. Como ejemplo, se muestra en la Figura V.3 los resultados encontrados en las pruebas de robustez del análisis por HPLC de muestras que contienen AH4045 (un producto de degradación del salbutamol) relativos a la cuantificación mediante áreas de pico o alturas de pico. Tal como queda claramente reflejado, las medidas de áreas de pico presentan una mayor robustez que las medidas de alturas de pico. Los únicos factores que afectan a las áreas son la longitud de onda y el caudal (este último porque origina cambios en el tiempo de residencia en la célula de flujo). En cambio, las alturas de pico se afectan por cambios en la columna, pH, temperatura, longitud de onda y porcentaje en la composición del disolvente. Muchos de estos factores pueden variar con el tiempo de trabajo y, por tanto, si se usan alturas de pico para cuantificar, es preciso un estricto control de todas estas variables.

METODOS ANALITICOS EN UN PROGRAMA DE CALIDAD

En un programa de calidad los métodos analíticos empleados en un laboratorio deben estar escritos. Es ideal disponer de un manual de métodos con fotocopias accesibles a los analistas que utilizan cada uno de estos métodos. En la actualidad, la informatización y el desarrollo de los sistemas LIMS ha cambiado en muchos casos la fisonomía de estos manuales.

Normas generales para su redacción

Las normas generales a seguir para la redacción correcta de estos métodos pueden resumirse en los siguientes puntos:

1. Hay que seguir una secuencia estricta, para que el analista no tenga que volver atrás en el proceso analítico.
2. Hay que evitar las abreviaturas y los nombres y expresiones vulgares, que se presupone todo el mundo

conoce. En caso de necesidad, las abreviaturas se definen al principio.

3. Debe ser específico y sin ambigüedades.
4. Se indicarán las etapas críticas en el análisis y las consecuencias si no se adopta el cuidado necesario.
5. Conviene emplear frases cortas y claramente redactadas.

Existen diferentes formatos para la redacción de dichos métodos, que conviene estén uniformados para todos ellos. J. P. Dux, en su monografía [12], recomienda el siguiente:

- NUMERO DEL METODO. Se asigna un número a todos los métodos autorizados para facilitar la trazabilidad. Este número se anotará en el cuaderno de laboratorio del analista y en el informe que el mismo emita. Debe existir una relación biunívoca entre estos números o códigos y los diferentes métodos autorizados del laboratorio.
- TITULO. Debe ser breve y contener tanto el nombre del analito como el de la matriz o sustrato. Conviene también incluir la técnica analítica en que se basa.
- REFERENCIAS. Ha de incluirse la cita bibliográfica de la que se ha extraído el método o, en su defecto, la documentación sobre los estudios de validación llevados a cabo.
- AMBITO DE APLICACION. Incluye el intervalo de concentraciones del analito que se pueden determinar, tipo y naturaleza de la matriz sobre la que se aplicará, tiempo estimado que requiere su aplicación y sustancias interferentes.
- PRINCIPIOS BASICOS. Se describen los principios físicos, químicos y biológicos en los que el método se basa. Se indican las reacciones químicas implicadas.
- APARATOS Y REACTIVOS. Describe los instrumentos y aparatos que se precisan, material volumétrico y

descripción de los reactivos (nombre químico, pureza y estabilidad de las disoluciones).

- PRECAUCIONES DE SEGURIDAD. Indica si hay que adoptar especiales normas de seguridad (desarrollo en vitrina, uso de guantes, gafas, etc.), así como evitar reacciones peligrosas.
- PROCEDIMIENTO. Redacción siguiendo las instrucciones generales apuntadas anteriormente.
- CALCULOS. Se incluye la expresión necesaria para obtener el resultado del análisis, así como las unidades de todas las variables y del resultado final.
- TRATAMIENTO ESTADISTICO. Se indicará la información necesaria para evaluar la exactitud y precisión del método. Si el método ha sido validado en el laboratorio se hará referencia a estos estudios.
- GARANTIA DE CALIDAD. Se refiere a qué muestras o materiales de referencia existen para evaluar el método. Los requerimientos de calibrado de instrumentos y aparatos, con las referencias para acometer dichos calibrados.
- COMENTARIOS. En esta parte se incluirá cualquier comentario, nota u observación que ayude a la mejor comprensión del método o interpretación de los resultados.

Autorización

Debido a las serias consecuencias que tiene en la actualidad la generación de resultados de pobre calidad y la exclusiva responsabilidad de la dirección del laboratorio (Jefe, Coordinador, Supervisor, etc.), ésta tiende a controlar cada vez más directamente el perfecto cumplimiento de las normas de calidad escritas en los manuales. En este contexto y, dentro de un programa de garantía de calidad, es necesario que exista documentación relativa a los métodos que han sido autorizados por la dirección para su aplicación. Existen, a este respecto, modelos sobre la autorización de cada uno de los métodos aprobados para su utilización en el laboratorio. En este documento se incluye generalmente:

- Número o código del método.
- Título.
- Analito.
- Referencia bibliográfica.
- Breve descripción del método.
- Breve descripción del estudio de validación:
  - Exactitud
  - Precisión
  - Interferencias
  - Intervalo de concentración
  - Límite de detección
  - Pruebas de robustez
- Persona responsable del estudio de validación.
- Referencia del documento sobre el estudio de validación.
- Persona que autoriza el método:
  - Nombre
  - Cargo
- Fecha de la autorización.

Procedimientos Normalizados de Trabajo

Cuando se trabaja bajo un programa de garantía de calidad, absolutamente toda la actividad del laboratorio está recogida documentalmente en el Manual de Calidad, básico para llevar a cabo la evaluación externa del laboratorio (auditorías y acreditación). Este Manual se elabora sobre la base de Procedimientos Normalizados de Trabajo (PNTs) ("Standard Operating Procedures" = SOPs), que son procedimientos de trabajo bien establecidos, optimizados y contrastados, escritos detalladamente, que contienen las instrucciones explícitas para llevar a cabo un procedimiento o método según los niveles de tolerancia impuestos para los resultados finales.

En realidad, las PNTs son la esencia de las Buenas Prácticas de Laboratorio y son objeto de estudio en el Capítulo XI. Sí conviene señalar en este momento que, en ocasiones, los métodos analíticos y el propio mantenimiento de la instrumentación, aparecen redactados como PNTs. Realmente, el formato sugerido por J. P. Dux, comentado anteriormente, sigue las directrices de redacción de los Procedimientos Normalizados de Trabajo.

REFERENCIAS BIBLIOGRAFICAS

[1] J. P. DUX, *"Handbook of Quality Assurance for the Analytical Chemistry Laboratory"*, Segunda Edición, Van Nostrand Reinhold, New York, 1990, p. 80.
[2] Book of ASTM Standards, American Society for Testing and Materials; parte 31 (water), Philadelphia, 1977.
[3] K. A. McCULLY y J. G. LEE, *"Quality Assurance of Sample Analysis in the Chemical Laboratory"*. AOAC, Arlington (USA), 1980, Pp. 72-73.
[4] H. EGAN, Report of the Government Chemist, Londres, 1973, p. 6.
[5] J. K. TAYLOR, *"Quality Assurance of Chemical Measurements"*, Lewis Pub., Michigan (USA), 1990, p. 76.
[6] F. M. GARFIELD, *"Quality Assurance Principles for Analytical Laboratories"*, 5ª Edición, AOAC, Arlington (USA), 1988, p. 62.
[7] J. MANDEL y F. J. LINNING, *Anal. Chem.*, 29, 743 (1957).
[8] R. L. TRAUTER, *Anal. Proc.*, 27, 299 (1990).
[9] W. J. YOUDEN y E. H. STEINER, *"Statistical Manual of the Association of Official Analytical Chemists"*, AOAC, Washington, 1975.
[10] M. MULHOLLAND, *Trends in Anal. Chem.*, 7, 383 (1988).
[11] G. E. P. BOX y D. W. BEHNTEN, Ann. Math. Statist., 31, 838 (1960).
[12] J. P. DUX, "Handbook of Quality Assurance for the Analytical Chemistry Laboratory", Segunda Edición, Van Nostrand Reinhold, Nueva York, 1990, p. 72.

Capítulo VI

MATERIALES DE REFERENCIA

M. VALCARCEL y A. RIOS
Universidad de Córdoba

"Dadme un punto de apoyo
y moveré el Universo"
Arquímedes (287-212 a.J.C.)

La Química Analítica es una ciencia metrológica, ya que su objetivo fundamental es ofrecer resultados basados en medidas experimentales. Estos resultados han adquirido cada vez más importancia porque sirven de base a numerosas transacciones económicas de tipo comercial. Para fijar los precios en el mercado se hace necesario una armonización (no sólo a nivel nacional, sino en nuestros tiempos también internacional), para que los resultados ofrecidos se refieran a unas mismas unidades, medidas y criterios valederos y aceptados por toda la comunidad internacional.

Desde un punto de vista social es también una realidad la progresiva proliferación de leyes nacionales y criterios internacionales para el control de la contaminación, control de calidad de productos agroalimentarios e industriales, amén del progresivo aumento en el número de análisis clínicos.

Para conseguir esta armonización, basada obviamente en la exactitud de las medidas, hay que adoptar unos patrones de referencia que sirvan de base a todos los usuarios para conseguir medidas exactas. En el campo de la Química Analítica se recurre a materiales de referencia para garantizar la exactitud y ajustarse a un sistema válido de medidas. Los materiales de referencia aseguran la trazabilidad con el sistema internacional de medidas. El empleo de estos materiales junto con un correcto calibrado constituyen los factores básicos en todo programa de control de calidad sobre los que se sustenta la calidad de los resultados finalmente generados por el laboratorio.

GENESIS HISTORICA

El origen remoto de los materiales de referencia hay que situarlo siglos atrás (Tabla VI.1) con las primeras disposiciones sobre la verificación de pesas y medidas, conduciendo en el siglo pasado a la adopción del "sistema métrico" conocido hoy como **"Sistema Internacional" (SI)** [1] por un buen número de países interesados en el comercio internacional. En el campo más concreto de la Química, la **determinación de pesos atómicos** ha ocupado una posición preminente en el estudio de la seguridad o fiabilidad de las medidas químicas, de los métodos analíticos y en la definición y desarrollo de sustancias de referencia. De hecho, el problema de los patrones se integra en el de la determinación de pesos atómicos. Hasta 1959 no se alcanzó el acuerdo de adoptar como patrón el isótopo carbono-12, al que se asignó la masa de exactamente 12. Actualmente, todos los pesos atómicos se refieren a este patrón [2]. Sin embargo, aunque el carbono-12 sirve excelentemente como patrón definitivo para la determinación de pesos atómicos, es inadecuado como patrón de trabajo en los análisis químicos. Para ello, es mucho mejor emplear uno de los dos **patrones operacionales** definidos actualmente: la **plata metálica** o el **culombio**. Hoy en día es posible obtener plata de alta pureza (>99.999%) y, utilizándola como patrón, se han elaborado sistemas para evaluar la pureza y las reacciones de otras sustancias supuestamente puras, así como para estandarizar disoluciones de reactivos químicos [3],como se verá mediante un ejemplo más adelante.

Tabla VI.1. Génesis de los Materiales de Referencia.

SISTEMA INTERNACIONAL (SI) DE MEDIDAS Longitud: metro Masa: kilogramo Tiempo: segundo
CARBONO-12 (Patrón para la determinación de pesos atómicos)
PATRONES OPERACIONALES: Plata Culombio (faraday)
MATERIALES DE REFERENCIA (MRs)
MATERIALES DE REFERENCIA CERTIFICADOS (MRCs) Sustancias puras Materiales-matriz Materiales para calibrar determinados instrumentos y métodos

El culombio constituye una base más estricta para un patrón operacional, pues viene definido, a través del amperio, en función de las unidades fundamentales de masa, longitud y tiempo. Además, el número de electrones igual al número de átomos contenidos en 12 gramos de carbono-12 define exactamente el número de Avogadro; y el número de culombios igual a 1 mol de electrones es el equivalente electroquímico, el faraday. Así, el **faraday** también es una cantidad definida exactamente. En la actualidad, que el faraday ha sido medido con alta precisión [4,5], es razonable emplear la culombimetría para realizar la estandarización de disoluciones mediante medidas de intensidad y de tiempo. Así, como para llevar a cabo la reacción electródica de 1 equivalente de sustancia se necesitan exactamente 96487.0 ± 1.6 culombios, el número E de equivalentes que reaccionan es

$$E = \frac{it}{96487}$$

donde i es la intensidad en amperios y t el tiempo en segundos. De esta manera, se han estandarizado culombimétricamente ácidos y bases [6], con desviaciones estándar del orden del 0.003%, haluros (0.0005%) [7], dicromato potásico (0.0003%), etc.

En la actualidad existen un buen número de **materiales de referencia** y **materiales de referencia certificados**, que se definirán más adelante, para contrastar y validar el funcionamiento de aparatos, instrumentos y métodos analíticos. Estos materiales son los análogos, en el campo de la Química Analítica, al sistema de pesas y medidas, por ejemplo, en el ámbito de la Física. Pero además uno de los requisitos básicos de estos materiales es asegurar la trazabilidad con el SI de unidades (concretamente con el Kg patrón a través de la escala de pesos atómicos).

Existen en el comercio **productos químicos de diversos grados de pureza**, la mayor parte de ellos utilizados como sustancias patrón en las estandarizaciones volumétricas. La pureza es difícil de describir cuantitativamente y se recurre a términos como "extremadamente puro", "cromatográficamente puro", "triplemente destilado", etc. Hay que ser conscientes de que la pureza absoluta es inasequible experimentalmente. La descripción cuantitativa del grado de pureza se puede lograr mediante:

(a) La determinación de la concentración de cada uno de los componentes extraños presentes.
(b) La determinación de la suma de todas las impurezas.

La mayoría de los elementos químicos existen actualmente en el comercio en estado de alta pureza (del 99.9% o del 99.99%) [8]. Muchos de estos elementos, aunque no todos, pueden emplearse como sustancias patrón para preparar directamente disoluciones de concentración conocida. Muchos procedimientos de análisis consisten esencialmente en la comparación de la muestra con un patrón cuya composición sea tan parecida a la de la muestra como sea posible. Debe recurrirse a materiales de referencia con una **matriz** similar a dicha muestra. Hay numerosas instituciones que preparan estos materiales de referencia certificados. Todos estos aspectos se abordan a continuación.

CONCEPTOS BASICOS

Un método analítico se caracteriza por cuatro cualidades básicas: exactitud, precisión, sensibilidad y selectividad. De ellas, como han reconocido diversos autores [9,10], una buena exactitud es una premisa de todo análisis. No es suficiente, como implícitamente consideran algunos científicos, una buena reproducibilidad. La EXACTITUD ("accuracy") es definida por la International Organization for Standardization (ISO) como el grado de concordancia entre el resultado de una medida y el valor verdadero de la cantidad que se ha medido. El problema, evidentemente está, en conocer con fiabilidad el valor verdadero. De acuerdo con B. Griepink [11], existen tres caminos para conseguir la exactitud de un método analítico:

(a) Por comparación con otro método que se considera como de referencia.
(b) Por comparación con otros laboratorios (ejercicios de intercomparación).
(c) Empleando materiales de referencia certificados.

Para un laboratorio, de estas tres posibilidades, la primera es relativamente arriesgada y costosa porque exige un personal preparado, trabajando con los medios apropiados y siguiendo estrictamente los programas de calidad, sin que ello asegure la eliminación de fuentes de errores

sistemáticos ya existentes. La segunda posibilidad es también costosa y lenta, necesitándose la participación de otros muchos laboratorios que hayan demostrado trabajar bajo normas de calidad. El empleo de materiales de referencia certificados constituye la opción más simple para estimar la exactitud de un método analítico y detectar fácilmente fuentes de errores sistemáticos.
La nomenclatura (términos y definiciones) relacionada con los materiales de referencia (MRs) así como sus recomendaciones han sido objeto de consideración por el "Reference Materials Committee of the International Organization for Standardization" (ISO-REMCO) [12] y aceptadas por las cuatro organizaciones internacionales implicadas en metrología:

- El International Bureau of Wieghts and Measurements (BIPM).
- La International Electrotechnical Commission (IEC).
- La International Organization for Standardization (ISO).
- La International Organization for Legal Metrology (OIML).

Dichas definiciones y términos están contenidos en el "International Vocabulary of Basic and General Terms in Metrology" [13].
Según las definiciones de la International Organization for Standardization en su ISO Guide 30 un MATERIAL DE REFERENCIA ("Reference Material" = RM, en la literatura anglosajona) es un material o sustancia que tiene una o varias de sus propiedades suficientemente bien establecidas que permita su uso para:

(a) calibrar un aparato o instrumento,
(b) validar un método analítico, o
(c) asignar valores a un material o sistema.

Estos materiales pueden tratarse de gases, líquidos o sólidos, puros o en mezclas; incluso pueden ser simples objetos manufacturados. Hacen posible la transferencia de los valores medidos o cantidades asignadas (físicas, químicas, biológicas o técnicas) entre un lugar (laboratorio, país, etc.) y otro. Su función es, por tanto, de armonización de resultados, ofreciendo a todos los usuarios una base para obtener medidas exactas.

Es más frecuente en los laboratorios analíticos recurrir a MATERIALES DE REFERENCIA CERTIFICADOS ("Certified Reference Material" = CRM). Son definidos en la ISO Guide 30 como aquellos materiales de referencia que tienen certificados uno o varios valores de una o más de sus propiedades por procedimientos técnicamente válidos llevados a cabo por un organismo competente. Por tanto, implica la existencia de una certificación y/o su trazabilidad.

Algunos prestigiosos autores, como J. K. Taylor [14], introducen otras definiciones no especialmente necesarias como MATERIAL DE REFERENCIA INTERNO ("Internal Reference Material" = IRM) que sería aquel material preparado por un laboratorio para su exclusivo uso interno; o MATERIAL DE REFERENCIA EXTERNO ("External Reference Material" = ERM) suministrado por un laboratorio ajeno al del propio usuario, y ,como no, MATERIAL DE REFERENCIA ESTANDAR ("Standard Reference Material" = SRM) como aquel material de referencia certificado por el National Institute of Standards and Technology (NIST) de EE.UU. (antiguo National Bureau of Standards, NBS).

Otro término de uso común es SUSTANCIA PATRON. Se trata de materiales de referencia cuya pureza está garantizada por la firma comercial que los expende. El calificativo "patrón" es equivalente a "estándar" y se utilizan para contrastar otras disoluciones, calibrar instrumentos, etc. Realmente, este término se acuñó en el contexto del análisis volumétrico clásico, pero ,por ejemplo, sustancias patrón como el dicromato potásico empleado en volumetrías redox puede ser usado también como material de referencia para el calibrado de espectrofotómetros. Se diferencian de otros MRCs, como los de tipo matriz, en que éstos se someten al proceso analítico en su totalidad (al igual que las muestras) mientras que las sustancias patrón (carbonato cálcico, ftalato ácido de potasio, yodato potásico, etc.) sólo participan en una parte del proceso (Figura VI.1). Se caracterizan por ser sustancias de alta pureza y estabilidad, que se pueden pesar exactamente sin necesidad de precauciones especiales, y que se utilizan fundamentalmente para la estandarización de reactivos o valoración de la muestra porque experimentan una reacción estequiométricamente exacta. En este contexto, la IUPAC introduce dos conceptos como son:

- ESTANDAR PRIMARIO ("primary standard") como aquella sustancia disponible comercialmente con una pureza del 99.98%.
- ESTANDAR DE TRABAJO ("working standard") como aquella sustancia disponible comercialmente con una pureza del 99.95% . Es calibrada normalmente frente a estándares primarios y se usan en el trabajo rutinario para calibrar o contrastrar instrumentos de medida y/o métodos analíticos.

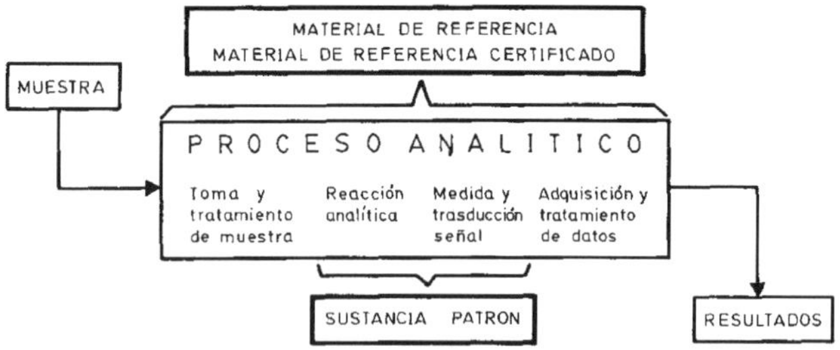

Figura VI.1. Incidencia de los materiales de referencia y las sustancias patrón en el proceso analítico.

Una exhaustiva recopilación de estándares (fundamentalmente primarios y SRMs) de tipo inorgánico empleados para la calibración instrumental ha sido recopilada por Moody y col. [15], de gran ayuda para una elección apropiada en cada caso. Se informa sobre su composición química, pureza, secado, estequiometría, preparación de disoluciones así como dónde se pueden adquirir comercialmente.

Estos conceptos se corresponden con el término de sustancia patrón que, a nuestro entender, es un término genérico en el que se incluirían otras sustancias como el colesterol de alta pureza (99.4 %) o la bilirrubina (99 %). Estos materiales, junto con aquellos otros (como por ejemplo, los filtros de holmio o didimio) empleados para calibrar instrumentos (espectrofotómetros, espectrofluorímetros, etc.), inciden en una única etapa del proceso analítico en el sentido de su calibración, pero no sirven para evaluar la exactitud del conjunto del proceso analítico. Permiten que el proceso analítico pueda aplicarse correctamente (balanzas calibradas, instrumentos que proporcionan medidas correctas, reactivos de concentración exactamente conocida, etc.), pero no con garantías de la necesaria exactitud porque no se ha tenido para nada en cuenta la naturaleza de la muestra objeto del análisis. Los materiales de referencia certificados tipo materiales-matriz permiten efectuar esta última y definitiva evaluación. Aún así, conviene no perder de vista la importancia que tiene la toma de muestra (a veces su conservación), proceso al que no se someten estos materiales de referencia, y cuyos criterios de calidad son básicos y ya abordados en el Capítulo IV.

REQUISITOS DE LOS MATERIALES DE REFERENCIA

Antes de nada habría que señalar que un determinado material de referencia se prepara porque existe una necesidad o demanda por parte de los laboratorios. De ahí que, en ocasiones, no existan materiales de referencia apropia-

dos para evaluar un determinado método analítico, y otras veces, su preparación no resulta posible.
Los materiales de referencia certificados, que son los de mayor interés y presentan una mayor problemática, exigen generalmente diversos requisitos que, en la práctica, son frecuentemente inasequibles en su totalidad y por tanto es necesario adoptar soluciones de compromiso.
Los requisitos que deben satisfacer los materiales de referencia para ser comercializados pueden agruparse en dos categorías (Figura VI.2):

(1) **REQUISITOS BASICOS**, absolutamente imprescindibles, como son:
   - HOMOGENEIDAD
   - ESTABILIDAD
   - EXACTITUD
   - TRAZABILIDAD

(2) **REQUISITOS ADICIONALES**, que son deseables y que pueden satisfacerse en cierto grado:
   - SIMILITUD CON LA MATRIZ DE LAS MUESTRAS
   - PRECISION

A continuación se van a comentar estos requerimientos.

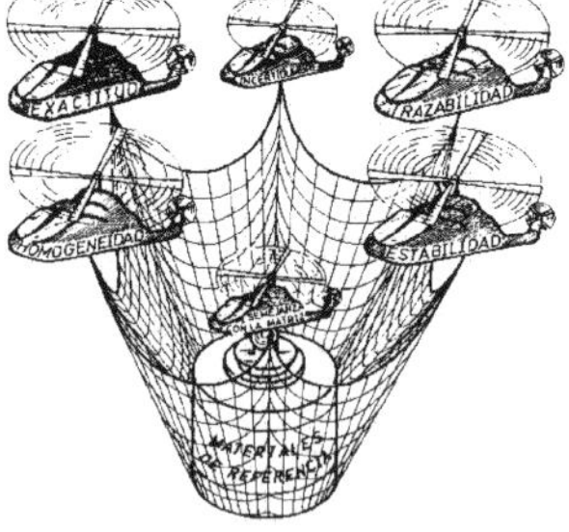

Figura VI.2. Requisitos básicos sobre los que se sustentan las características de los materiales de referencia.

Homogeneidad

Significa que, para un mismo material, no existen diferencias en el valor certificado ni en la matriz entre y/o dentro de diferentes frascos, ampollas, etc. Como se puede imaginar, la homogeneidad resulta un requisito absolutamente indispensable y es necesario llevar a cabo un estudio exhaustivo previo sobre esta característica. Estrictamente, este requisito básico sólo se cumple para las sustancias de referencia ultrapuras, por lo que en los demás casos hay que admitir un cierto grado de falta de homogeneidad. El "batch" (masa total de material) a partir del cual se envasan los materiales de referencia se califica como homogéneo si las diferencias entre muestras de un determinado tamaño es despreciable en relación con la precisión de los procedimientos empleados para la certificación o para el trabajo analítico ordinario. Pueden admitirse pequeñas faltas de homogeneidad, pero la exactitud de los valores certificados deben tener en cuenta este hecho. Incluso pueden usarse muestras envasadas a partir de "batches" no homogéneos para contrastar un procedimiento analítico o para comparaciones inter-laboratorio, pero es claramente cuestionable su aplicación para calibración. Estos tipos de materiales de referencia no pueden ser certificados con la incertidumbre habitual, sino que debe trabajarse con un intervalo de tolerancia estadística.

Las pruebas de homogeneidad dependerán de la naturaleza del material y de los componentes que se van a certificar. Si sólo van a ser certificados los componentes de la matriz (componentes mayoritarios), las pruebas de homogeneidad sobre estos componentes son normalmente suficientes; pero si se trata de la certificación de componentes traza, los estudios de homogeneidad deben extenderse a la matriz y a las trazas más importantes. Cuando sea posible, debe comprobarse la homogeneidad para todos aquellos componentes que van a ser certificados. Si debido a razones de sensibilidad los

ensayos de homogeneidad para algún componente traza no son posibles, pueden aplicarse estos estudios a algún componente que normalmente lo acompañe (por ejemplo, estudios de homogeneidad del Zn en sedimentos en lugar de Cd, que se encuentra en mucha menor cantidad).
Es importante en estos estudios emplear métodos analíticos caracterizados por un alto nivel de precisión, sin que sea tan importante la exactitud de dichos métodos. También, y especialmente para componentes traza, conviene que sean métodos muy sensibles. Así, las técnicas usadas frecuentemente son: espectrometría de fluorescencia de rayos X, análisis por activación neutrónica, espectroscopía de emisión por chispa, así como técnicas volumétricas [16-20].
Si el material contiene diversos componentes de distinta densidad y forma (v.i. sedimentos o suelos), existe el riesgo de deshomogeneización a causa de procesos de segregación. El fabricante debe avisar de este peligro y proponer procedimientos para la rehomogeneización.
Es preciso reconocer que para los fabricantes de materiales de referencia las dificultades para satisfacer los requisitos de homogeneidad son cada vez mayores, habida cuenta que cada día los análisis requieren menor cantidad de muestra (es más difícil asegurar su representatividad que cuando se toman porciones mayores) y ,al mismo tiempo, el número de componentes a ensayar aumenta. Es obvio que una adecuada homogeneidad de la matriz para una determinada masa de muestra no implica necesariamente la homogeneidad de los elementos traza que se quieren certificar.

Estabilidad

El material preparado debe ser estable en el tiempo (fecha de caducidad, si procede) y al ser transportado. El cliente debe conocer durante cuánto tiempo permanece estable desde su recepción y desde que se abre el recipiente. Esta estabilidad se extiende a los parámetros certificados y a la matriz. Para materiales sencillos, como sustancias puras relativamente estables, los procedimientos para estudiar la estabilidad se pueden acelerar, exponiéndolos a condiciones adversas muy drásticas (habitual, por ejemplo, en preparados farmacéuticos) como son altas temperaturas de (60 - 80°C), 100 % de humedad relativa, luz intensa, etc., durante períodos de 2 - 4 meses. Comparando después esta muestra con otra mantenida durante ese mismo período de tiempo en condiciones ideales (baja temperatura, en la oscuridad, recipiente cerrado y atmósfera seca) puede efectuarse una buena evaluación sobre su estabilidad en condiciones normales. Para este análisis comparativo es, nuevamente, más importante la precisión del método empleado que su exactitud, pudiéndose emplear el mismo que para los estudios de homogeneidad.

Resulta más difícil efectuar predicciones relativas a la estabilidad de matrices más complejas [21], como las empleadas en análisis de contaminación ambiental, alimentos o muestras clínicas. En estos casos, los estudios de estabilidad deben hacerse sobre estos materiales mantenidos bajo condiciones normales, que serán comparados regularmente (2 ó 3 veces al año) con las mismas muestras mantenidas en ampollas bajo argón, preservadas de la luz y a baja temperatura.

Básicamente, para asegurar la estabilidad, los componentes no deben reaccionar entre sí ni con el envase, que debe ser de material apropiado en cada caso. Ciertos materiales deben ser envasados en condiciones de esterilidad (luz UV, por ejemplo) o adicionarles un estabilizante para preservarlos de la degradación microbiana.

Exactitud y trazabilidad

Los materiales de referencia certificados se usan para verificar los resultados analíticos [22,23] o para calibrar instrumentos. Para ambas aplicaciones la exactitud y la trazabilidad de los valores certificados son exigencias básicas [10]. Dichos valores deben dar la mejor aproximación al valor verdadero; de ahí, que los métodos empleados para la certificación serán aquellos que proporcionen la mayor exactitud posible.

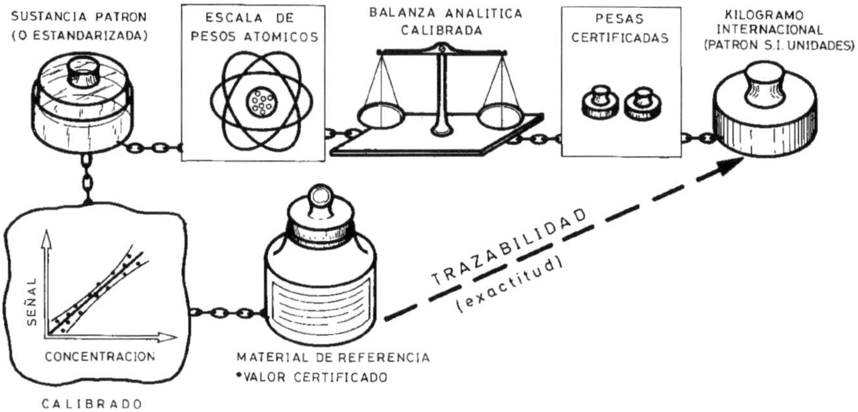

Figura VI.3. Trazabilidad de los valores certificados en los materiales de referencia con el SI de unidades (kilogramo patrón) en su preparación.

La trazabilidad con las unidades fundamentales significa que la unidad de medida puede ser relacionada con las unidades internacionales y que los valores medidos se relacionan correctamente con aquella unidad. En Química Analítica el calibrado de masas y volúmenes es extremadamente importante. Es fundamental asegurar que el Kilogramo de referencia es idéntico con el kg internacional y que un gramo o un microgramo son exactamente 10^{-3} y 10^{-6} veces respectivamente. La exactitud de las pipetas calibradas, matrices, etc., requiere especiales precauciones, que eviten posibles errores. Siempre que sea posible se trabajará sobre la base de pesos en vez de volúmenes. En la Figura VI.3 se ilustra la cadena de trazabilidad en la certificación de un material de referencia. Realmente hay

que reconocer que los requisitos de trazabilidad y exactitud de los valores certificados en materiales de referencia están íntimamente unidos. La trazabilidad no tiene sentido si no se persigue la exactitud del valor que se certifica.
Cuando en las determinaciones analíticas se utilizan como sustancias patrón para el calibrado, compuestos en lugar de elementos puros, hay que asegurarse que el contenido en el elemento puede ser traceable con el elemento puro, (garantía de pureza y estequiometría del compuesto). Estos extremos pueden comprobarse o establecerse por gravimetría o volumetría.

Similitud con la muestra real

Si el material de referencia se usa para comprobar la exactitud de un procedimiento analítico o para llevar a cabo el calibrado, la matriz del material de referencia debe ser tan parecida como sea posible a la de las muestras a analizar. La preparación de un material de referencia presenta con frecuencia el problema de que la matriz introduce riesgos de falta de estabilidad y homogeneidad del material. Así, este requisito de semejanza de matriz es fácil de cumplir para análisis de metales o minerales, pero mucho más complicado en el caso de muestras ambientales (contaminación), alimentos o biológicas. En estos últimos casos es frecuente recurrir a la liofilización y trituración del material, lo cual acarrea algunas pérdidas de las características originales de la matriz.

Precisión

Cualquier valor certificado va acompañado del grado de incertidumbre inherente al mismo. Dicha incertidumbre ha de ser tan pequeña como sea posible, para lo cual, en el proceso de certificación, debe emplearse un gran número de resultados obtenidos por diferentes procedimientos analíticos.

PREPARACION DE MATERIALES DE REFERENCIA

Los requisitos a que antes se ha aludido determinan, obviamente, la preparación de un material de referencia. Así, las etapas concretas a seguir para su preparación son las que se indican a continuación, cuya complejidad dependerá del tipo de material de que se trate [v.i. 24,25].

(a) Selección y preparación del material

Una vez puesto de manifiesto la necesidad de que un cierto material de referencia sea preparado, se selecciona el tipo de material o materiales que van a servir de base para dicha preparación. Así, por ejemplo, un material para certificar metales pesados en seres vivos tendrá en cuenta el distinto grado de acumulación en los distintos órganos, eligiéndose tejidos musculares, de hígado y riñón, bovinos o porcinos. Podrán preparase, por tanto, tres o más materiales de referencia a partir de estas diferentes matrices. Su preparación estará en función de las exigencias de máxima estabilidad y homogeneidad. Así, por ejemplo, en la Figura VI.4 se resumen las etapas necesarias en la preparación de tres materiales de referencia en relación con el ejemplo anterior (materiales de referencia para análisis de productos cárnicos), junto con las precauciones tomadas. Como puede comprobarse, el material empleado en la manipulación de estos materiales no debe contener elementos y materiales que sean comunes con los elementos que se van a certificar (v.i. no puede emplearse instrumentos de cromo si se va a certificar este elemento). Debe prepararse una única y gran masa de material ("batch"), de la cual se tomará para llenar las ampollas, frascos, etc., en que se comercializará el material de referencia.

En aquellos casos, que se presentan con frecuencia, en que se preparan materiales de referencia a partir de materiales sintéticos en el laboratorio, ha de vigilarse rigurosamente la pureza de los ingredientes. Alguno de ellos pueden promover el desarrollo de microorganismos, que son causa de inestabilidad de los materiales. Otros actúan directamente como nutrientes, como es el caso de nitratos y fosfatos, para cuya preparación se han propuesto recientemente el empleo de autoclaves [26].

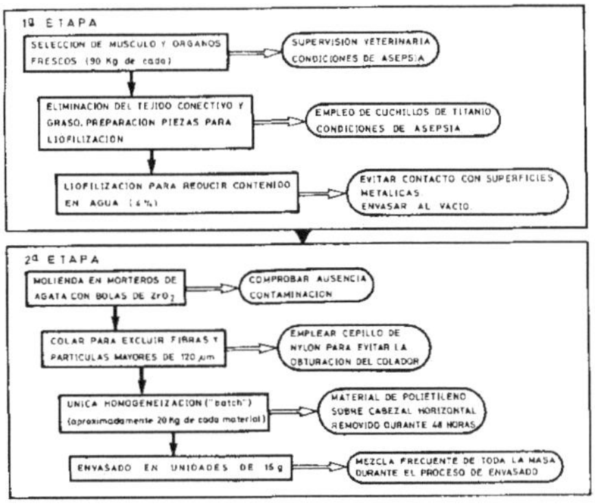

Figura VI.4. Resumen de las etapas esenciales en la preparación de tres materiales de referencia para carnes (CRM 184, CRM 185 y CRM 186 del BCR).

(b) Estudios de homogeneidad y estabilidad

Ya han sido considerados antes como requisitos básicos y ello implica un estudio exhaustivo para la preparación definitiva del material. Para gases y líquidos es fácil conseguir la homogeneidad, mientras que ,por el contrario, es más difícil alcanzar estabilidad. La elección de los recipientes y condiciones de almacenamiento se convierten en factores importantes para asegurar su estabilidad. En el caso de materiales sólidos conseguir homogeneidad presenta mayores dificultades. Durante su preparación no debe alterarse la composición, evitando tanto su contaminación como la posible pérdida de elementos traza. La especiación de los componentes que van a ser certificados debe alterarse lo menos posible en la preparación. Los procesos de secado, molienda y tamizado son habituales para hacer el material homogéneo.

Las aleaciones son aparentemente fáciles de preparar como materiales de referencia adicionando las cantidades requeridas de cada metal y fundiéndolas juntas, pero ,en ocasiones, no puede ignorarse la formación de varias fases durante la solidificación. Para evitarlo es necesario estudiar el diagrama de fases correspondiente. Ello restringe, evidentemente, el número y proporción de aleaciones homogéneas que pueden prepararse.

La forma y tipo de envasado es también un aspecto importante. Debe elegirse y llevarse a cabo adecuadamente para evitar pérdida y prevenir de la contaminación, asegurar la estabilidad y resultar fácil de manejar. Una gran variedad de contenedores se han empleado en este sentido [27]. A veces conviene adicionar algún agente estabilizante.

Los estudios de homogeneidad y estabilidad se llevan a cabo empleando técnicas caracterizadas por su buena reproducibilidad. El instrumento debe ser calibrado cuidadosamente antes de cada análisis, los cuales se repiten normalmente cada semana durante cortos períodos de tiempo (por ejemplo, 3 meses) o a largo tiempo (1 a 2 años). Los resultados no deben presentar deriva e idealmente una repetividad menor que la habitual en el trabajo de rutina. Como ejemplo, en la Figura VI.5 se muestran las gráficas obtenidas durante la preparación de tres materiales de referencia para nitratos en aguas dulces (a tres niveles distintos de concentración) [28]. En este caso, en que la matriz es muy simple, se ha utilizado la técnica FIA para medir la concentración del analito en estos estudios. Cuando se trata de matrices más complejas, especialmente muestras sólidas (v.i. tejidos animales) resulta más apropiado recurrir a técnicas más sofisticadas, como la Espectroscopía de Absorción Atómica por Atomización Electrotérmica, para llevar a cabo estos estudios [29].

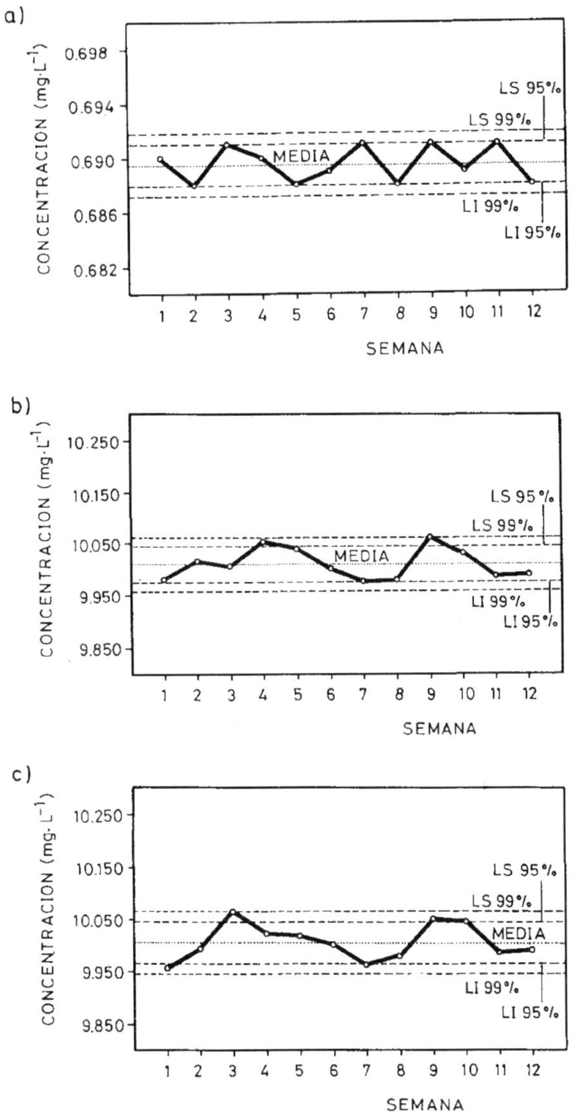

Figura VI.5. Estudios de estabilidad llevados a cabo en la preparación de tres materiales de referencia para nitratos en agua dulce (control espectrofotométrico por FIA) para tres niveles de concentración: 0,7 mg L^{-1} (a), 10 mg L^{-1} (b), y 50 mg L^{-1} (dilución 1:5) (c).

(c) Certificación del material

Una vez preparado un material adecuado, homogéneo y estable debe abordarse un estudio de exactitud y precisión para la determinación del analito (o analitos) en el material con el objeto de certificar sus valores. Estos deben ser la mejor aproximación al valor verdadero con la mínima incertidumbre [30-32].

En la práctica no existe un procedimiento estándar y los distintos organismos certificadores tienen a menudo sus propias definiciones y pautas de trabajo. En cualquier caso, el usuario debe conocer claramente cómo se ha llevado a cabo la certificación.

Según la definición de la IUPAC, la certificación exige el uso de 2 ó 3 métodos independientes, entendiéndose por ello que los principios de medida sean completamente distintos (v.i. distintas técnicas). Obviamente estos métodos deben caracterizarse por su buena exactitud, precisión y trazabilidad.

Se comentan a continuación los distintos procedimientos empleados para la certificación de materiales de referencia [33].

Certificación mediante un único laboratorio

Esto sólo es posible cuando existe un laboratorio con un nivel de experiencia y calidad tan alta que puede acometer por sí solo este proceso. Hay que reconocer que el riesgo de cometer errores sistemáticos e, incluso, aleatorios es grande. Sería aconsejable en estos casos que después de la certificación llevada a cabo por este laboratorio, se compare el resultado con el de otros laboratorios de prestigio trabajando independientemente, de manera que la certificación final contemple también estos resultados.

En cualquier caso, si sólo participa un laboratorio, deben usarse diferentes métodos aplicados de forma independiente por diversos analistas. Conviene señalar también que no existe ningún "método definitivo" y, en muchos casos, es más importante el laboratorio en que se aplica que el método en sí.

Certificación basada en el consenso de varios laboratorios

Consiste en obtener resultados de diferentes laboratorios (tantos como sea posible), sometiéndolos a un análisis estadístico y descartando aquellos que no satisfacen los requerimientos estadísticos impuestos. En estos casos, el valor medio se define como el mejor estimado del valor verdadero, siempre que se cuente con suficiente número de participantes que "amortigüen" pequeños errores sistemáticos. Sin embargo, esta premisa no es siempre correcta, ya que también depende de la calidad de los participantes y de la adecuación de los procedimientos empleados. Por tanto, pueden aparecer valores incorrectos.

Certificación basada en distintos métodos y diferentes laboratorios

A tenor de las directrices de la IUPAC -valor certificado de un material de referencia es aquel basado en los resultados consistentes obtenidos usando técnicas analíticas independientes-, este procedimiento es el más adecuado. Al emplear diversos métodos se minimizan los errores inherentes de un método en particular y, de forma análoga, al participar muchos laboratorios se eliminan los errores asociados al trabajo de un laboratorio en concreto. Si existen discrepancias asociadas con un método en particular se investigan sus causas. Cuando se examinan los resultados, puede suceder que algunos de ellos tengan que ser desechados, no sólo porque estén fuera de los límites estadísticos establecidos, sino porque se sospeche que el método empleado es poco apropiado para el tipo de matriz de la muestra que otros métodos. Esto es una ventaja respecto al procedimiento anterior, donde sólo el criterio estadístico prevalece a la hora de seleccionar los resultados.

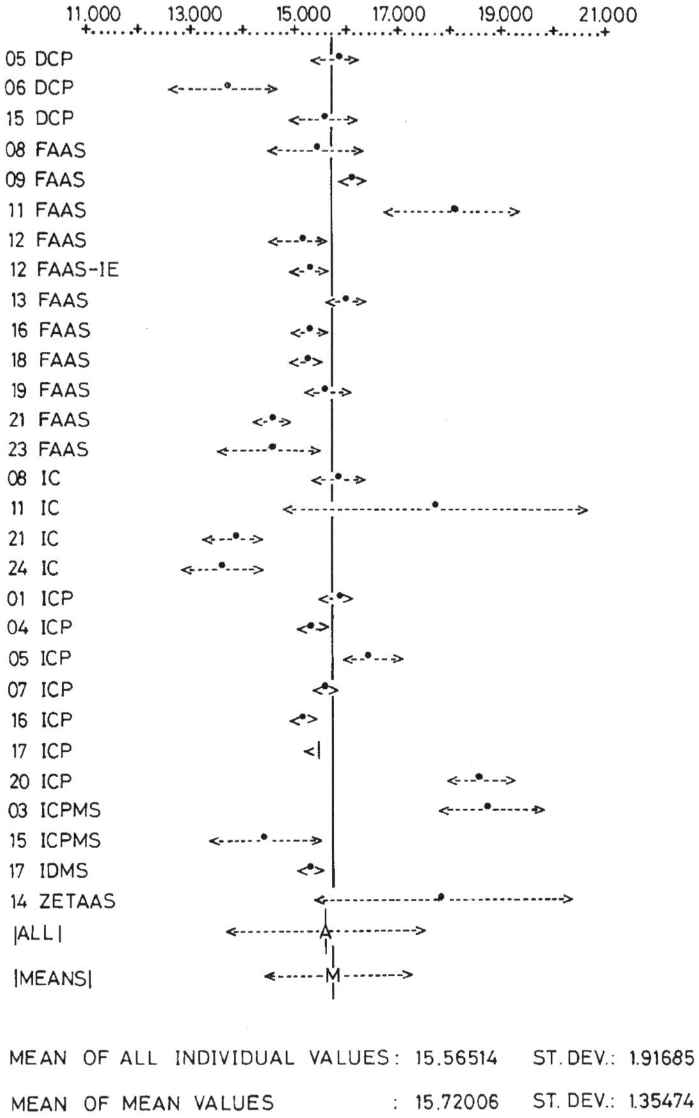

Figura VI.6a. Diagramas de barras obtenidos durante la certificación de calcio en agua de lluvias (CRM 409 del BCR) participando diversos laboratorios y empleando distintos métodos de análisis.

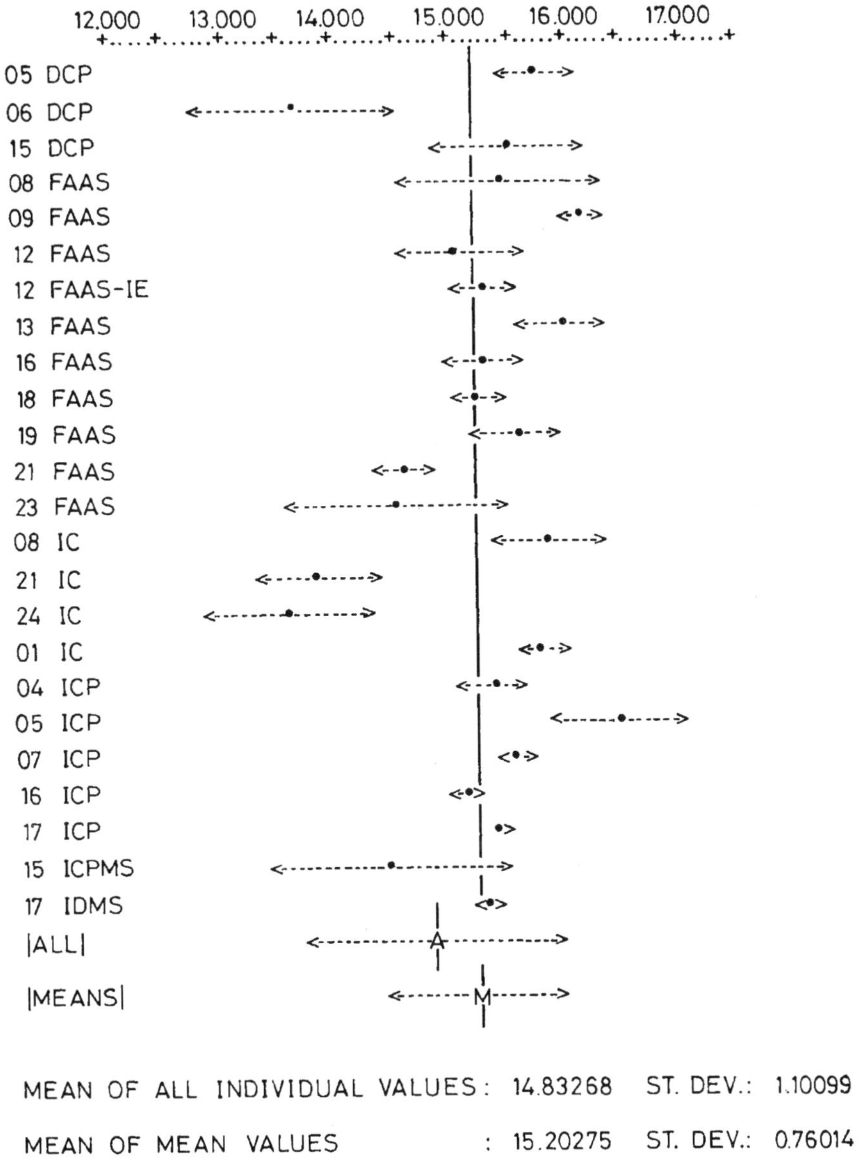

Figura VI.6b. Datos seleccionados finalmente para la certificación de calcio en agua de lluvia a partir de los resultados de la figura VI.6a.

(d) Evaluación estadística

Los resultados proporcionados por los laboratorios para la certificación son evaluados estadísticamente para obtener el valor expresado finalmente y el límite de confianza del mismo. Se procede a una primera selección de métodos y laboratorios de acuerdo con los criterios antes citados. Puede visualizarse este proceso de selección en los diagramas de barras de la Figura VI.6, referidos al proceso de certificación del contenido de calcio en un material de referencia para componentes mayoritarios en agua de lluvia, en el que participan un gran número de laboratorios aplicando diferentes métodos y técnicas de análisis. Cada laboratorio proporciona un conjunto de resultados (normalmente 5 ó 6), al que se aplica un tratamiento estadístico [30]. El valor certificado, $\bar{\bar{x}}$, se obtiene a partir de la siguiente expresión:

$$\bar{\bar{x}} = \frac{1}{r} \sum_{i=1}^{r} \bar{x}_i \qquad \text{(I)}$$

donde r es el número de conjuntos de resultados seleccionados y $\bar{x}_i$ la media de cada uno de ellos.
Solamente si se comprueba que la variación entre los resultados aportados por los laboratorios no es significativamente diferente que la variación dentro de los conjuntos de los resultados, entonces puede emplearse el conjunto de todos los resultados individuales para obtener el valor certificado según la expresión:

$$\bar{x} = \frac{1}{N} \sum_{i=1}^{r} \sum_{j=1}^{n_i} x_{ij} \qquad \text{(II)}$$

donde

- x_{ij} es el resultado j-ésimo proporcionado por el laboratorio i
- n_i es el número de réplicas llevadas a cabo por el laboratorio i (i=1,... r) y
- N es el número total de resultados individuales con

$$N = \sum_{i=1}^{r} n_i$$

Puesto que en la certificación participan diferentes laboratorios usando métodos independientes, el intervalo de confianza de la media certificada sirve razonablemente para estimar su incertidumbre. Así, muchos errores que son de naturaleza sistemática para un único laboratorio se convierten en carácter aleatorio cuando se consideran varios laboratorios.
Cuando el valor certificado se obtiene a partir de la ecuación (I), los límites de confianza de la media vienen dados por

$$\bar{\bar{x}} \pm t_{(1-\alpha),\,(r-1)}\, s_1 / \sqrt{r}$$

con una desviación estándar

$$S_1 = \sqrt{\frac{\sum_{i=1}^{r} (\bar{\bar{x}} - \bar{x}_1)^2}{r-1}}$$

siendo $t_{(1-\alpha),\,(r-1)}$ el valor de la t de Student para un determinado nivel de confianza y r-1 grados de libertad.

Cuando el valor certificado se ha obtenido a partir de la ecuación (II), el intervalo de confianza viene dado por

$$\bar{x} \pm t_{(1-\alpha),\,(r-1)}\, S_2/\sqrt{N}$$

y una desviación estándar

$$S_2 = \sqrt{\frac{S_b^2 \sum_{i=1}^{r} n_i^2 + N S_W^2}{N}}$$

donde s_w y s_b son las desviaciones dentro de los conjuntos ("sets") de resultados y entre conjuntos respectivamente. Sus valores, expresados en términos de varianzas, se obtienen mediante las ecuaciones:

$$S_W^2 = \frac{\sum_{i=1}^{r} \sum_{j=1}^{n_i} (x_{ij} - \bar{x}_i)^2}{\sum_{i=1}^{r} n_i - r}$$

$$S_b^2 = \left[\frac{\sum_{i=1}^{r} n_i\,(\bar{x}_i - \bar{x})^2}{r-1} - S_W^2 \right] \frac{\sum_{i=1}^{r} n_i\,(r-1)}{(\sum_{i=1}^{r} n_j)^2 - \sum_{i=1}^{r} n_i^2}$$

En ocasiones, un valor no puede ser certificado por falta de una buena concordancia entre los resultados de los laboratorios seleccionados o porque se sospecha fundadamente sobre la dudosa exactitud de los resultados encontrados. Normalmente esto es debido a dificultades inherentes que presenta la determinación de la especie a certificar, los bajos niveles en que se encuentra, o a una probada falta de estabilidad. En estos casos no se puede certificar su contenido en el material de referencia, pero sí proporcionar al usuario un valor indicativo (orientativo) con sus correspondientes límites de confianza. El procedimiento para obtener este valor indicativo sería el mismo que se ha explicado antes para "sets" de resultados que difieren entre sí (ecuación I).

(e) Procedimientos para materiales no homogéneos

La homogeneidad del material de referencia es uno de los requisitos principales para su preparación y comercialización, como ya se ha indicado. Puede haber casos en que se constate una ligera falta de homogeneidad, pero suficientemente baja para seguir considerando al material de interés.

En estos casos, no es correcto asignar a cada muestra el mismo valor calculado sobre la base de valor medio y límites de confianza indicados en la sección anterior. Ahora, las muestras individuales pueden tener diferentes valores. En estos casos se define un intervalo en el cual el valor de una muestra concreta tiene cierta probabilidad de estar. Dicho intervalo se obtiene por medio de un intervalo de tolerancia estadístico que normalmente contiene el 95 % de las muestras con una probabilidad también del 95 % .

Es importante señalar que cuando el intervalo de tolerancia estadístico es amplio, el material de referencia no es adecuado para el calibrado.

EMPLEO DE MATERIALES DE REFERENCIA

En primer lugar, hay que tener claro a la vista de los requisitos que deben satisfacer estos materiales y las etapas para su preparación, que son materiales caros, de alta calidad y que no se usarán normalmente de forma rutinaria para el control de calidad. Su uso se restringe a aquellos casos en que se quiere contrastar la exactitud de los resultados generados por el laboratorio, la bondad de un determinado método analítico, para calibrar instrumentos y aparatos, demostrar la equivalencia entre métodos, o detectar errores en la aplicación de métodos estandarizados [34]. En definitiva, su único objetivo es evaluar si un sistema de medida se encuentra bajo control estadístico [33]. En el análisis rutinario se puede recurrir a materiales de referencia internos, preparados por el propio laboratorio a partir de materiales de referencia certificados. Conviene subrayar, en este contexto, que los resultados generados por un laboratorio sólo pueden ser exactos y comparables con los de otro laboratorio si satisfacen el concepto de trazabilidad. Esto sólo se consigue por medio de una cadena ininterrumpida de calibraciones que conecten el proceso de medida con unidades de referencia fundamentales. En la casi totalidad de los análisis químicos la cadena se rompe porque la muestra es destruida físicamente a través de los procesos de disolución, calcinación, etc. Para asegurar una perfecta trazabilidad es necesario demostrar que no existen pérdidas o contaminación en el transcurso del tratamiento de la muestra. Por otro lado, el calibrado físico de todos los instrumentos de medida no siempre se convierte en un aspecto de gran importancia para el químico; pero, sin embargo, la forma en que la curva de calibrado es obtenida para una determinación concreta es de primordial importancia, así como las condiciones de tratamiento de la muestra. La única posibilidad para un laboratorio de asegurar la trazabilidad de una manera sencilla es verificar el proceso analítico por medio de los materiales de referencia certificados tipo matriz. Si aplicando el laboratorio su proceso de análisis con estos materiales no obtiene resultados concordantes con aquellos certificados en el material, se tiene la seguridad de que dicho proceso está sometido a errores sistemáticos que deben corregirse.

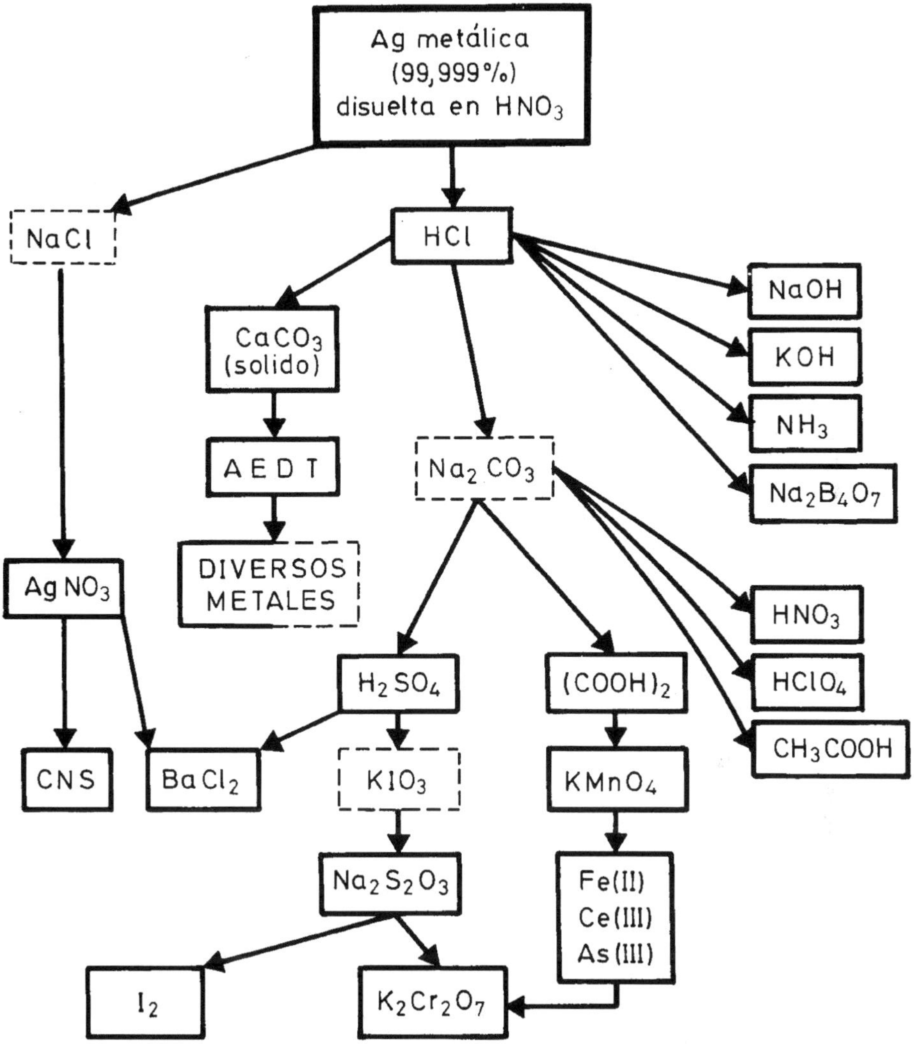

Figura VI.7. Trazabilidad de los resultados obtenidos mediante técnicas volumétricas en relación a la plata metálica de alta pureza (material de referencia). En rectángulos en líneas discontínuas se indican aquellas sustancias disponibles en alta pureza y que también pueden ser usados como sustancias patrón.

Es interesante comprobar, a partir del esquema de la Figura VI.7, cómo se asegura la trazabilidad en el análisis volumétrico clásico a partir de un estándar operacional como la Ag de alta pureza (99.999 %) disuelta inicialmente en ácido nítrico (Ag^+), que asegura la trazabilidad de los resultados obtenidos en valoraciones ácido-base, de formación de complejos, precipitación y redox. En estas cadenas ininterrumpidas, algunas de las sustancias que aparecen (señaladas con líneas discontinuas en la Figura VI.7) pueden ser conseguidas como materiales sólidos de alta pureza, que pueden ser usados como estándares primarios (sustancias patrón) en el laboratorio.

En laboratorios de análisis de rutina, donde deben procesarse diariamente un gran número de muestras, siguiendo siempre el mismo proceso analítico, los materiales de referencia certificados (especialmente los de tipo matriz), se emplearán como muestras de control para trabajar bajo un nivel constante de alta calidad. Este control día a día, que asegura la trazabilidad de los resultados y la detección de posibles errores sistemáticos, puede llevarse a cabo fácilmente de manera gráfica a través de las cartas de control descritas en el Capítulo III de esta obra (gráficos de Shewhart o de Cusum). Como norma de calidad, debe analizarse una de estas muestras de control cada 10-20 muestras [35].

Los materiales de referencia certificados tipo matriz son también de uso habitual para calibrar instrumentos que necesitan un calibrado similar al de la matriz de las muestras. Dos ejemplos característicos lo constituyen la espectrometría de emisión atómica y la espectrometría de fluorescencia de rayos X, para las que hay comercializados una amplia variedad de estándares para calibrado (tanto de elementos metálicos como no metálicos) en diferentes tipos de matrices (v.i. aceites, diferentes medios orgánicos) y a diferentes niveles de concentración.

Tabla VI.2. Principales materiales de referencia para contrastar propiedades físico-químicas.

PROPIEDADES FISICO-QUIMICAS	SIMBOLO(*)	UNIDAD (SI)	PRINCIPALES MATERIALES DE REFERENCIA
DENSIDAD	ρ	$Kg\ m^{-3}$	Agua/ Mercurio/ Silicio/ Hidrocarburos
TENSION SUPERFICIAL	γ	$mN\ m^{-1}$	Agua/ Benceno/ Heptano
VISCOSIDAD	η	Pa s	Agua/ Aceites(+)/ Polisobutanos(+)/ Vidrios(+)
PRESION-VOLUMEN-TEMPERATURA	P, V, T	Pa, m^3, K	CO_2/ Pentano/ Benceno/ Hexafluorobenceno/ Cadmio/ Plata/ Oro/ Nitrógeno/ Metano/ Helio/ Oxígeno/ Etileno
DESTILACION Columnas de prueba			Benceno + Tolueno/ Benceno + Heptano/ Otras mezclas
HUMEDAD RELATIVA DEL AIRE	U	%	Higrómetro gravimétrico/ Sales inorgánicas
TEMPERATURA	T	K	Mercurio/ Agua/ Fenoxibenceno/ Galio/ Succionotrilo/ Indio/ Estaño/ Cadmio/ Plomo/ Cinc
ENTALPIA	H	$J\ mol^{-1}$	Platino/ Molibdeno/ Difenil éter/ Heptano/ Hexafluorobenceno
CONDUCTIVIDAD TERMICA	λ	$W\ m^{-1}\ K^{-1}$	Gases nobles/ Agua/ Tolueno/ Heptano/ Aluminio/ Cobre/ Hierro/ Wolframio/ Aceros/ Grafito

Tabla VI.2. (Continuación)

PROPIEDADES FISICO-QUIMICAS	SIMBOLO(*)	UNIDAD (SI)	PRINCIPALES MATERIALES DE REFERENCIA
CONDUCTIVIDAD ELECTRONICA	κ	S m-1	Disoluciones KCl
PERMISIBILIDAD	$\in r$		Ciclohexano/ Tetraclorometano/ Benceno/ Clorobenceno/ Dicloroetano/ Metanol/ Nitrobenceno/ Agua/ Hidrógeno/ Oxígeno/ Nitrógeno/ Aire
ACTIVIDADES IONICAS POTENCIOMETRICAS	a		ver texto
ROTACION OPTICA	α_m	mrad m^2 Kg^{-1}	Sacarosa/ Dextrosa anhidra/ Filtros de cuarzo (α en mrad)
REFRACCION OPTICA	n		Agua/ Trimetilpentano/ Hexadecano/ Biciclodecano/ Metilnaftaleno/ Tolueno/ Metilciclohexano/ Siliconas/ Vidrios borosilicatados
REFLECTANCIA	ρ		Al sobre vidrio/ espejo de oro/ $BaSO_4$/ porcelana pirocerámica/ otros
LONG. DE ONDA Y TRANSMITANCIA	λ, τ	nm	ver texto
MASA MOLECULAR RELATIVA (peso molecular)	M_r	(M)	Polietileno/ Poliestireno/ Polímetos análogos (por cromatografía de geles porosos)

(*)IUPAC ; (†)Certificados

La correcta manipulación y conservación de los materiales de referencia, especialmente cuando han sido abiertos, es de especial importancia [36]. Las precauciones para su conservación dependerán del tipo de material, pero como normas generales deben conservarse a bajas temperaturas, en un ambiente seco o ,en ocasiones, en cámaras de atmósfera inerte y/o protegidos de la luz. Durante su uso, preservarlos de la contaminación, manteniendo el recipiente abierto el tiempo estrictamente necesario para tomar dicho material. Nunca se devuelve el exceso tomado al recipiente que contiene al material de referencia.

TIPOS DE MATERIALES DE REFERENCIA

En el ámbito químico existen diferentes tipos de materiales de referencia, que en una primera clasificación se pueden dividir en dos grandes grupos:

A). MATERIALES DE REFERENCIA PARA PROPIEDADES FISICO-QUIMICAS [37], cuyos orígenes se remontan a 1953 cuando la Commission on Physicochemical Measurements and Standard (Commission I.4) de la IUPAC adoptó una serie de términos de referencia para el uso de sustancias estándar para calibrar y comprobar las medidas físico-químicas. Pero, en realidad, no fue hasta 1972 [38] y una segunda edición en 1976 [39] cuando aparecieron las "Medidas Físico-Químicas: Catálogo de Materiales de Referencia de Laboratorios Nacionales". Estos materiales son de especial importancia para calibrar aparatos e instrumentos habituales en el laboratorio. En la Tabla VI.2 se ha recopilado una lista de ellos, entre los que conviene destacar aquellos para medir las propiedades iónicas potenciométricas, y aquellos otros referentes a la medida de longitud de onda y transmitancia, que tiene especial interés desde un punto de vista químico-analítico. Dentro de las primeras se destacan las disoluciones estándar de referencia para las medidas del pH. Como material de referencia certificado para medidas de pH se utiliza el ftalato ácido de potasio ($KHC_8H_4O_4$) para establecer el valor de referencia. Se utiliza una disolución acuosa de 0.005 mol kg^{-1}, que corresponde a los valores de pH de referencia (RVS) que aparecen en la Tabla VI.3 en función de la temperatura [40]. Otros materiales de referencia para pH aparecen reseñados en la Tabla VI.4.

Tabla VI.3. Valores de pH de referencia (RVS) para una disolución de ftalato ácido de potasio ($KHC_8H_4O_4$) (0.05 mol Kg^{-1}) a distintas temperaturas.

t/° C	pH(RVS)	t/° C	pH(RVS)	t/° C	pH(RVS)
0	4.000	35	4.018	65	4.097
5	3.998	37	4.022	70	4.116
10	3.997	40	4.027	75	4.137
15	3.998	45	4.038	80	4.159
20	4.001	50	4.050	85	4.183
25	4.005	55	4.064	90	4.21
30	4.011	60	4.080	95	4.24

La actividad de otros iones distintos al protón en disolución acuosa también es importante cuando se trabaja con electrodos selectivos de iones. En la Tabla VI.5 se ofrecen algunos ejemplos de materiales de referencia certificados para la actividad de iones Na^+, K^+, Cl^- y F^- [41]. El calibrado de instrumentos ópticos es otro aspecto importante para asegurar la calidad de las medidas. La mayor parte de las veces este calibrado es relativo, a partir de una recta de calibrado por ejemplo, pero hay ocasiones en las que necesita un calibrado absoluto tanto de la longitud de onda como de la transmitancia [42,43]. Existen materiales de referencia para calibrar estas propiedades físicas, tanto en estado sólido como en forma de líquidos y gases. Generalmente se prefieren los materiales de referencia en estado sólido porque son más fáciles de manipular y transportar. En la Tabla VI.6 se recopilan los materiales de referencia más frecuentes en este contexto [44].

Tabla VI.4. Materiales de referencia certificados para medidas de pH.

MATERIAL	CONCENTRACION	VALOR CERTIFICADO DE pH A 25° C
Tetraoxalato de potasio	0.05 mol Kg^{-1}	1.679 ± 0.005
Tartrato ácido de potasio	Saturada a 25 ° C	3.557 ± 0.005
Citrato diácido de potasio	0.05 mol Kg^{-1}	3.776 ± 0.005
Fosfato monoácido de sodio + Fosfato diácido de potasio	0.025 mol Kg^{-1} 0.025 mol Kg^{-1}	6.863 ± 0.005
Fosfato ácido de sodio + Fosfato diácido de potasio	0.03043 mol Kg^{-1} 0.008695 mol Kg^{-1}	7.413 ± 0.005
Tetraborato sódico	0.01 mol Kg^{-1}	9.180 ± 0.005
Carbonato ácido de sodio + Carbonato sódico	0.025 mol Kg^{-1} 0.025 mol Kg^{-1}	10.012 ± 0.005
Hidróxido cálcico	Saturada a 25 ° C	12.454 ± 0.005

Tabla VI.5. Materiales de referencia certificados para medidas de actividades iónicas (Na^+, K^+, Cl^-, y F^-).

Material	Molalidad (mol Kg^{-1})	Actividades iónicas (pX) (±0,01)	
Cloruro potásico (25° C)		pK	pCl
	0,001	3,016	3,016
	0,01	2,045	2,045
	0,1	1,112	1,115
	0,5	0,482	0,495
	1,0	0,206	0,232
Cloruro sódico (25° C)		pNa	pCl
	0,001	3,015	3,015
	0,01	2,044	2,045
	0,1	1,106	1,112
	0,5	0,455	0,480
	1,0	0,157	0,208
Fluoruro potásico (25° C)		pF	
	0,0001	4,00	
	0,001	3,01	
	0,01	2,04	
	0,1	1,11	
	1,0	0,19	

Tabla VI.6. Materiales de referencia para calibrar medidas de longitud de onda y transmitancia.

A) MATERIALES DE REFERENCIA PARA CALIBRAR LA LONGITUD DE ONDA		
Material	Estado físico	Región del espectro (unidades)
- Filtros de didimio	Sólido	Visible (nm)
- Holmio (III) (certificado)	Líquido	Ultravioleta y visible (nm)
- Lámparas de descarga: Lámparas de cátodo hueco Lámparas de baja presión	Dispositivo manufacturado	Ultravioleta, visible e infrarrojo próximo (nm)
- Láser	--	Ultravioleta, visible e infrarrojo próximo (nm),(μm)
- Películas de poliestireno	Sólido	Infrarrojo (cm^{-1})
- Disoluciones orgánicas (lindano como constituyente fundamental).	Líquido	Infrarrojo (cm^{-1})
- Vapores inorgánicos (CO_2,H_2O,NH_3,HCN,etc.)	Gas	Infrarrojo (cm^{-1})

B) MATERIALES DE REFERENCIA PARA MEDIDAS DE TRANSMITANCIA		
Material	Estado físico	Región del espectro
- Filtros de vidrio	Sólido	Ultravioleta y visible
- Filtros de película metálica semitransparente	Sólido	Ultravioleta, visible e infrarrojo
- Disoluciones inorgánicas (v.i. dicromato potásico)	Líquido	Ultravioleta y visible

B). MATERIALES DE REFERENCIA QUIMICO-ANALITICOS, generalmente certificados, pudiéndose tratar de [11]:

a). Sustancias puras empleadas para calibrar y/o identificar.
b). Materiales de referencia tipo matriz, que se asemejan a la matriz de las muestras que se analizan. Se usan fundamentalmente para la verificación del proceso de medida.
c). Materiales para el calibrado de ciertos tipos de instrumentos de medida en los que se requiere una matriz similar a la de las muestras, como por ejemplo ocurre en espectroscopía de emisión por chispa o fluorescencia de rayos X.
d). Materiales de referencia metodológicos para parámetros como actividad enzimática en vivo, bioasimilación de elementos traza, etc.

También se pueden clasificar los materiales de referencia certificados para analisis químico según el ámbito de aplicación de dichos análisis. Así, por ejemplo:

a). ANALISIS AGRICOLAS:
- FERTILIZANTES (rocas fosfatadas, superfosfatos, úreas, etc.)
- PESTICIDAS: Clorados
  Organofosforados
  Fenoxiácidos
  Ureas sustituidas
  Heterociclos
  Piretroides

b). ESTANDARES QUIMICOS (primarios, de trabajo y secundarios), comercializados como materiales de alta pureza, dentro de los cuales se pueden incluir los estándares cromatográficos.

c). ANALISIS CLINICOS, empleados tanto para el calibrado de aparatos como para validar métodos y procedimientos de análisis:
- COMPUESTOS DE ALTA PUREZA (bilirrubina, colesterol, glucosa)
- ELEMENTOS TRAZAS en fluidos y componentes biológicos
- HORMONAS
- VITAMINAS
- ENZIMAS
- PEPTIDOS Y PROTEINAS
- DROGAS

d). ANALISIS MEDIOAMBIENTAL, tanto lo referente a componentes mayoritarios, minoritarios, trazas; como ciertas propiedades en diferentes matrices:
- AGUAS de diferentes tipos
- SUELOS Y SEDIMENTOS
- CENIZAS
- PLANTAS
- CARBONES
- RESIDUOS URBANOS E INDUSTRIALES
- etc.

Siendo los constituyentes o propiedades certificados con mayor frecuencia los siguientes:
- pH
- Conductividad
- Alcalinidad
- Trazas metálicas
- Compuestos sulfurados
- Hidrocarburos policíclicos aromáticos (PAH)
- Bifenilos policlorados (PCB)

entre otros.

e). ANALISIS DE ALIMENTOS:
- CEREALES (elementos traza)
- CARNES (elementos traza)
- LECHE (en polvo) (elementos traza, aflatoxinas, pesticidas)
- GRASAS Y ACEITES (ácidos grasos, esteres)

- VEGETALES (trazas metálicas)
- DIETA TOTAL (elementos)
- BEBIDAS

f). ANALISIS INDUSTRIAL:
- ACEROS
- ALEACIONES
- CEMENTOS
- METALES
- MINERALES
- CARBONES
- SEMICONDUCTORES
- COSMETICOS
- VIDRIOS Y CERAMICAS

PRINCIPALES ORGANISMOS SUMINISTRADORES

Los principales organismos suministradores de materiales de referencia a nivel internacional son:

- National Institute of Standards and Technology (NIST).
- Community Bureau of Reference (BCR).
- Laboratory of the Government Chemist (LGC).
- Laboratoire National d'Essais (LNE).

Existen, evidentemente, muchos más. Algunos son de ámbito restringido. Una recopilación de todos ellos con su dirección postal puede encontrarse en el Directorio de Materiales de Referencia Certificados publicado por el International Organisation for Standardisation (ISO). En dicho Directorio aparecen también reseñados un buen número de materiales de referencia certificados clasificados por campos de aplicación (Geología, Química-Física, Contaminación, etc.). Dentro de cada uno de estos campos de aplicación se describen brevemente, a 4 columnas, dichos materiales. Así, en la primera columna se indica el código del material de referencia, en la segunda el código de la enti-

dad suministradora, en la tercera una escueta descripción del material con las propiedades que están certificadas, y en la última columna los usos que preferiblemente pueden darse a cada uno de estos materiales(*).
Cada uno de los organismos que aparecen en el Directorio de ISO puede proporcionar, además, un amplio catálogo de sus materiales, con información general sobre el propio organismo y listas de precios. Se comenta, brevemente, a continuación los aspectos más relevantes de dos de estos organismos que pueden ser de mayor relevancia en nuestro ámbito (el primero por su gran prestigio y el segundo -aunque de creación relativamente reciente- por su proximidad geográfica y la calidad demostrada de sus materiales en estos pocos años de existencia).

"NATIONAL INSTITUTE OF STANDARDS AND TECHNOLOGY" (NIST)

Es la nueva denominación (desde 1988) del antiguo "National Bureau of Standards" (NBS), de reconocido prestigio internacional y cuyo nacimiento se remonta a 1901. Esta organización prepara y comercializa materiales de referencia desde 1906, pero además también promueve y participa en otras actividades relacionadas con el control

---

(*) Este Directorio, así como cualquier norma ISO, puede conseguirse directamente de la Secretaría Central de la International Organisation for Standardization:

ISO Central Secretariat
REMCO DIRECTORY
Case Postale 56
CH-1211, Géneve 20/SUISSE (Suiza)

También, en España, a través de AENOR:

AENOR
Fernández de la Hoz, 52
28010-MADRID

de calidad. Los materiales de referencia comercializados por este organismo son conocidos como **"Standard Reference Materials"** (SRMs), de los que existen aproximadamente un millar en su amplio catálogo, que divide en tres grandes bloques los materiales: para composiciones químicas, para propiedades físicas y materiales de ingeniería. El NIST ofrece además otros servicios, fundamentalmente en el ámbito de los Estados Unidos, como son:

- Calibrado de estándares, instrumentos y ciertos programas de ensayo interlaboratorio.
- Actúa como oficina de pesos y medidas.
- Programas de pericia.
- Actúa como organismo acreditador a través del National Voluntary Laboratory Accreditation Program (NVLP).
- Es el Centro Nacional para Estándares y Certificación (NCSCI) en EE.UU.

COMMUNITY BUREAU OF REFERENCE (BCR)

Es la Oficina Comunitaria de Referencia de la Comunidad Económica Europea, que fue creada en 1973 para servir de soporte técnico y colaboración entre laboratorios de los países miembros de la CEE, promoviendo la exactitud y armonización de las medidas que generan. Una de sus principales actividades, hasta la fecha, ha consistido en la preparación de materiales de referencia certificados [45]. En la preparación de estos materiales (que se seleccionan en función de las demandas o necesidades en el ámbito de los países de la CEE) participan laboratorios de reconocido prestigio de los países miembros. Estos materiales se caracterizan por su precio realmente competitivo (esta organización no tiene afán de lucro), con un nivel de calidad semejante al que pueden proporcionar otras firmas de prestigio, y la amplia documentación que acompaña a cada uno de estos materiales, inusual en otros proveedores. Estos informes que acompañan a cada material de referencia abarcan, generalmente y después de

una breve introducción, la lista de laboratorios participantes en su preparación, selección y preparación del material, estudio de homogeneidad y estabilidad, métodos empleados para la certificación, discusión estadística de los resultados, valores certificados y otros datos no certificados (indicativos), así como instrucciones para su uso. De esta forma, el cliente dispone de todos los datos y el proceso en sí seguido durante este trabajo. Puede comprobar también qué métodos han proporcionado resultados más exactos y precisos durante el proceso de certificación a través de los gráficos de barras de cada parámetro.
En el ámbito europeo, otros organismos nacionales como el "Laboratoire National d'Essais" de Francia (fundado en 1901) o el "Laboratory of the Govermment Chemist" de Gran Bretaña (fundado en 1842 y que comercializa materiales de referencia desde 1971), disponen también de amplios catálogos a los que se puede recurrir.

EL BANCO DE DATOS "COMAR"

Se trata de una base de datos, computerizada, ideada y desarrollada inicialmente por el "Laboratoire National d'Essais" (LNE) francés en colaboración con BAM (Alemania) y LGC (Gran Bretaña) para registrar el mayor número posible de materiales de referencia [46]. A cada material se le asigna un código y sus características básicas, de manera que fácilmente puedan seleccionarse en función de las necesidades del usuario. Actualmente cuenta con unos 4000 materiales codificados e introducidos en esta base de datos, pero este número crecerá rápidamente como consecuencia del Memorandum de Acuerdo con NIST (Estados Unidos), VNIIMSO (antigua Unión Soviética), ITIII (Japón) y NRCCRM (China). El código, que caracteriza a cada material, fue presentado y aceptado por el Comité de Normas ISO para materiales de referencia (ISO-

Remco), y es el que aparece en su Directorio de Materiales de Referencia Certificados aludido anteriormente.
El contenido de cada uno de los registros de esta base de datos es el siguiente:

- Nombre del material y código.
- Ambito de aplicación según 8 categorías, cada una de las cuales está subdividida en 10 grupos.
- Propiedades certificadas y orientativas.
- Forma física y país de origen.
- Productor, con su dirección postal, teléfono y fax, y persona con quién contactar.
- Referencias del productor y comentarios.

La búsqueda se realiza estableciendo un orden de prioridades y criterios propios del material de referencia que se necesita. Si según estos requisitos impuestos por el usuario no está registrado ningún material de referencia adecuado, se avisa al cliente por si éste puede "suavizar" o adaptar sus exigencias. Se puede acceder directamente a este banco de datos a través de Minitel, sin que sea necesario estar abonado previamente (tel. 36280062, de Francia). Igualmente existe una versión de "Comar" que puede ser utilizada en PCs compatibles.

REFERENCIAS BIBLIOGRAFICAS

[1] Le Système International d'Unités (SI), 5ª edición: B.I.P.M. (1985).
[2] Report of the Commision of Atomic Weights (1961), *Pure Apple Chem.*, 5, 255 (1962).
[3] Analytical Chemists' Committee of Imperial Chemical Industries, *Analyst*, 75, 577 (1950).
[4] W. J. HAMER, *J. Res. Nat. Bur. Stand.*, 72A, 435 (1968).
[5] A. HORSFIELD, *"V. S. National Bureau of Standards, Special Publication Nº 343"*, p.137, NBS, Washington, D.C., 1971.

[6] J. K. TAYLOR y S. W. SMITH, *J. Res. Nat. Bur. Stand.*, 63A, 153 (1959).

[7] G.MARINENKO y J. K. TAYLOR, Idem. 67A, 31 (1963).

[8] R. E. MICHAELIS, *"Report on Available Standard Samples, Reference Samples, and High - Purity Materials for Spectrochemical Analysis"*, ASTM Special Technical Publication Nº 58-E, pp. 125 - 147, ASTM, Philadelphia, 1963.

[9] B. GRIEPINK, *Quim. Anal.*, 8, 1 (1989).

[10] E. A. MAIER, *Anal. Proc.*, 27, 269 (1990).

[11] B. GRIEPINK, *Fresenius J. Anal. Chem.*, 337, 812 (1990).

[12] "Terms and definitions used in connection with reference materials, Certification of reference material - General and statistical principles", ISO Guide 30, International Organization for Standardization: Geneva, 1981.

[13] International Vocabulary of basic and general terms in metrology. International Organization for Standardization. Geneva, 1984.

[14] J. K. TAYLOR, *"Quality Assurance of Chemical Measurements"*, Lewis Pub., Michigan, 1990, p. 159.

[15] J. R. MOODY, R. R. GREENBERG, K. W. PRATT y TH. C. RAIUS, *Anal. Chem.*, 60, 1203A (1988).

[16] P.SCHARAMEL, Y. SCHMOLCK y H. MUNTAU, *J. Radioanal. Chem.* 50, 179 (1979).

[17] B. GRIEPINK, E. COLINET, G. GUZZI, L. HAENMERS y H. MUNTAU, *Fresenius Z. Anal. Chem.*, 315, 20 (1983).

[18] M. van CRAEN, P. van ESPEN y F. ADAMS, *Mikrochim. Acta*, II, 373 (1981).

[19] I. INCZEDY, *Talanta*, 29, 643 (1982).

[20] B. GRIEPINK, H. MUNTAU, H. GONSKA y E. COLINET, *Fresenius Z. Anal. chem.*, 318, 588 (1984).

[21] B. GRIEPINK, E. A. MAIER, P. QUEVAUVILLER y H. MUNTAU, *Fresenius J. Anal. Chem.*, 339, 599 (1991).

[22] R. ALVAREZ, *Fresenius Z. Anal. Chem.*, 324, 376 (1986).

[23] B. GRIEPINK, *Fresenius Z. Anal. Chem.*, 317, 210 (1984).

[24] S. RYSER y D. RAVAINE, *Analusis*, 19, i21 (1991).

[25] M. FEINBERG, *Analusis*, 19, i23 (1991).

[26] A. AMINOT y R. KEROUEL, *Anal. Chim. Acta*,248, 277 (1991).
[27] J. R. MOODY y R. M. SINDSTROM, *Anal. Chem.*, 49, 2264 (1977).
[28] J. COSANO, Comunicación privada.
[29] E. LUCKER, A. ROSOPULO y W. KREUZER, *Fresenius J. Anal. Chem.*, 340, 234 (1991).
[30] H. MARCHANDISE y E. COLINET, *Fresenius Z. Anal. Chem.*, 316, 669 (1983).
[31] J. M. DE GOEY, L. KOSTA, A. R. BYRNE y Y. KUCERA, *Anal. Chim. Acta*, 146, 16 (1983).
[32] S. ABBEY, *Anal. Chem.*, 53, 529A (1981).
[33] R. J. MESLEY, W. D. POCKLINGTON y R. F. WALKER, *Analyst*, 116, 975 (1991).
[34] S. D. RASBERRY, *Anal. Proc.*, 27, 296 (1990).
[35] J. VOGELGESANG, *Fresenius Z. Anal. Chem.*, 328, 213 (1987).
[36] M. REVOIL, *Analusis*, 19, i28 (1991).
[37] K. N. MARSH (Ed), "Recommended Reference Materials for the Realization of Physicochemical Properties", IUPAC, Blackwell Scientific Publications. Oxford, 1987.
[38] *Pure and Appl. Chem.*, 29, 597 (1972).
[39] *Pure and Appl. Chem.*, 48, 503 (1976).
[40] Definition of pH scales, standard reference values, measurement of pH and related terminology., *Pure Appl. Chem.*, 57, 531 (1985).
[41] R. G. BATES, *Pure and Appl. Chem.*, 36, 407 (1973).
[42] J. M. VANDENBELT, *Anal. Chem.*, 49, 386A (1977).
[43] G. MILAZZO, S. CARROLL, M. PALUMBO y N. VIOLANTE, *Anal. Chem.*, 49, 711 (1977).
[44] K. N. MARSH (Ed.). "Recommended Reference Materials for the Realization of Physicochemical Properties" (IUPAC). Blackwell Scientific Publications. Oxford, 1987. Cap. 17.
[45] H. MARCHANDISE, *Analusis*, 19, i31 (1991).
[46] COMAR, *Analusis*, 19, i37 (1991).

Capítulo VII

CALIBRACION Y CALIDAD

J. OBIOLS
Instituto Químico de Sarriá (Barcelona)

La calibración es uno de los tópicos tratados en todos los programas sobre la gestión de calidad en los laboratorios, y constituye un conjunto de actividades en que los químicos analistas consumen gran parte del tiempo y esfuerzos dedicados al trabajo experimental. La preocupación por la calidad de los datos que se obtienen con la aplicación de la Química Analítica es responsabilidad de los científicos y técnicos, que deben mantener en todo momento una actitud crítica sobre los valores experimentales, para garantizar su consistencia y fiabilidad, ello se acostumbra a conseguir a través de los programas de evaluación y de calibración.

Tanto el concepto de calidad como el de calibración son ampliamente citados, pero en su aplicación se convierten en difusos alrededor de la idea central de adecuación y seguridad del resultado al fin para que ha sido obtenido.

La calidad del trabajo del laboratorio se mide por el grado con el que la información que proporciona responde a la pregunta para la que fue requerida la participación del laboratorio. Para garantizar un buen nivel de calidad la organización del laboratorio debe atender simultáneamente y en forma equilibrada diferentes aspectos que concurren en la aceptación que merecen sus resultados, estos criterios se reúnen en la Tabla VII.1, clasificándolos entre cuantizables y no cuantizables, según puedan expresarse en unidades de tiempo, coste o en parámetros estadísticos.

Tabla VII.1. Criterios para la aceptación de los datos de un laboratorio.

CUANTIZABLES	ESTADISTICOS: (Esenciales)	- Exactitud - Precisión - Sensibilidad - Límite de detección - Estabilidad
	ECONOMICOS: (a optimizar)	- Inversión - Gastos - Costes - Tiempo de ejecución - Grado de automatización
NO CUANTIZABLES	RECURSOS:	- Humanos - Instrumentales - Procedimientos
	GESTION:	- Planificación - Muestras - Documentos - Evaluación

La calibración es una actividad directamente relacionada con las características esenciales de los resultados experimentales y más concretamente con la exactitud. Por esta razón constituye un apartado en las normas de análisis y de los procedimientos normalizados de trabajo (SOP's o PNTs), sin embargo en la práctica muchos detalles suelen quedar al buen criterio del químico analista,

constituyendo uno de los factores que más influyen en la reproducibilidad de los procedimientos analíticos.
La calibración no sólo forma parte de la etapa de medida del proceso analítico, sino que además deberá tenerse en cuenta en la fase inicial de diseño o definición del modelo experimental, en la planificación del trabajo en el laboratorio, en la evaluación interna y externa del laboratorio, y en la presentación de resultados.

DEFINICIONES

El verbo calibrar o el substantivo calibración, se utilizan en Química Analítica con significados diferentes. Así, por ejemplo, decimos que calibramos una pipeta cuando colocamos las marcas de enrase correspondientes al volumen nominal, o viceversa, también lo decimos cuando determinamos el factor de concentración de un reactivo valorado, o finalmente cuando establecemos la relación entre absorbancia y concentración en una determinación espectrofotométrica.
Según la Guía ISO 25 (GUIA ISO 25, 1990, "recomendaciones generales relativas a la competencia de los laboratorios de calibración y de ensayo") se define la calibración como: "conjunto de operaciones que permiten establecer, en determinadas condiciones experimentales, la relación que existe entre los valores indicados por el aparato de medida o por el sistema de medida, o los valores representados por una medida materializada, con los valores obtenidos en la medida de un valor conocido".
La calibración es pues una operación de comparación entre la señal o respuesta de la muestra problema con la de un patrón de calibración, o muestra de composición conocida.
La calibración se expresa en forma de un factor de calibración, o con una serie de parámetros correspondientes a la función de una recta o curva de calibración o con unas marcas en una escala arbitraria. El resultado se recoge en un documento o certificado de calibración.

Esta definición es muy acertada pues cubre todos las operaciones de laboratorio anteriormente citadas. Se diferencia entre un aparato de medida y un sistema de medida, siendo un aparato por ejemplo una balanza y un sistema un equipo de Absorción Atómica por llama, en el que la medida depende de una serie de sistemas (caudal de aspiración, pulverización, atomización, absorción de luz) que podrían ser calibrados independientemente y sin embargo es más ventajoso calibrar el sistema global. La misma definición ISO habla de medidas materializadas, un ejemplo de ellas es el registro de la señal de un cromatógrafo, pues es una medida sobre un soporte físico (cromatograma), desde el que puede deducirse información (tiempos de retención, altura o área de picos, etc.), en una etapa posterior a la de su obtención.
El resultado de la calibración permite estimar los errores de los instrumentos o sistemas de medida y modificar las marcas de las escalas.
En la práctica se utilizan diferentes términos que aun siendo diferentes a la calibración se solapan y complementan. Es conveniente distinguir entre mantenimiento, ajuste y calibración, valoración y estandarización, como operaciones con objetivos diferentes, aunque todas tienen influencia sobre la exactitud del resultado. Tomando como ejemplo un pH–metro, la situación de cada término sería:

- **Mantenimiento**: acción para preveer averías o disfunciones. Correspondería añadir KCl sólido al ECS.
- **Ajuste**: comprobación de que las condiciones de funcionamiento son las correctas, en nuestro ejemplo corresponde a verificar que cortocircuitando las conexiones de los electrodos, en la escala de lectura se lee pH 7 ó 0 mV. Un sistema bien ajustado debe presentar las condiciones de sensibilidad y repetibilidad previstas. Se dice entonces que el sistema está bajo contol estadístico, aunque ello no significa que ya deba dar resultados correctos si todavía no ha sido calibrado.

- **Calibración**: relación actual entre señal y concentración. Corresponde a situar la señal del pH–metro en el valor correspondiente a unos patrones seleccionados, generalmente un tampón de pH=7 y otro de pH=4. En la mayoría de los procedimientos químicos instrumentales la calibración forma parte del procedimiento de medida.
- **Valoración**: establecer o comprobar la concentración o equivalencia de un reactivo. Un ejemplo es la determinación de la normalidad de la disolución de permanganato con oxalato, asignando un valor a la normalidad que según las leyes de la estequiometría permite relacionar el volumen de disolución de permanganato con la cantidad de sustancia reductora en las muestras analizadas.
- **Estandarización**: término adoptado del inglés, que es semejante al de calibración, así como el término estándar es sinónimo de patrón.

Para iniciar el proceso de calibración se supone que las operaciones de mantenimiento y ajuste ya han sido efectuadas satisfactoriamente, es decir que el sistema analítico está en las condiciones correctas para dar resultados fiables. En la práctica todos estos términos se utilizan como sinónimos y sería un trabajo inútil intentar limitar y concretar su aplicación actual, sin embargo para mejorar la precisión en la terminología, es recomendable que en los manuales de calidad de cada laboratorio se explique el sentido con el que se utilizará cada término.
Según el tipo de calibración los diferentes métodos analíticos se clasifican en:

- **Métodos absolutos**: la medida física se relaciona directamente con la cantidad de materia. Por ejemplo, las gravimetrías y columbimetrías.
- **Métodos estequiométricos**: la calibración de un reactivo permite relacionar la cantidad de patrón con

la cantidad de analito, por un mecanismo químico. Por ejemplo las volumetrías.

- **Métodos comparativos**: en los que los valores obtenidos en las mismas condiciones experimentales, para una serie de patrones y para las muestras se relacionan entre sí a través de un factor o una función de calibración. Son ejemplos de métodos comparativos la mayoría de las técnicas instrumentales.

Los métodos absolutos apenas necesitan calibración, sino simplemente el ajuste o mantenimiento preventivo. No por ello son menos importantes, sobre todo la calibración de la escala de la balanza analítica.
La calibración en los métodos estequiométricos consiste en determinar el factor de normalidad o el título de la disolución valorante, realizando la experiencia frente a patrones químicos.
En los métodos comparativos es donde la operación de calibración se aplica con toda propiedad. Muchos métodos de análisis son sistemas de medida más o menos complejos en los que es muchísimo más fácil calibrar el sistema global que calibrar cada uno de los componentes, aunque ello añada nuevos condicionantes en la elección de los patrones. Por ejemplo, en AAS es más práctico establecer la recta de calibrado para cada puesta en marcha del espectrofotómetro y sistema de atomización, que intentar reproducir exactamente las condiciones experimentales que permiten trabajar con una recta de calibrado única. Sin embargo, es muy posible que en un futuro próximo los fabricantes de instrumentos ofrezcan sistemas más estables y reproducibles que faciliten la calibración.

PROGRAMAS DE CALIBRACION

El principal objetivo de la calibración es eliminar los errores sistemáticos, así la precisión puede ser la misma en un sistema calibrado o sin calibrar. Todas las etapas del

proceso analítico, desde el muestreo hasta el último cálculo, deben estar calibradas para asegurar que la exactitud de los resultados y que la dispersión de valores experimentales se encuentran dentro de los límites tolerados.
En el trabajo diario en los laboratorios, constantemente se utilizan instrumentos y reactivos que se supone están bajo un sistema de calibración. Los científicos, con demasiada frecuencia, suelen confiar la bondad de la calibración de estos recursos técnicos al suministrador, y aunque el riesgo es pequeño, ello no exime de la responsabilidad de quien firma el resultado del análisis, que debe disponer y aplicar un sistema de verificación adecuado.
Los laboratorios bien organizados, en sus sistemas de calidad establecen sus propios programas y procedimientos, no sólo de mantenimiento y ajuste, sino también de calibración de:

a) Los aparatos, que sin aportar datos para el cálculo de los resultados, deben mantener unos valores determinados en los parámetros propios de su funcionamiento; son ejemplos las estufas y neveras que deben mantener la temperatura programada constante en un margen estricto.
b) Los instrumentos, con los que se obtienen señales experimentales de las muestras que, por comparación con las señales de los patrones, se transforman en valores, estos valores o datos se introducen en las fórmulas adecuadas para calcular el resultado final.
c) Los reactivos normalizados, que reaccionan estequiométricamente con una alícuota de la muestra. Son los clásicos métodos volumétricos.
d) Los procedimientos de trabajo, o conjunto de operaciones de laboratorio que aplicadas sobre una muestra proporcionan un resultado. Estas calibraciones se realizan mediante ejercicios interlaboratorios, o con la utilización de materiales de referencia certificados.

La estrategia de los programas de calibración lo establece cada laboratorio según el sistema de calidad adoptado, redactando para cada caso el protocolo correspondiente, cuyos apartados se indican en la Tabla VII.2.

Tabla VII.2. Programa de Calibración (contenido)

- Objeto de la calibración y rango.
- Unidades y forma de presentación.
- Registro o certificación.
- Frecuencia.
- Patrones de referencia y de trabajo.
- Trazabilidad.
- Procedimiento.

Los criterios para diseñar un programa de calibración se establecen con la experiencia del científico responsable, su sentido común y sobre todo el conocimiento que posea del procedimiento analítico, de los instrumentos, reactivos y del material objeto de análisis.

Objeto de la calibración y rango: una de las causas de error más frecuente en la calibración es por desconocimiento del ámbito de aplicación y, más concretamente, de las limitaciones o casos en los que el procedimiento no es válido, con lo cual se introduce una desviación sistemática en los resultados. Lo mismo puede decirse del rango de señal o de la concentración en el que es posible interpolar los datos experimentales, evitando la extrapolación sobre valores que quedan fuera del margen calibrado. Estos datos y advertencias deben quedar claramente expresados en la introducción del protocolo.

Unidades y forma de presentación: el resultado de una calibración es un factor o un gráfico, cuyas unidades y escalas estarán claramente explicitadas, evitando expresiones ambiguas como % , sin decir que se trata de p/p o p/v. Una causa frecuente de error es suponer condiciones por defecto, como por ejemplo en la absorbancia que generalmente es por centímetro de paso de luz. Es una buena práctica de laboratorio expresar las unidades de los datos y no confiar en que la costumbre de los científicos y técnicos del laboratorio suplirá los defectos.

Registro o certificación: todos los datos parciales y evidentemente los finales de la calibración, deberán quedar registrados para cualquier verificación posterior. En el laboratorio debe existir un sistema fácilmente asequible que permita conocer los sucesivos resultados de los programas de calibración, ajuste o mantenimiento, con la fecha y firma del responsable y las demás condiciones experimentales. Para los aparatos de laboratorio, es práctico mantener junto al equipo una libreta en la que queden anotados los resultados de los ajustes y calibraciones, con las desviaciones observadas. En los reactivos la información puede anotarse en la etiqueta. Esta práctica permite revisar fácilmente posibles causas de error que muchas veces pueden pasar desapercibidas; por ejemplo, un termómetro de máxima y mínima situado dentro de una nevera, permitirá detectar subidas de temperatura por fallos en la red eléctrica en horarios no laborables, las lecturas diarias quedarán registradas en un estadillo junto a la nevera, que cualquier usuario podrá revisar.

Frecuencia: no es prudente establecer normas estrictas sobre el máximo tiempo que puede transcurrir entre dos operaciones sucesivas de calibración, ajuste o mantenimiento, sin embargo ello tampoco deberá depender de la opinión de los científicos del laboratorio, sino de criterios claramente establecidos para cada aparato o sistema a calibrar y de la experiencia acumulada en cada laboratorio. Los sistemas de análisis químico necesitan de una calibración muy frecuente o incluso para cada serie de medidas, a diferencia de los instrumentos de medida directa.

Es buena práctica intercalar patrones entre las muestras para verificar si el sistema se mantiene calibrado dentro de la tolerancia admitida, o si el sistema ya no proporciona respuestas correctas. En el segundo supuesto, la experiencia del químico analista permite decidir entre la aplicación de un programa de mantenimiento preventivo o de

ajuste, o bien de recalibración para recuperar las condiciones de trabajo correctas.
Las cartas de control son una herramienta estadística ideal para controlar la estabilidad de un sistema analítico con respecto al tiempo o al número de mediciones. Una vez calibrado el sistema se realiza la determinación sobre un mismo patrón, distinto de los patrones utilizados para la calibración, registrando el resultado en la carta de control.
No siempre se dispone de una muestra de referencia estable y representativa como patrón, en estos casos las técnicas de cartas de control resultan complejas y laboriosas.
La tolerancia o margen de valores entre los que los resultados se consideran aceptables, es un dato que debe establecerse para cada caso, en base al riesgo tolerable, coste, medios, rapidez, y otras condiciones explícitas o implícitas en la solicitud de análisis.
Patrones de referencia y de trabajo: la elección de las sustancias de referencia o patrones, sobre los que establecer la relación entre señal y cantidad de materia constituye la tarea más importante en un programa de calibración, debe resolverla el científico por sí mismo en muchos casos. En los sistemas de análisis complejos la matriz de la muestra debe reproducirse en los patrones, para asegurar un comportamiento idéntico en todo el sistema, por ejemplo en Absorción Atómica por llama, debe cuidarse la viscosidad, tensión superficial, residuo seco, volatilidad, etc., parámetros que aun siendo independientes de la concentración pueden afectar al valor de la señal.
Pero si la selección de los patrones es importante, todavía lo es más su correcta utilización . Las sustancias de referencia pueden perder la garantía o certificación por una manipulación poco cuidadosa o simplemente con el tiempo de almacenamiento en condiciones desfavorables. Por esta razón en el manual de calidad del laboratorio deberán explicarse las condiciones para la utilización y almacenamiento de los patrones, y en cada procedimiento de calibración especificar las condiciones particulares como la caducidad, así como algún método para comprobar que las

sustancias patrón siguen conservando las características establecidas.

Trazabilidad: según la norma ISO 25-1990, se define como: "la propiedad del resultado de una medida por la que es posible relacionarlo con los patrones correspondientes, sean nacionales o internacionales, a través de una cadena ininterrumpida de comparación". En última instancia y en el sistema cgs, estos patrones son el gramo, el segundo y el metro, cada uno perfectamente definido y al que debe poder referirse en última instancia el resultado. En Química Analítica la última referencia suele ser el peso, por lo que el perfecto ajuste y calibrado de la balanza analítica constituye la piedra fundamental en la mayor parte de los análisis.

La pureza de los patrones químicos se garantiza verificando algunas de sus constantes físico-químicas (punto de fusión por ejemplo) o garantizando la ausencia de determinadas impurezas (humedad por ejemplo).

La trazabilidad en Química Analítica no es tan fácil de establecer como en metrología mecánica, eléctrica o física en general, pues en muchos procedimientos la cadena de comparación se rompe en operaciones que, como la extracción, son de muy difícil reproducibilidad, aunque sean repetibles si se respetan las condiciones de trabajo. En estos casos lo más seguro es someter los patrones a todo el procedimiento analítico, no introducirlos en la etapa de medida sino desde un principio del procedimiento de preparación de la muestra o inclusive recurriendo al método de las adiciones estándar.

Evidentemente cuanto más lejos llegue un laboratorio en demostrar la trazabilidad de sus resultados mayor será la fiabilidad de éstos. Según las recomendaciones de las Buenas Prácticas de Laboratorio, la trazabilidad deberá demostrarse documentalmente, a través de los datos originales, de los registros y certificados, y en definitiva, a través de los procedimientos normalizados de trabajo utilizados.

El concepto de trazabilidad también puede aplicarse al sistema de documentación del laboratorio, tanto en la dispo-

nibilidad de procedimientos normalizados de trabajo como en el registro de resultados, y muy especialmente en la relación entre los diferentes documentos.
Los auditores de calidad en los laboratorios suelen poner especial interés en verificar la trazabilidad de un resultado, pues con ello se revisa el sistema de calibración y el sistema de documentación interna en el laboratorio.

PROCEDIMIENTOS DE CALIBRACION

En general el procedimiento operativo para ejecutar la calibración es semejante a un procedimiento analítico, e incluso en muchos casos es una repetición del mismo esquema analítico. Se trata de realizar una serie de acciones en una secuencia determinada, registrando los valores o actuando sobre algún dispositivo mecánico o electrónico del aparato. Cada técnica analítica tiene su propio método de calibración, que el usuario debe conocer y saber ejecutar.
Los tres grupos de técnicas analíticas, establecidos según el procedimiento de calibración, corresponden a modelos diferentes, según se indica a continuación:

Procedimientos Absolutos

Suelen ser los más sencillos, y se solapan con las operaciones de ajuste. Se trata de relacionar la señal del instrumento con una magnitud física y colocar la marca o escala del aparato en la posición correcta respecto al resultado de la calibración. Son ejemplos los siguientes:

- Calibrar una balanza con una pesa certificada.
- Calibrar una pipeta por pesada del agua destilada vertida entre las marcas.
- Calibrar la escala de longitud de onda de un espectrofotómetro UV-VIS con la disolución de CrO_4K_2.

- Calibrar la escala del refractómetro con agua.
- Calibrar la constante de célula de un conductímetro con la disolución de KCl.

Procedimientos Estequiométricos

Se llevan a cabo mediante reactivos valorados o normalizados, que se relacionan con las muestras en cantidades perfectamente conocidas a través de determinados mecanismos químicos.
La calibración consiste en aplicar exactamente el mismo procedimiento analítico sobre una sustancia patrón, de pureza garantizada, la relación entre el peso de patrón y el volumen de reactivo se expresa en términos de normalidad o de factor de concentración. La estabilidad del reactivo condiciona la frecuencia con la que debe repetirse la calibración, operación que en estos casos también se denomina estandarización o normalización del reactivo. La estabilidad no depende sólo de la naturaleza química del reactivo, sino también de la forma en que se emplea y almacena, o sea de las costumbres y dinámica de cada laboratorio. Cada una de las disoluciones normalizadas que se utilizan en las volumetrías ácido-base, de precipitación, complexométricas, o redox, son ejemplos de este tipo de calibración, pues son muy pocas las sustancias que como el dicromato potásico son patrones gravimétricos, y sus disoluciones son estables. En estas técnicas de calibración tanta importancia tienen las sustancias patrón como los detalles del procedimiento análitico, como por ejemplo la detección del punto final, y otros reactivos auxiliares como tampones de pH.

Procedimientos Comparativos

En ellos se establece una función de calibración aplicando el mismo procedimiento de medida a patrones y a muestras. Así como en los métodos estequiométricos la relación se mantiene a través de un reactivo normalizado,

en los procedimientos comparativos es una función (numérica o gráfica) que permite establecer la relación. A diferencia de los procedimientos absolutos, aquí el sistema de medida es más complejo y es correcto incluir en una misma función de calibración una serie de variables, que deben mantenerse constantes para la calibración y medida, de manera que si se modifica alguna de estas variables experimentales se invalida la función de calibración y ésta deberá repetirse.
La mayoría de los procedimientos instrumentales utilizados para análisis químico son sistemas complejos, pues el acoplamiento entre la muestra y el dispositivo de medida, o el sensor que proporciona la señal, incluye una serie de operaciones a realizar en condiciones de trabajo muy estrictas. Esta es la razón por la que en los sistemas de análisis complejos la matriz de los patrones es una variable tan importante como su concentración para conseguir garantizar su correspondencia con la muestra. Así, es lógico pensar que cada tipo de muestra pueda necesitar patrones diferentes, aunque la especie química a determinar sea la misma.

COMPARACION ENTRE PATRONES Y MUESTRAS

Los resultados de la aplicación de un procedimiento analítico sobre patrones en condiciones establecidas deberán tratarse numérica o gráficamente para establecer la función que relaciona la señal analítica con la cantidad de sustancia que la ha generado, y así poder deducir la concentración de las muestras a través de su señal. La Figura VII.1 esquematiza la secuencia del proceso en el que partiendo de una serie de muestras diferentes (M1, M2, ..) y de una sustancia patrón (P), se preparan unas alícuotas (X) de cada muestra y de una serie de diluciones del patrón, para cubrir el margen de concentraciones previsto por el método analítico. Sobre las alícuotas y los patrones se realiza la medida analítica obteniendo las señales correspondientes (Y), los valores de las señales de los patrones se comparan con las cantidades de sustancia correspondientes estableciendo la función numérica o gráfica con los pares de valores (X,Y); las señales de las muestras se interpolan en esta función para deducir la cantidad de sustancia en las alícuotas tomadas y de esta forma se consiguen los resultados (R) del análisis.

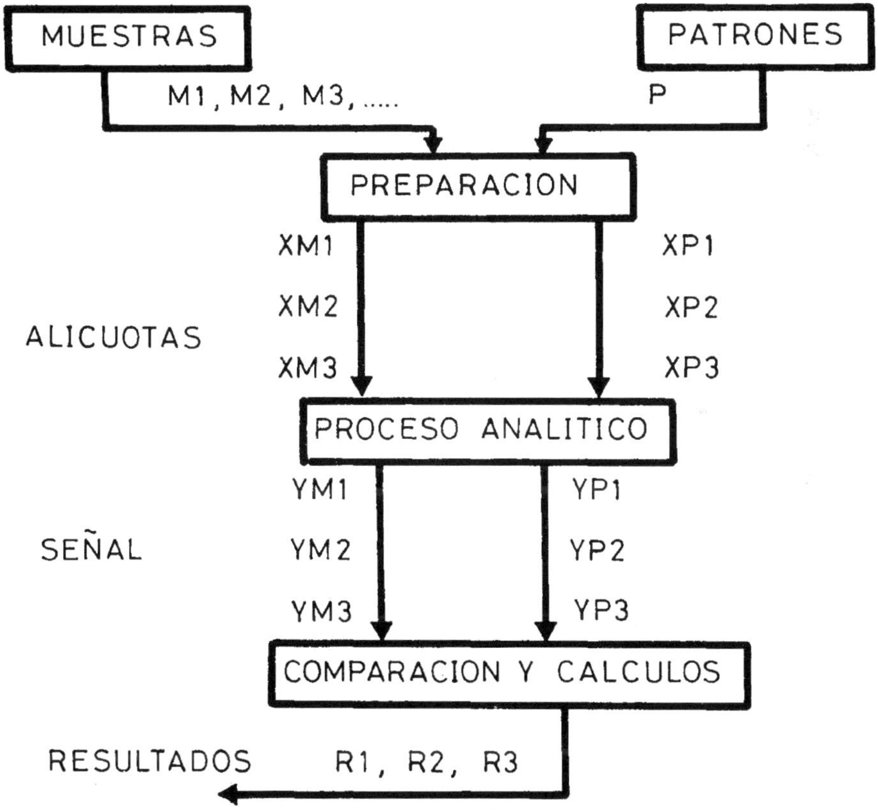

Figura VII.1. El proceso de calibración

La Matemática y especialmente la Estadística proporcionan las herramientas de cálculo para establecer la relación entre la señal y la cantidad de sustancia (Y frente a X). En los tratados de Química Analítica y en libros especializados como el de J.C. Miller and J.N.Miller [1] o el de G. Kateman [2], se puede encontrar la descripción de los métodos para calcular los parámetros estadísticos a nivel de usuario sin entrar en el fundamento matemático de las fórmulas utilizadas. Algo más complejo resulta la elección del modelo y la interpretación de los datos obtenidos, para lo cual es recomendable que en el equipo de científicos del laboratorio haya alguno especializado en Estadística.

Con la incorporación de la Informática a los instrumentos de medida, las etapas de cálculo se han automatizado y al usuario prácticamente sólo le queda verificar que el sistema es válido para sus muestras y condiciones de trabajo. La utilización discriminada de estas facilidades de cálculo pueden inducir a errores sistemáticos en los resultados por desconocimiento del modelo de cálculo que utiliza el ordenador.

Se prefieren los procedimientos analíticos que dan una relación lineal entre señal y concentración o cantidad absoluta de materia sometida a la medición, dando lugar a una recta o a una ecuación con dos constantes (ordenada en el origen y pendiente), que pueden establecerse con dos o pocos patrones más, en ellas la interpolación de los valores de la señal de las muestras es prácticamente inmediato.

Una cuestión muy importante es la elección de los módulos en las escalas tanto en ordenadas como en abscisas, no sólo para no perder información suprimiendo cifras con significación experimental con el uso de escalas demasiado reducidas, sino también para no introducir incertidumbres irreales al utilizar cifras no significativas obtenidas por cálculo, representándolas en una escala demasiado ampliada.

La máxima imprecisión se sitúa en la escala de señal (Y) cuyos datos requieren mayor esfuerzo y coste de experimentación, mientras que los datos de concentración (X) dependen de operaciones de pesar y medir volumen, que permiten asegurar un mayor número de cifras significativas. Los módulos de las escalas se establecen de tal forma que la pendiente de la recta sea de 45°, que da la máxima precisión en la relación. Para ello se parte de la dispersión con la que se obtiene el valor de la señal, que permite establecer el módulo del eje de las Y , a partir del que se selecciona el módulo del eje de abscisas, para conseguir que la pendiente de la recta de calibración sea de aproximadamente 45°, con lo que la precisión en las relaciones señal/concentración será máxima. Resulta absurdo gastar tiempo y esfuerzos en garantizar cuatro cifras en la escala de cantidad de sustancia, si el método analítico no permite asegurar más de dos cifras en la señal, bastaría con garantizar tres cifras en la cantidad de sustancia o en las disoluciones de patrones, incluyendo así un margen de seguridad. Estos mismos criterios deben igualmente tenerse en cuenta al asignar el número de cifras significativas a los resultados.

En algunos casos con la petición de análisis se impone la precisión en los resultados, con lo que se deberá proceder al revés del caso anterior, pues al venir fijado el número de cifras a leer en el eje de concentraciones (X), deberán seleccionarse las condiciones experimentales, o el método analítico, que proporcionen una señal con suficiente precisión como para permitir trabajar con una buena pendiente en la recta de calibrado.

La técnica llamada de regresión por mínimos cuadrados, proporciona la línea recta que incluye a la mayoría de los puntos, utilizando el criterio de que la distancia entre los puntos experimentales y la recta sean mínimas para todos y cada uno de los puntos. El modelo de cálculo se incluye en muchas calculadoras con un mínimo de memoria, que proporcionan la ecuación de una recta tipo $y=a+bx$, así como los valores de la pendiente (b) y de la ordenada en el origen(a). Además se obtiene fácilmente un coeficiente de correlación, cuyo valor puede oscilar entre +1 y -1, y que suele ser muy cercano a éstos, pues sólo cuando no existe relación lineal toma valores más próximos a 0. Este modelo de cálculo siempre proporciona la ecuación de una recta, aunque la relación corresponda a una parábola, es decir, que no sea lineal, incluso el coeficiente de correlación puede ser del orden de 0.9, razón por la que el coeficiente de correlación no tiene mucho interés en la práctica. Por ello, es aconsejable representar los puntos en un gráfico, sobre papel, y no confiar exclusivamente de la ecuación y del coeficiente de correlación para decidir si la relación entre X e Y es lineal o presenta curvatura.

Además de calcular la concentración de las muestras por interpolación en la recta de calibración, interesa conocer cuál es la precisión de esta concentración que vendrá relacionada con los errores aleatorios de los puntos utilizados para establecer la recta. Esta precisión se calcula por análisis de residuales (Figura VII.2), o sea de las diferencias entre el valor experimental (Y_i) y el valor deducido de la curva (Y9 con el otro dato del punto (x_i). Con la desviación típica de la serie de valores residuales obtenidos para cada uno de los puntos de la recta de calibración, se calcula una desviación típica ($s_{y/x}$), y con ésta la correspondiente a la pendiente (s_b) y a la ordenada en el origen (s_a), con las que se pueden calcular sus límites de confianza para un nivel de seguridad determinado. Con todo ello se deduce que la llamada recta de calibración es propiamente una zona, con unos límites a un lado y otro de la recta, que señalan el margen de concentraciones que corresponden a una misma señal, o sea la precisión del resultado. Para disminuir la precisión, además de los posibles cambios en las condiciones experimentales, es aconsejable aumentar el número de patrones dentro del mismo margen de concentraciones, o también repetir la medida de señal para cada patrón, utilizando el valor medio. Respecto al número de patrones, suelen ser suficientes entre cuatro y ocho para conseguir un buen equilibrio entre el coste y la mejora en la precisión.

En algunos casos el error en la escala de Y no es constante con el valor, es decir que la dispersión en la señal suele ser mayor cuanto mayor es la concentración de sustancia. En estos casos los puntos de la recta tienen diferente peso sobre la precisión de la ordenada del origen y de la pendiente. Existen procedimientos para calcular rectas ponderadas, que siendo más complejos (pues se necesita conocer la dispersión de la señal para cada uno de los patrones) no suelen mejorar la exactitud de los resultados, aunque sí su precisión que es más real.

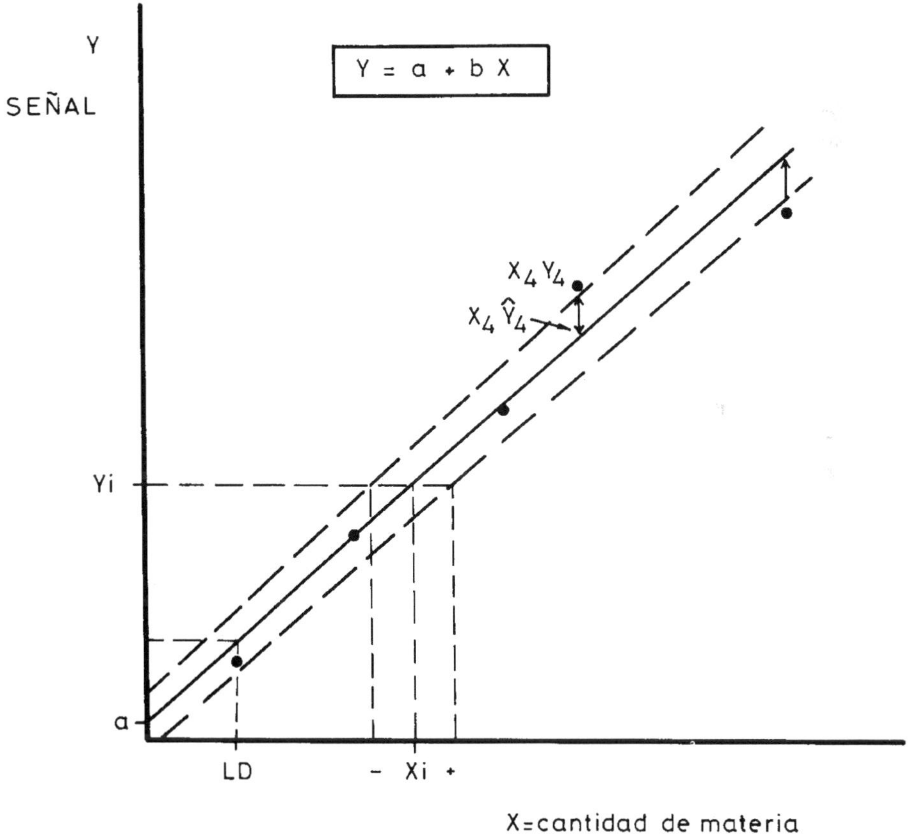

Figura VII.2. Recta de calibrado.

Si la relación entre señal y concentración no es lineal, puede resultar excesivamente complejo encontrar la función de calibración correspondiente. Es más práctico reducir el margen de aplicación del procedimiento analítico al rango de concentraciones en el que existe linealidad. La dificultad principal está en detectar cuándo empieza la curvatura. Para ello se recurre a un análisis de valores residuales, eliminando sucesivamente valores extremos mientras se consigue mejorar la dispersión de los residuales. Otra posibilidad muy utilizada es recurrir a un cambio de variables, tanto en el eje de las X como en el de las Y, para conseguir la linealidad. Así, por ejemplo, en las potenciometrías en lugar de representar la concentración de hidrogeniones $[H^+]$ se representa el logaritmo de su inverso (pH), o bien gráficamente se utiliza papel semilogarítmico, pues según la ecuación de Nerst la relación es logarítmica. Otro ejemplo son las espectrofotometrías de absorción, donde según la ley de Beer, la relación es lineal si se representa la señal (Y) en valores de Absorbancia (A), o sea también en logaritmo negativo de la relación de cantidad de luz transmitida por los patrones y las muestras.

Además de la técnica de regresión por mínimos cuadrados, existen otros procedimientos estadísticos no paramétricos que últimamente ocupan la atención de los científicos por sus ventajas y sencillez. El método de mínimos cuadrados parte de dos suposiciones que no siempre son correctas, por una parte supone que en el eje de las concentraciones (X) el error es prácticamente despreciable y que los errores en la señal (Y) son aleatorios, es decir, que con la repetición de las mediciones se obtendría una distribución normal de los resultados. Los métodos no paramétricos (también llamados métodos robustos), permiten establecer rectas de regresión entre series de pares de valores que pueden presentar errores aleatorios similares en los dos ejes. Uno de ellos es el método Theil, que con un procedimiento de cálculo laborioso, aunque no complejo, proporciona la ecuación de la recta en la que los puntos aparentemente aberrantes, en el margen de linealidad, tienen menos peso sobre la pendiente que en el método de mínimos cuadrados. Las diferencias en los resultados no suelen ser muy importantes.

LIMITE DE DETECCION

Uno de los puntos característicos de la recta de calibrado es la señal para la concentración cero, que puede tener diferente significado si corresponde a la medida realizada sobre los reactivos sin la muestra, prueba en blanco de los reactivos. O bien se realiza sobre la muestra sin alguno de los reactivos esenciales, prueba en blanco de la matriz de la muestra. Las explicaciones que puedan darse a la desviación desde cero hacia valores positivos o negativos de la señal para las pruebas en blanco, constituyen un buen índice del grado de conocimiento que el científico posee del procedimiento analítico. Ambas señales de las pruebas en blanco suelen acumularse sobre las de la muestra aunque no por igual a las señales de los patrones, por lo que es más prudente mantener estos valores en la representación de la recta de calibrado, y sustraer al resultado de concentración del correspondiente a la prueba en blanco. La señal de la prueba en blanco también presenta errores experimentales, y por lo tanto una dispersión de valores que afectan al límite de detección del procedimiento.

Así como la pendiente de la recta de calibrado es un índice de la sensibilidad del procedimiento analítico, la precisión de esta pendiente y la de la ordenada en el origen establecen el límite de detección, o sea la cantidad mínima de sustancia detectable cuantitativamente. El valor del límite de detección se establece con criterios de probabilidad de cometer error por asignar un valor a la señal de un blanco, o bien por asignar el valor de blanco (no detectable) cuando en realidad la muestra contiene cantidad significativa de sustancia. También aquí la estadística proporciona diversos modelos para establecer estos límites, según el grado de seguridad que se desee alcanzar. En algunas técnicas instrumentales se llama "*ruido de fondo*" a la dispersión de la señal del blanco, estableciéndose como límite de detección la concentración que da una señal doble o triple respecto a la señal de fondo, y así una forma de disminuir el límite de detección consiste en reducir instrumentalmente el ruido de fondo. Es incorrecto utilizar expresiones como "no detectable", "ausencia" o "0", como resultados correspondientes a señales iguales a la prueba en blanco, siendo correcto decir que el resultado de una señal no diferenciable de la prueba en blanco es "inferior al límite de detección", cuyo valor se ha determinado previamente.

ADICIONES PATRON

Para ganar seguridad en la utilización de las rectas de calibrado, o sea de la correcta similitud en el comportamiento de patrones y problemas, es aconsejable el método de las adiciones estándar. Las dudas suelen plantearse en los sistemas analíticos complejos o para las muestras con matrices difícilmente reproducibles en los patrones, cual es el caso de alimentos, muestras biológicas o del medio ambiente, y evidentemente cuando concurren las dos circunstancias, por ejemplo en la determinación de metales pesados por Absorción Atómica en aguas residuales. La duda surge al no disponer de muestras de la misma matriz pero sin contaminación del metal, para utilizarla en la preparación de los patrones de calibración.
Una solución es preparar los patrones con la misma muestra, para ello se toman varios volúmenes iguales de la disolución a analizar, añadiendo a algunas de ellas cantidades perfectamente conocidas de la especie química a determinar, y todas las alícuotas se enrasan al mismo volumen, con ello se dispone de una serie de preparaciones que contienen además de la cantidad problema (no conocida), las cantidades adicionadas, incluyendo la adición cero, y valores que cubren el margen de linealidad. La determina-

ción analítica sobre estas preparaciones proporciona una nueva recta de calibración, entre las señales y las cantidades adicionadas. Por extrapolación de la recta sobre el eje de abcisas, para Y=0, se obtiene la concentración correspondiente al problema (X).

La ordenada en el origen corresponde a la señal de la adición cero, o sea de la muestra original, y la pendiente debería ser la misma que la recta de los patrones si no existe ningún tipo de interferencia debida a la matriz de la muestra (Figura VII.3 a).

Si existe alguna interferencia, las dos rectas, patrones adicionados y patrones solos, no son paralelas, cruzándose o no según que el efecto de la interferencia sea depresivo (Figura VII.3 b) o exaltador de la señal (Figura VII.3 c). Cuando se produce interferencia es más fiable el resultado obtenido por extrapolación (RE) que el deducido por interpolación (RI).

El método de las adiciones se apoya en dos premisas no siempre válidas; una es suponer que en el sistema analítico los patrones adicionados se comportan de la misma forma que lo hace la sustancia contenida en la muestra, pues no podemos asegurar que correspondan a la misma especie o combinación química (estado de oxidación, o de complejación, etc.). Otra suposición es que la relación señal/concentración mantiene la misma función lineal (concretamente la misma pendiente) fuera del margen calibrado, pues se deduce la concentración por extrapolación.

Si con el método de las adiciones patrón se detecta interferencia, se recomienda modificar las condiciones experimentales o utilizar modificadores de matriz para eliminar o reducir al mínimo la interferencia (Figura VII.3 c).

La seguridad de las conclusiones por el método de las adiciones aumenta con el número de patrones, siendo mínima con dos puntos , o sea el conocido procedimiento de recuperación desde una adición. Si la recta de las adiciones tiene la misma pendiente que la recta de los patrones, se acepta que el resultado por interpolación sobre la recta de calibrado con patrones es adecuada. Si las dos pendientes son distintas, deducimos que existe alguna interferencia en la matriz de la muestra y por lo tanto no es correcta la comparación de patrones y muestras.

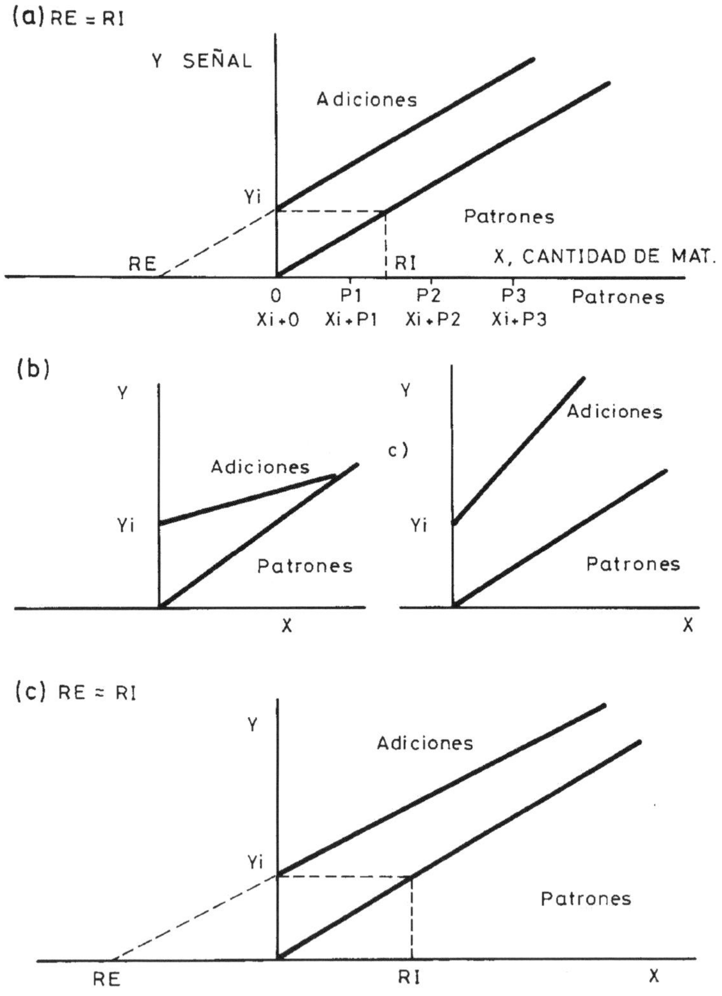

Figura VII.3. Método de las adiciones estándar.

En general, al aplicar el método de las adiciones patrón para comprobar la validez de una recta de calibración, es mucho más fiable la conclusión si ésta indica que existe interferencia respecto al caso de aceptación, o sea de que no existe interferencia, ello por las condiciones antes expuestas.

REFERENCIAS BIBLIOGRAFICAS

[1] J.C. MILLER y J.N. MILLER, "Statistics for Analytical Chemistry", Ellis Horwood, 1988.
[2] G. KATEMAN y F.W. PIJPERS, "Quality Control in Analytical Chemistry", John Wiley & Sons, 1981.

Capítulo VIII

EJERCICIOS DE INTERCOMPARACION

G. RAURET
Universidad de Barcelona

LOS EJERCICIOS DE INTERCOMPARACION DENTRO DEL PROGRAMA DE GARANTIAS DE CALIDAD

La calidad de un laboratorio analítico se fundamenta en tres pilares: el primero es el diseño y planificación de sus actividades, el segundo es el control de aquello que se ha diseñado y planificado con el fin de asegurar que se cumple adecuadamente, y el tercero es la comprobación de que tanto el diseño, la planificación como el control han sido correctos. Para cada etapa se necesitan unas normas y unas herramientas que faciliten el llegar al objetivo final: un laboratorio que proporcione la mejor información analítica que esté a su alcance.

Los ejercicios de intercomparación son uno de los mejores medios de que dispone un laboratorio para comprobar la bondad de su diseño, de su planificación y control, o sea para evaluar la calidad de su trabajo. En el esquema representado en la Figura VIII.1 se sitúa a los ejercicios de intercomparación en el apartado correspondiente a evaluación del laboratorio dentro del programa de garantías de calidad. En este esquema se ha considerado que existen dos vías para llevar a cabo la evaluación de un laboratorio: la primera es la que efectúa el propio laboratorio, la cual se denomina evaluación interna, y la segunda es la que necesita de agentes externos al mismo para efectuarla y se denomina evaluación externa.

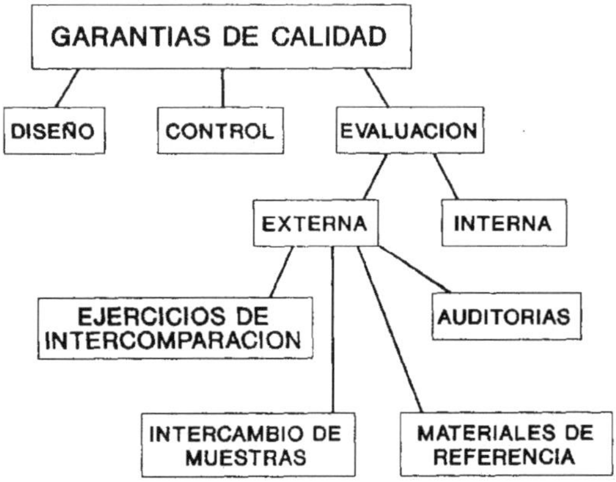

Figura VIII.1. Esquema de la situación de los ejercicios de intercomparación dentro del programa de garantías de calidad.

Evaluación interna

Para llevar a cabo la evaluación interna Taylor [1] indica que se pueden usar distintos procedimientos tales como:

a) Realizar medidas repetitivas sobre una misma muestra.
b) Usar muestras patrón internas. Una muestra patrón interna es aquella que ha sido analizada mediante un procedimiento estándar ya sea en el propio laboratorio o en colaboración con otros, pudiéndose considerar que su composición o propiedades se conocen suficientemente.

c) Usar cartas de control en donde de manera gráfica se representa la variación con el tiempo del valor que se obtiene al medir repetidamente un mismo parámetro en una misma muestra, en general un patrón interno y un blanco.
d) Intercambio de operadores y equipos.
e) Llevar a cabo medidas por métodos independientes o por métodos definitivos, métodos que han sido comprobados por algún organismo oficial y que han sido recomemdados por ellos.
f) Las auditorías internas.

Evaluación externa

Para llevar a cabo la evaluación externa los procedimientos más adecuados son:

a) Los ejercicios de intercomparación.
b) El intercambio de muestras entre laboratorios.
c) El uso de materiales de referencia certificados o externos.
d) Las auditorías externas.

La gran utilidad de los ejercicios de intercomparación como procedimiento de evaluación externa queda reflejada en el elevado número de ejercicios de este tipo que se llevan a cabo y en el elevado número de publicaciones que sobre el tema aparecen en la bibliografía. El Chemical Abstracts recoge más de 1000 trabajos referidos a ejercicios de intercomparación en los últimos años, de los cuales casi un 50% corresponde a laboratorios relacionados con el área de la alimentación.
Un ejercicio de intercomparación se basa en la aceptación por parte de varios laboratorios de llevar a cabo un mismo trabajo analítico bajo la coordinación de una organización, con objeto de evaluar la calidad de su trabajo, de evaluar un método, o bien de determinar el contenido de un elemento o de un compuesto en un material.

La misión principal de la organización responsable de un ejercicio de intercomparación es la de establecer los objetivos del mismo, las condiciones de participación de los laboratorios, asegurar la calidad y estabilidad de la muestra objeto de estudio, así como el realizar un tratamiento estadístico de los resultados.
El laboratorio participante debe a su vez comprometerse a seguir la normativa y condiciones establecidas por la organización, que variarán según el tipo de ejercicio en el que se participe.
Un ejercicio de intercomparación puede estar organizado tanto por una empresa privada, para evaluar la calidad de los distintos laboratorios que pertenecen a dicha empresa y que realizan tareas parecidas, como por un organismo público, ya sea dependiente de la administración como de sociedades o asociaciones en cuyos fines se pueda incluir el colaborar en la mejora de la calidad de los resultados de los laboratorios de análisis. Actualmente existe un amplio número de organismos que cubren distintos ámbitos regional, nacional e internacional que organizan ejercicios de intercomparación, ya sea para mejorar la calidad de las medidas, o como parte de un programa de calidad que finalmente llevará a la acreditación de un laboratorio, esto es a la aceptación por quien corresponda de la capacidad de un laboratorio a llevar a cabo con garantía de calidad unas determinaciones específicas.

TIPOS DE EJERCICIOS DE INTERCOMPARACION

Según el objetivo que se propongan, los estudios de intercomparación pueden clasificarse:

- ejercicios de intercalibración,
- estudios colaborativos y
- estudios de certificación.

Aunque muy frecuentemente se utilizan tan sólo los términos ejercicios de intercolaboración o de intercomparación para todos ellos sin distinguir en la denominación el tipo de objetivo que se proponen. En el esquema representado en la Figura VIII.2 se destacan los objetivos de los distintos tipos de ejercicios de intercomparación.

TIPO DE EJERCICIO		OBJETIVO DE LA EVALUACION
INTERCALIBRACION	→	LABORATORIO
COLABORATIVO	→	METODO ANALITICO
CERTIFICACION	→	MATERIAL DE REFERENCIA

Figura VIII.2. Objetivos de los distintos tipos de ejercicios de intercomparación

Ejercicios de intercalibración

Los ejercicios de intercalibración tienen como objetivo evaluar el buen funcionamiento de los laboratorios ya sea

a) para obtener una visión general de los errores analíticos que existen en un grupo de laboratorios,
b) para medir la calidad de un laboratorio individual,
c) para segurar que cada grupo de laboratorios consigue una exactitud analítica aceptable y que los errores analíticos están bajo control estadístico y
d) para estimular el interés en la calidad de los datos.

Los ejercicios de intercalibración son en general los primeros con los que entra en contacto un laboratorio cuando desea evaluar su funcionamiento. En este caso el responsable del laboratorio debe comprometerse a:

a) Analizar los materiales dentro del período de tiempo fijado por la organización.
b) Seguir las instrucciones respecto a la conservación y almacenamiento de la muestra.
c) Llevar a cabo el número de determinaciones indicadas por la organización.
d) Incluir en el informe final todos los resultados individuales hallados, inclusive el valor de los blancos analíticos.
e) Suministrar todos los datos de laboratorio y toda la documentación que se solicite.
f) Comprometerse a investigar los posibles fallos, si los datos obtenidos parecen ilógicos.

Cuando se participa en un ejercicio de intercomparación y sobre una misma muestra pueden llevarse a cabo diferentes tipos de determinaciones.No suele ser obligatorio participar en todas ellas, pudiéndose limitar a realizar solamente aquellas que sean del interés del laboratorio participante y en las que tenga experiencia. Por ejemplo, si sobre un conjunto de muestras de vino que se eligen como material para un ejercicio de intercalibración, la organización indica que se puede determinar el SO_2 libre, el SO_2 total y el contenido en Cu y Zn, el laboratorio participante puede restringir su contribución a SO_2 libre y SO_2 total si solamente acostumbra a llevar a cabo este tipo de determinaciones.

Segun la IUPAC [2] un estudio de intercalibración requiere un esfuerzo considerable y solamente se debe participar en él utilizando métodos sobre los cuales el laboratorio participante disponga de suficiente información previa. Esta información abarca 1º) la precisión intralaboratorio expresada como la desviación estándar de los resultados analíticos dentro del intervalo de concentraciones de interés; 2º) los errores sistemáticos como mínimo en el límite superior e inferior del intervalo de concentración a estudiar; 3º) la recuperación del analito a partir de adiciones efectuadas a muestras reales o a las muestras pretratadas; 4º) la capacidad del método para identificar o medir las formas físicas o químicas en las cuales se encuentra el analito en la muestra; 5º) las interferencias o el efecto que otras sustancias tienen en la determinación de la concentración del analito en las matrices de interés; 6º) el haber comparado los resultados obtenidos con el método aplicado con los obtenidos aplicando métodos ya probados, y 7º) el disponer del método escrito de manera clara y sin ambigüedades.

Para obtener información válida de la calidad de sus resultados es necesario que el laboratorio trabaje en las condiciones de rutina ya que de este modo conocerá cuál es el nivel de calidad de su trabajo diario. Si se toman precauciones especiales la información obtenida corresponderá al techo de calidad al que puede llegar el laboratorio trabajando en aquellas condiciones no siendo en general el objetivo de un ejercicio de intercalibración. La exigencia de efectuar varias determinaciones viene dada por la necesidad de evaluar, no solamente el resultado obtenido, sino también la precisión del mismo.

En los ejercicios de intercalibración no se fija un método analítico determinado para llevar a cabo las determinaciones, sino que cada laboratorio debe usar el procedimiento habitual tanto para el tratamiento de la muestra como para la medida final. No hay que olvidar que lo que se evalúa es la capacidad de un laboratorio para poder obtener resultados fiables para un parámetro determinado. Sin embargo el laboratorio debe consignar en el informe final que remite al organizador todos los detalles referentes a la metodología utilizada. Otro aspecto que recalca la IUPAC es la necesidad de que el laboratorio indique el número de cifras significativas en los resultados que deben darse en el informe final, basándose en la información obtenida con los instrumentos que se han utilizado.

Para un participante experimentado, los ejercicios de intercalibración tienen como objetivo principal el demostrar la exactitud de su laboratorio, sin embargo, en una primera etapa del proceso de establecimiento de las garantías de calidad, la participación en este tipo de ejercicios permite además detectar posibles errores sistemáticos y mejorar la calidad de un laboratorio mediante un proceso de aprendizaje mutuo con los otros laboratorios participantes.

Estudios colaborativos

Los estudios colaborativos tienen como objetivo evaluar un método analítico estableciendo cuáles son sus principales cualidades o bien comparar métodos entre sí. En general se considera que los estudios intercomparativos son fundamentales para establecer un método estándar λ, ya que éste es de poca utilidad si no se han evaluado y definido con precisión sus características y se ha demostrado que el método es útil para la finalidad que se propone.
Mediante un estudio colaborativo se puede saber si un método es técnicamente robusto, cuál es su alcance y limitaciones, cuáles son sus parámetros de calidad, esto es : precisión, exactitud, límite de detección, sensibilidad e intervalo de aplicación, o bien conocer si el procedimiento utilizado está descrito con claridad suficiente. El verdadero objetivo de este tipo de estudios es el conocer los parámetros de calidad del mismo.
Los estudios colaborativos van dirigidos a laboratorios especializados y con experiencia, aunque la selección puede venir influida por factores tales como buena disposición o buena voluntad del laboratorio en participar, el disponer del equipo necesario para llevar a cabo las determinaciones o el ser más sensible a la necesidad de que exista un método contrastado. En este tipo de ejercicios es la organización la que elige los laboratorios que considera adecuados y los invita a participar.
En este tipo de ejercicios la organización además de determinar su finalidad, elige el método a seguir, indica los probables usos que se hará de él tales como control de calidad, vigilancia, investigación, etc. La selección del método se lleva a cabo teniendo en cuenta sus parámetros de calidad aunque a veces se elige un método que ya haya

sido seleccionado por una organización con una finalidad determinada, por ejemplo: la AOAC, la ISO, etc.
Otras veces el objetivo es mejorar un método que ya existe pero que no es suficientemente apropiado. Por ejemplo, en los estudios sobre contaminación de suelos por metales pesados, es muy frecuente utilizar para el tratamiento de la muestra procedimientos basados en la extracción del metal con una solución extractante: ácido acético, EDTA u otras. Sin embargo los resultados obtenidos son poco reproducibles por depender éstos en gran manera del protocolo a seguir. El establecimiento de qué condiciones deben controlarse de manera estricta constituye la base de un estudio colaborativo que se está llevando a cabo actualmente cuyo objetivo es mejorar un método ya existente.
En cualquier otro caso un estudio colaborativo debe planificarse utilizando un método que se conozca a fondo ya que de lo contrario todo el esfuerzo realizado puede conducir a resultados inútiles. Debe evitarse el usar métodos propuestos por comités que no han sido suficientemente ensayados. En este caso conviene disponer de un laboratorio experimentado que estudie previamente las características del método.
Una vez establecido el método por parte de la organización, todos los laboratorios deben utilizar, no solamente el mismo procedimiento, sino también el mismo protocolo fijando hasta el más mínimo detalle. Se recomienda que cualquier variación que se introduzca en el procedimiento por pequeña que sea se especifique en el informe final que se entrega. La AOAC [3] ha editado una normativa para llevar a cabo estudios de intercolaboración con objeto de validar métodos de análisis.

Estudios de certificación

El tercer tipo de ejercicios de colaboración lo constituyen los estudios de certificación, encaminados a obtener los valores que serán utilizados en la certificación de un material de referencia. En este caso el responsable del ejercicio es un organismo cuya finalidad es la de preparar materiales de referencia certificados siendo aquél el que coordina el ejercicio y el que elige los laboratorios que considera adecuados para participar en el mismo. En general se suelen elegir laboratorios de alto nivel y de calidad reconocida a juicio del organismo responsable. Algunos de los más acreditados organismos suministradores de materiales de referencia certificados trabajan mediante estudios de certificación. En Europa la Oficina Comunitaria de Referencia (BCR) utiliza este sistema para la producción de materiales de referencia certificados.

En los ejercicios de intercertificación es obligatorio que la determinación del contenido de un elemento o de un compuesto, o la medida de una propiedad, se lleve a cabo utilizando diversos procedimientos, métodos y técnicas y que los valores obtenidos con todos y cada uno de ellos no difieran estadísticamente. Algunos organismos que se dedican a la preparación de materiales de referencia entregan junto con la muestra una información muy amplia en la que se describe quiénes han participado en el ejercicio de certificación, cómo se ha preparado el material, así como las técnicas analíticas usadas en el ejercicio de certificación.

En este tipo de ejercicios se utiliza un número elevado de técnicas analíticas, así por ejemplo en el caso de la certificación del contenido en metales pesados de una célula de proteína [4] se utilizaron diecinueve métodos distintos y cada elemento fue determinado como mínimo utilizando dos técnicas distintas.

En este tipo de ejercicios la información requerida por la organización es más detallada que por ejemplo la que se pide en los ejercicios de intercalibración, y en este caso es imprescindible conocer a la perfección las características del método analítico que se va a utilizar, el nivel de precisión en este caso es más estricto que en un estudio colaborativo. La organización generalmente da una indicación previa del nivel de concentración que cabe esperar en la muestra que se pretende certificar.

DISEÑO Y REALIZACION DE LOS EJERCICIOS DE INTERCOMPARACION

Una vez fijada por la organización responsable el tipo de ejercicio que se va a desarrollar, debe procederse por parte de ésta a su planificación. En la Figura VIII.3 se da un esquema de las etapas a seguir en el diseño y realización de un ejercicio de intercomparación.

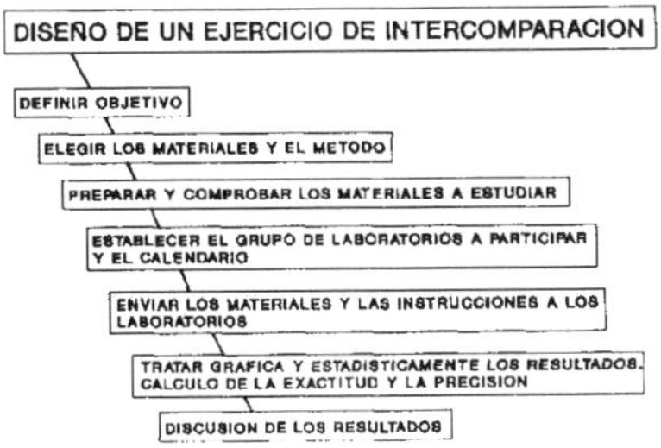

Figura VIII.3. Esquema de las etapas a seguir en el diseño y realización de un ejercicio de intercomparación.

Según cuál sea el diseño del ejercicio intercomparativo se podrán detectar distintos tipos de errores que pueden aparecer a lo largo de un proceso analítico. Griepink [5] indica que se podrán detectar errores debidos a la toma de muestra, al pretratamiento de la muestra, a la medida final o al propio laboratorio. Los ejercicios que permiten evaluar posibles errores en la toma de muestra son menos frecuentes, sin embargo pueden diseñarse, y de hecho se han llevado a cabo algunos de ellos, en especial entre laboratorios que se dedican a estudios medio ambientales. Dentro de un programa organizado por el Joint Research Centre de la CCE [6] de Ispra se planteó el determinar los errores debidos a la toma de muestra en una muestra de aire. El experimento se diseñó de manera que los distintos laboratorios participantes debían tomar dos muestras de aire. Las dos muestras fueron tomadas por un mismo técnico, una a partir de un tanque en el que la muestra era perfectamente homogénea y reproducible, y la otra realizada mediante las técnicas de captación habituales en una zona no muy amplia para evitar que la variabilidad de la muestra fuera significativa. Los resultados evidenciaron que gran parte de los errores en las resultados procedían de errores en la toma de muestra.

De acuerdo con los objetivos del ejercicio se fijan una serie de aspectos tales como el tipo de material o de materiales a estudiar y su número, el número de laboratorios que participará en el ejercicio y el número de replicados que se determinarán para cada muestra. Además deberá establecerse un calendario de trabajo.

Diseño de los materiales a utilizar

Un aspecto de suma importancia en los ejercicios de intercomparación lo constituye la selección del material que se utiliza para realizar el estudio. Por material se entiende la combinación de tipo de matriz, nivel de concentración del analito y naturaleza de éste. Por ejemplo un material para un ejercicio de intercomparación podría ser una aleación base hierro que contuviera cromo como componente mayoritario en una concentración entre 15 y 20%, o bien un vegetal liofilizado que contuviera un pesticida organoclorado a nivel traza.

No todos los materiales son aptos para llevar a cabo un estudio de este tipo. Es absolutamente imprescindible que el material utilizado sea homogéneo y estable. Así un material vegetal sólo puede utilizarse si se liofiliza o deseca previamente para evitar su descomposición. La organización responsable del ejercicio debe garantizar que el material suministrado a los participantes cumple con los requisitos de homogeneidad y estabilidad. La preparación de una muestra para un ejercicio de intercomparación debe hacerse de forma muy rigurosa y el laboratorio encargado de prepararla debe llevar a cabo estudios de homogeneidad y de estabilidad del lote preparado.

Otro aspecto de interés a tener en cuenta al elegir el tipo de material a estudiar en un ejercicio de intercomparación lo constituye la concentración del analito en la muestra. Las concentraciones a estudiar deben elegirse de modo que cubran el intervalo de interés para cada uno de los analitos en la matriz que se va a estudiar. Se recomienda que cuando el diseño del ejercicio incluya la determinación de un analito en ausencia de éste, aspecto bastante común en la determinación de microcontaminantes en alimentos o en muestras ambientales, se suministren blancos como materiales a determinar.

En lo que se refiere al número de materiales a determinar en cada ejercicio de intercomparación, se recomienda que se utilicen cinco materiales distintos y que se disminuya a tres sólo cuando deba estudiarse un único nivel de concentración y un solo tipo de matriz. También se recomienda que se utilicen como materiales varios replicados de una misma muestra sin que el laboratorio participante tenga conocimiento de ello, muestras ciegas, o mejor que se utilicen muestras con dos niveles de concentración cercanos –split levels. También es adecuado el uso combinado de muestras ciegas y muestras de niveles cercanos, sin que ello signifique que no deban utilizarse muestras independientes. El uso de muestras con dos niveles cercanos de concentración permite conocer la capacidad de un laboratorio para distinguir entre dos muestras con niveles muy parecidos y permite conocer la repetibilidad de un método analítico. El uso de duplicados permite evaluar la capacidad de un laboratorio para calificar, o no, como iguales dos muestras idénticas.

Al diseñar un ejercicio de intercomparación debe también considerarse la posibilidad de utilizar muestras que contengan, o no, compuestos interferentes. En general se recomienda que algunas de las muestras utilizadas contenga alguna interferencia que permita evaluar la calidad del trabajo de un laboratorio en condiciones más complejas.

Otro aspecto de interés lo constituye el tamaño de la muestra a suministrar a cada uno de los laboratorios participantes. Dado que la muestra ha de someterse a un tratamiento largo y costoso, la organización responsable no acostumbra a suministrar grandes cantidades de muestra, sin embargo la cantidad de la que debe disponer un laboratorio debe ser suficiente para poder realizar con holgura todos los replicados solicitados. En el caso de algunos ejercicios que conlleven el uso de técnicas nuevas, complejas o poco habituales, la organización deberá suministrar una cantidad de material adicional para permitir al laboratorio que se familiarice con ellas como paso previo al ejercicio de intercomparación. En cualquier caso siempre puede solicitarse a la organización responsable el envío de una nueva muestra si por alguna circunstancia no se dispone de suficiente cantidad para llevar a cabo las determinaciones solicitadas.

Además del material a utilizar, el diseño de un ejercicio de intercomparación requiere definir el número de laboratorios que deben participar en él. Se considera que el número de participantes debe ser suficiente para que se pueda aplicar un tratamiento estadístico a los resultados. De acuerdo con este criterio el número mínimo de laboratorios que deben participar en un ejercicio de intercomparación es de ocho.

Preparación del material

La preparación de un material para ser utilizado en un ejercicio de intercomparación se realiza en las etapas que se indican en el esquema que aparece en la Figura VIII.4 y que se describen a continuación:

1ª etapa) Se elige el material óptimo y se localiza la fuente que puede suministrar el material. Por ejemplo en el caso de una muestra ambiental, tal como un material vegetal rico en metales pesados, es adecuado el utilizar un vegetal

cultivado en un campo que se haya abonado con materia orgánica procedente de lodos de depuradoras, los cuales en general contienen metales pesados, en cantidades apreciables, por lo que en primer lugar deberá localizarse un campo al que se haya aplicado este tipo de tratamiento.
Algunas veces el material elegido es simplemente una disolución que contiene el analito. En dicho caso se deberá establecer por parte del laboratorio que se encargue de la preparación de los materiales un informe detallado que describa el procedimiento utilizado para su preparación el cual debe ser aceptado por el organismo responsable. Es conveniente que la preparación de las disoluciones se realice gravimétricamente para evitar la dispersión que pueden presentar las disoluciones preparadas volumétricamente.

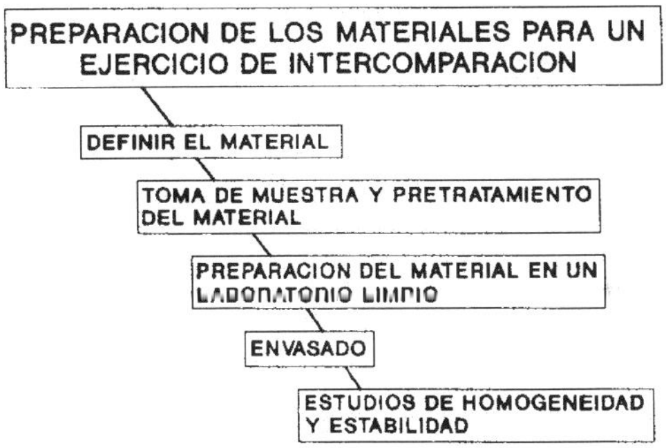

Figura VIII.4. Esquema de las etapas a seguir en la preparación de un material para un ejercicio de intercomparación.

2ª etapa) En el caso de un material que no se prepare en el laboratorio, que es el caso más frecuente , una vez elegido el material óptimo se lleva a cabo la toma de la muestra total y se procede a su acondicionamiento que será muy variado en función del tipo de material que se trate. Por ejemplo en el caso de una muestra vegetal en la que se quiera determinar metales pesados, se debe proceder a una selección de la parte adecuada del vegetal, hojas, frutos, raíces, etc., y se debe desecar a temperatura ambiente. En otros casos, por ejemplo un suelo o un sedimento, se debería someter además a un tamizado grosero para eliminar las partículas demasiado gruesas.

3ª etapa) Una vez seleccionada y procedido a la primera reducción de la gran muestra, ésta se traslada a un laboratorio especialmente equipado para tratar grandes volúmenes de muestra en condiciones que eviten su posible contaminación. En este laboratorio se lleva a cabo un tratamiento para eliminar la humedad de la muestra, en general un tratamiento térmico o una liofilización, a continuación se tritura hasta un tamaño de grano apropiado y se somete, caso que sea necesario, a un tratamiento que evite el crecimiento de microorganismos. Finalmente la muestra preparada se envasa en los recipientes adecuados.

En el caso de disoluciones preparadas en el laboratorio se suprimen todos los pasos intermedios y una vez preparada la disolución se envasa adecuadamente.

Debe elegirse el tipo de envase de modo que sea inerte y no contamine la muestra, que cierre herméticamente en cualquiera de las condiciones a las que estará sometido, tanto en el laboratorio como durante el transporte de la muestra a los distintos laboratorios participantes. Cuando se trate de una muestra sólida es conveniente añadir en el interior del envase una bola de material inerte que facilite la homogeneización del contenido antes de tomar una porción de la muestra.

4ª etapa) Una vez se ha preparado el lote, el cual consiste en un número relativamente elevado de envases que contienen la muestra tal como se entregará a los laboratorios que participen en el ejercicio de intercomparación, se lleva a cabo una toma de muestra consistente en elegir al azar una serie de muestras envasadas en las que se determina el parámetro o parámetros que serán objeto de comparación en el estudio posterior y se comprueba la homogeneidad de la muestra preparada. Parte de estas muestras se conservan para llevar a cabo el estudio de estabilidad a lo largo del tiempo para lo cual se procederá a analizar durante un período de tiempo que depende del tipo de muestra, cada uno de los parámetros o concentraciones que vayan a estudiarse en el ejercicio de intercomparación.

Una vez se ha comprobado la homogeneidad y la estabilidad de la muestra preparada, la organización la remite a los laboratorios participantes en el ejercicio. La muestra remitida debe estar adecuadamente identificada y empaquetada para evitar roturas y debe ir acompañada de una hoja encuesta, a la que debe responder el laboratorio participante, referente al estado en que ha recibido la muestra. En el caso que ésta no se recibiera en condiciones óptimas el organismo responsable debe suministrar una nueva muestra al laboratorio. El envío debe ir además acompañado de las instrucciones necesarias para la conservación de la muestra, de los procedimientos de análisis, si se trata de un estudio colaborativo, así como de las instrucciones para la elaboración del informe que debe acompañar a los resultados obtenidos. En caso de que sea nacesaria una comprobación del calibrado de los instrumentos de medida se adjuntarán además patrones de concentración conocida y en algunos casos patrones internos.

TRATAMIENTO DE LOS RESULTADOS

Una vez la organización recibe los resultados obtenidos por los distintos laboratorios debe proceder al tratamiento de los mismos. Es primordial para que pueda llevarse a cabo esta etapa que cada laboratorio participante entregue a la organización el número de replicados solicitados por ésta, en general cinco, ya que el primer paso que se realiza al recibir los resultados es calcular el valor medio y la desviación estándar obtenidos por cada laboratorio.

Representación gráfica de los resultados obtenidos

Una vez se han calculado los valores medios y sus desviaciones se procede a su representación gráfica. En la Tabla VIII.1 se dan los valores de concentración obtenidos para el cobre en un ejercicio de intercalibración dedicado al análisis de trazas de metales pesados, organizado por la Sociedad Española de Química Analítica en colaboración con la Oficina Comunitaria de Referencia (BCR) entre laboratorios españoles dedicados al análisis químico. En la tabla además de los valores obtenidos por cada laboratorio para cada uno de los replicados se da en la primera columna el número de identificación de la muestra, en la segunda la técnica seguida (AAS equivale a espectrometría de absorción atómica con llama, ICP espectrometría de emisión atómica por plasma acoplado inductivamente y SWV voltamperometría de onda cuadrada). En la tercera fila se indica el número de replicados que ha mandado cada uno de los laboratorios participantes, y en las columnas sucesivas los valores de cada una de las determinaciones. La columna décima da el valor medio y la decimoprimera el valor de la desviación estándar. En la Figura VIII.5 se han representado en forma de diagrama el valor medio y la desviación estándar obtenida para cada uno de los 33 laboratorios participantes. Los valores de la abcisa se dan en μg/g y la flecha situada en la parte superior indica el valor de la concentración a la cual debían referirse los valores encontrados por cada laboratorio. El valor medio obtenido al considerar de forma independiente cada uno de los resultados entregados por los distintos laboratorios es 20.32 y la desviación estándar para todos ellos de 5.505, en el gráfico corresponde a la línea denominada "todos"; el valor medio de los valores medios calculados para cada laboratorio participante es de 20.35 y la desviación estándar de los valores medios de 5.397, en el gráfico corresponde a la línea denominada "medios".

Tabla VIII.1. Resultados del contenido en Cu expresado en µg/g de un material analizado por 33 laboratorios en un ejercicio de intercomparación.

nº	técn.	num.	replicados					medio	s
115	AAS	5	21.00	20.90	21.00	21.00	21.00	21.02	.1095
118	AAS	3	20.40	20.40	20.40			20.40	.0000
120	AAS	5	19.46	19.58	19.46	19.46	19.58	19.51	.0657
124	AAS	5	19.04	19.78	17.94	19.42	20.33	19.30	.8976
125	AAS	5	21.30	21.70	22.00	22.10	22.40	21.90	.4183
128	AAS	5	20.66	21.36	21.36	21.08	20.66	21.02	.3514
132	AAS	3	19.23	19.23	18.67			19.04	.3217
133	AAS	5	21.19	20.80	21.23	20.91	20.66	20.96	.2469
141	AAS	5	20.16	21.08	21.08	20.16	21.08	20.71	.5039
147	AAS	5	18.52	18.52	18.24	18.19	18.38	18.37	.1536
154	AAS	3	19.70	19.70	19.70			19.70	.0000
157	AAS	5	20.18	20.18	20.18	19.87	20.03	20.09	.1381
164	AAS	5	19.34	19.34	19.39	13.39	19.49	19.39	.0612
170	AAS	5	16.93	16.93	16.93	16.93	16.93	16.93	.0000
177	AAS	5	20.72	20.66	19.28	18.75	18.75	19.63	.9900
178	AAS	5	17.74	17.47	17.65	17.65	17.57	17.62	.1014
179	AAS	5	46.66	46.07	46.66	46.66	46.07	46.42	.3232
189	AAS	2	19.24	20.08	19.97	19.08	19.45	19.56	.4435
197	AAS	4	21.53	22.29				21.91	.5374
198	AAS	5	22.94	23.17	24.21	24.21		23.63	.6734
199	AAS	5	24.26	22.28	22.22	21.50	22.19	22.49	1.039
200	AAS	5	20.47	19.95	20.25	20.50	20.30	20.29	.2201
229	AAS	5	18.96	18.96	18.96	18.96	18.81	18.93	.671
239	AAS	5	10.98	10.52	9.72	11.60	11.67	10.90	.8103
241	AAS	5	20.75	20.62	20.56	20.75	20.68	20.67	.0829
244	AAS	5	20.30	20.30	20.13	20.13	20.13	20.20	.0931
249	AAS	5	20.39	20.39	20.39	20.39	20.39	20.39	.0000
250	AAS	5	20.87	21.04	20.87	21.12	20.96	20.97	.1089
111	ICP	5	20.10	20.20	20.10	20.70	20.60	20.34	.2881
127	ICP	5	19.10	19.20	19.20	19.00	19.10	19.12	.0837
133	ICP	5	20.16	20.27	20.59	20.59	20.16	20.35	.2201
181	ICP	5	19.54	19.54	20.35	19.54	20.35	19.86	.4437
130	SWV	5	10.30	8.60	11.75	10.64	8.54	9.97	1.387

La simple observación de esta representación pone de manifiesto la presencia de algunos resultados anómalos que se desvían de manera clara de los valores encontrados por los demás laboratorios. En todo ejercicio de intercalibración pueden presentarse algunos de estos resultados que en general son debidos a las siguientes causas:

- Cálculos incorrectos o errores aritméticos.
- Errores en la redacción del informe: transposición de números, posición incorrecta del decimal, uso de unidades erróneas.
- Uso de patrones incorrectos debido a errores en la pesada o a errores volumétricos.
- Contaminación por parte de los reactivos, del equipo de medida o del material a estudiar.

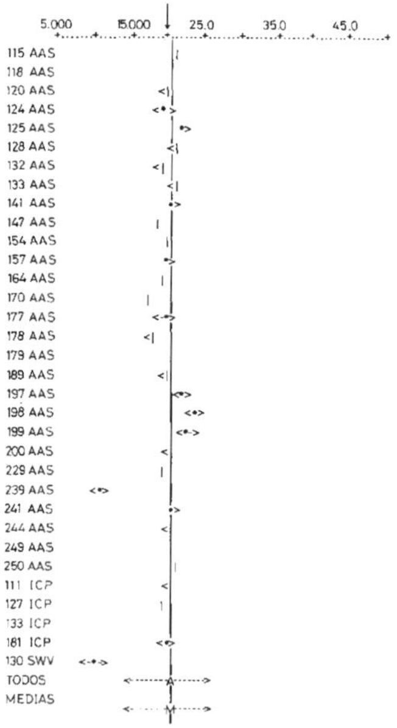

Figura VIII.5. Diagrama de barras de los valores medios y las desviaciones estándar de 33 laboratorios participantes en un ejercicio de intercomparación en la determinación de cobre. Los resultados se expresan en µg/g.

Cuando se trabaja con un programa completo de garantías de calidad gran parte de estos errores se superan con los controles y la evaluación interna que lleva a cabo el propio laboratorio.
A partir de la representación gráfica obtenida se pueden detectar este tipo de errores y eliminar aquellos resultados que de manera evidente resultan aberrantes o anómalos. En la Figura VIII.6 se han representado los valores medios y la desviación estándar una vez eliminados este tipo de resultados, y se ha calculado de nuevo el valor medio obtenido al considerar todos los resultados de manera independiente, en la gráfica denominada "todos", y su desviación estándar así como el valor medio de los valores medios , en la gráfica denominada "medios", y su desviación estándar. Los nuevos valores medios han sido 20.10 y 20.14 respectivamente y las desviaciones estándar 1.37 y 1.36 también respectivamente. Se observa que el valor medio obtenido es más parecido al verdadero valor y que al eliminar los resultados más anómalos se halla un valor de la desviación estándar menor y más acorde con el tipo de determinaciones llevadas acabo, sin embargo también se observa que:

- Sólo un 27 % de los resultados dan valores en cuyo intervalo se encuentra el verdadero valor.
- Un número elevado de laboratorios tienen una dispersión más baja de lo que cabría de esperar si tenemos en cuenta el tipo de técnica de medida utilizada. Algunos de ellos si hubieran obtenido una dispersión algo mayor, más acorde con el tipo de técnica analítica utilizada, contendrían en su intervalo el verdadero valor de concentración. Esto puede atribuirse al hecho que los valores que se han entregado por quintuplicado no representan verdaderos replicados sino que son medidas realizadas, por ejemplo, en una misma sesión de laboratorio, lo que elimina parte de la imprecisión.

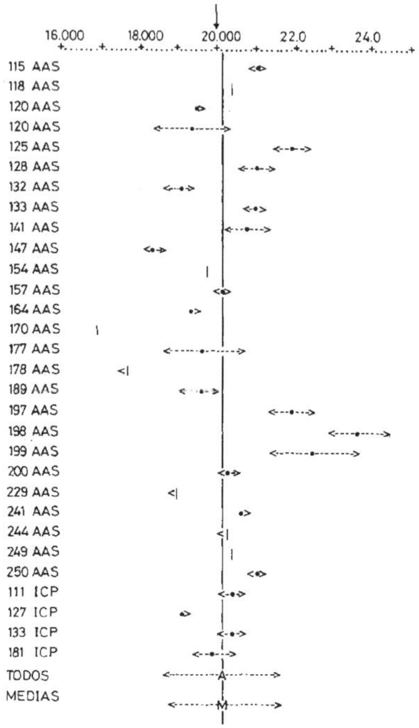

Figura VIII.6. Misma representación que en la Figura VIII.5 pero para los datos seleccionados.

Si en un mismo ejercicio de intercomparación se han determinado muestras ciegas o materiales con niveles de concentración de analitos muy cercanos, deberán representarse los resultados obtenidos para este tipo de muestras mediante la representación de Youden [7], que consiste en representar la concentración obtenida por un mismo laboratorio para las dos muestras idénticas, una en cada uno de los ejes de coordenadas. En la Figura VIII.7 se representan los valores hallados en un ejercicio internacional de intercalibración sobre datación por radiocarbono, organizado por la Universidad de Glasgow, en el que participaron 48 laboratorios y en el que se analizaron dos muestras idénticas, que en la gráfica aparecen como muestras 1 y 2. Los resultados obtenidos muestran que la mayoría de valores están situados sobre la línea, lo que demuestra una buena reproducibilidad intralaboratorio. Sin embargo algunos de ellos se alejan bastante de la bisectriz mostrando una mala precisión en el propio laboratorio. Si ninguno de los laboratorios cometiera errores en sus determinaciones todos los puntos estarían situados en un área muy restringida (este no es el caso del ejemplo pues algunos de los participantes se alejan bastante del valor medio), indicando la existencia de errores en las determinaciones efectuadas.

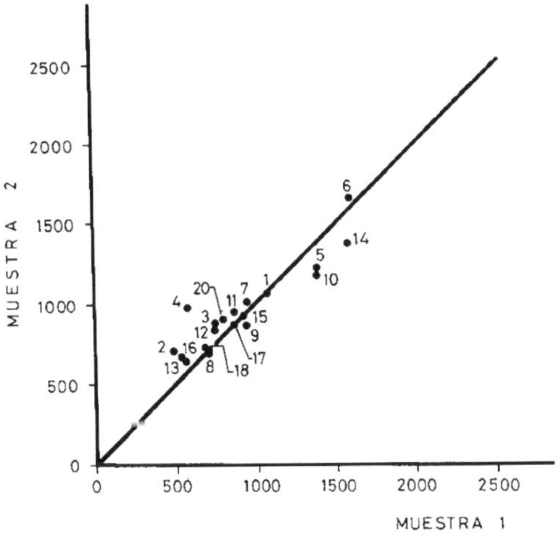

Figura VIII.7. Representación de Youden para dos muestras ciegas analizadas en un ejercicio de intercalibración.

Análisis estadístico

Una vez se ha hecho una primera revisión de los resultados debe procederse a efectuar un análisis estadístico de los mismos. En este análisis sólo deben incluirse los datos válidos. Se consideran datos válidos aquellos de los cuales no se dispone de ninguna razón para sospechar que no lo son. Según Horwitz [3] se consideran datos no válidos aquellos que presentan algunas anomalías tales como:

a) En un estudio colaborativo no se ha seguido el método propuesto por la organización.
b) Se ha obtenido una calibración no lineal para un método determinado en un intervalo para el que se suponía que debía ser lineal.
c) No se ha hallado un sistema que disponga de las especificaciones adecuadas.
d) La resolución es inadecuada.
e) Se obtienen curvas de absorción distorsionadas.
f) Tienen lugar reacciones inesperadas.
g) Tienen lugar otros fenómenos atípicos.

Eliminación de resultados aberrantes o anómalos

Todos los ejercicios de intercomparación parecen tener un cierto número de resultados aberrantes. El número depende de la definición que se haga del tema y de las bases utilizadas para los cálculos (analitos, materiales, laboratorios, determinaciones).

Se considera [3] que es excesiva la eliminación de más de 2/9 de los resultados por considerarlos aberrantes sin que exista ninguna causa que permita considerar el resultado como no válido. Una eliminación mayor correspondería a suprimir a más de un laboratorio por cada 5 ó 6 participantes , o a más de 2 laboratorios por cada 9 de los participantes en un ejercicio de intercomparación. Si en un ejercicio participan un número elevado de laboratorios deben eliminarse incluso menos de las dos novenas partes de los mismos.

Respecto a la conveniencia de eliminar resultados aberrantes o anómalos de un conjunto se han adoptado distintas posiciones que varían desde el extremo de no permitir la eliminación de ningún resultado del que no existan razones para juzgar que es no válido, hasta quien defiende que deben eliminarse todos aquellos que sea preciso hasta conseguir una distribución normal de frecuencia. Una posición intermedia según la cual pueden eliminarse algunos resultados, con un máximo de dos novenas partes de los totales aplicando criterios de significación estadística, parece la más válida.

Los criterios de significación que normalmente se aplican para decidir la eliminación de resultados aberrantes son el test de Cochram y los tests de Grubbs simple y doble. Estos criterios se aplican siguiendo en el orden que indica el diagrama de flujo representado en la Figura VIII.8.

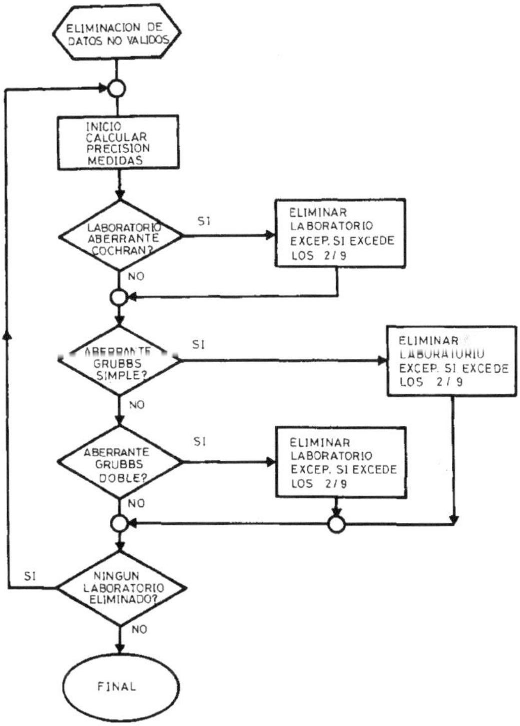

Figura VIII.8. Diagrama de flujo para la eliminación de resultados aberrantes o anómalos.

Tabla VIII.2. Valores críticos para el test de Cochran para un nivel de confianza de 0.01. L= número de laboratorios; r= número de replicados por laboratorio.

L	r = 2	r = 3	r = 4	r = 5	r = 6
3	.993	.842	.883	.834	.793
4	.968	.864	.781	.721	.676
5	.928	.788	.696	.633	.588
6	.883	.722	.626	.564	.520
7	.838	.664	.568	.508	.466
8	.794	.615	.521	.463	.423
9	.754	.573	.481	.425	.387
10	.718	.536	.447	.393	.357
11	.684	.504	.418	.366	.332
12	.653	.475	.392	.343	.310
13	.624	.450	.369	.322	.291
14	.599	.427	.349	.304	.274
15	.575	.407	.332	.288	.259
16	.553	.388	.316	.274	.246
17	.532	.372	.301	.261	.234
18	.514	.356	.288	.249	.223
19	.496	.343	.276	.238	.214
20	.480	.330	.265	.229	.205
21	.465	.318	.255	.220	.197
22	.450	.307	.246	.212	.189
23	.437	.97	.238	.204	.182
24	.425	.287	.230	.197	.176
25	.413	.278	.222	.190	.170
26	.402	.270	.215	.184	.164
27	.391	.262	.209	.179	.159
28	.382	.255	.202	.173	.154
29	.372	.248	.196	.168	.150
30	.363	.241	.191	.164	.145
35	.325	.213	.168	.144	.127
40	.294	.192	.151	.128	.114

El test de Cochran sirve para eliminar laboratorios (o indirectamente para eliminar valores extremos individuales de un conjunto de laboratorios) cuya varianza intralaboratorio es significativamente mayor que las varianzas intralaboratorios de los demás participantes para un material dado. El test de Grubbs se usa para eliminar laboratorios con valores medios extremos, y que son inconsistentes con una distribución gaussiana de los medias de los laboratorios.

El test de Cochran se aplica de la siguiente manera: Se calculan las varianzas intralaboratorio para cada uno de los laboratorios participantes en un ejercicio de intercomparación y se divide el valor máximo de las varianzas encontradas por la suma de todas las varianzas. El valor del cociente es el estadístico de Cochran. Si el valor de este estadístico supera al valor crítico tabulado, indica la existencia de un laboratorio aberrante y por ende eliminable. En la Tabla VIII.2 se dan los valores críticos para un nivel de significación de 0.01 en función del número de laboratorios participantes en el ejercicio y del número de replicados realizados por cada laboratorio.

El test de Grubbs debe aplicarse de la siguiente manera : se aplica el test simple y si no se encuentra ningún laboratorio aberrante debe continuarse y aplicar el test de Grubbs doble.

El cálculo del valor del estadístico de Grubbs simple se efectúa de la siguiente manera: Se calcula el valor medio de los resultados obtenidos por cada uno de los L laboratorios participantes y se calcula la desviación estándar de los L valores medios obtenidos. A continuación se calcula la desviación estándar del conjunto de valores medios una vez eliminado el valor medio más elevado s_H , y la desviación estándar del conjunto de valores medios una vez eliminado el menor valor s_L.

Finalmente se calcula la disminución de la desviación estándar aplicando la siguiente expresión:

$$100 \cdot \left(1 - \frac{S_L}{S}\right) \quad \text{y} \quad 100 \cdot \left(1 - \frac{S_H}{S}\right)$$

El mayor de estos dos porcentajes es el estadístico de Grubbs simple. Este criterio indica la presencia de un laboratorio aberrante si el valor de este estadístico excede al valor crítico tabulado para un nivel de significación de 0.01 y para L laboratorios. En la Tabla VIII.3 se dan los valores críticos tanto para el test simple como para el test de Grubbs doble.

Para el cálculo del valor del estadístico en el test de Grubbs doble se procede de forma análoga. Se calcula s_L, s_H y s_{HL}, a partir del conjunto de valores medios calculados para cada laboratorio, s_L se calcula eliminando los dos valores medios más bajos del conjunto, s_H eliminando los dos valores medios más altos, y s_{HL} se calcula eliminando los valores medios más alto y más bajo respectivamente. Se toma el menor valor de entre los tres nuevos valores calculados de la desviación estándar y se calcula el porcentaje de disminución de la desviación estándar de manera análoga al estadístico de Grubbs simple, refiriéndolo al valor inicial de s, sin eliminar ningún laboratorio. Se considera que existe un laboratorio aberrante al aplicar el test de Grubbs doble si el porcentaje de disminución de la desviación estándar excede al valor crítico tabulado para un nivel de significación de 0.01 para L laboratorios.

Si al aplicar el test de Grubbs simple se observa que existe algún laboratorio aberrante debe eliminarse y iniciar de nuevo la operación aplicando el test de Cochran. Si por el contrario el test de Grubbs simple no pone de manifiesto la necesidad de eliminar ningún laboratorio debe proseguirse y aplicar el test de Grubbs doble. Si este test es positivo deben eliminarse los dos laboratorios responsables del aumento de dispersión e iniciar de nuevo el proceso aplicando el test de Cochran tal como se indica en el diagrama de flujo.

Tabla VIII.3. Valores críticos para el test de Grubbs simple y apareado. L= número de laboratorios

L	Valor test simple	Valor test doble
4	91.3	99.7
5	80.7	95.4
6	71.3	88.3
7	63.6	81.4
8	57.4	75.0
9	52.3	69.4
10	48.1	64.6
11	44.5	60.5
12	41.5	56.8
13	38.9	53.6
14	36.6	50.8
15	34.6	48.3
16	32.8	46.0
17	31.2	44.0
18	29.8	42.1
19	28.5	40.4
20	27.3	38.9
21	26.2	37.4
22	25.2	36.1
23	24.3	34.9
24	23.4	33.7
25	22.7	32.7
26	21.9	31.7
27	21.2	30.8
28	20.6	29.9
29	20.0	29.1
30	19.5	28.3
35	17.1	25.0
40	15.3	22.5

Conviene tener presente que no debe eliminarse ningún laboratorio más en el momento en el cual ya se han eliminado 2/9 partes de los laboratorios del conjunto inicial.
Si en uno de los ciclos completos al aplicar todos los tests de elimimación de aberrantes, el de Cochran, el de Grubbs simple y el de Grubbs doble, no se debe eliminar ningún laboratorio se puede dar por acabado el proceso de eliminación de aberrantes. También debe considerarse acabado este proceso cuando ya se han eliminado las 2/9 partes de los laboratorios que inicialmente formaban el conjunto. Si se eliminan más laboratorios los valores de precisión calculados se consideran sospechosos.

Exactitud y precisión

La exactitud en un ejercicio de intercomparación sólo puede conocerse cuando se llevan a cabo determinaciones utilizando:

a) Un material fortificado, o sea analizando una muestra a la que se le ha añadido una cantidad conocida del analito y el mismo material sin ningún tipo de adición. En este caso se calcula el porcentaje de recuperación. La cantidad añadida debe representar una fracción importante del total de analito que contiene la muestra.
b) Un material de referencia certificado.
c) Un material analizado por un método considerado definitivo.

En el caso que no se utilice ninguno de estos materiales para llevar a cabo el ejercicio de intercomparación, se considera que el valor medio hallado por el conjunto de laboratorios en el propio ejercicio puede utilizarse como valor de referencia.
La forma más útil de medir la precisión es calcular la desviación estándar relativa ya que ésta es en general inde-

pendiente de la concentración de analito en la muestra, dentro de un cierto intervalo de concentración. El uso de la desviación estándar relativa facilita la comparación de la variabilidad a distintas concentraciones. En el caso de ejercicios colaborativos en los que se estudien las características de un método de análisis, un aumento rápido de la desviación estándar relativa al disminuir la concentración, evidencia que se está llegando al límite de utilidad de un método analítico.

Según Horwitz [8] la magnitud de las dispersiones obtenidas en un ejercicio de intercomparación está relacionado con el nivel de concentración del analito. Debido a su trabajo en la Food and Drug Administration de los Estados Unidos, este autor organizó numerosos ejercicios de intercomparación y de todos los resultados obtenidos dedujo una expresión que relaciona el coeficiente de variación (CV), o desviación estándar relativa, con la concentración del analito en el material (C). El valor de la expresión es la siguiente:

$$CV\ (\%) = 2^{(1\ -\ 0.5\ \log C\ )}$$

La expresión pone de manifiesto que a medida que el nivel de concentración disminuye la dispersión aumenta. Sin embargo como dice Griepink [5], la regla de Horwitz no es una ley de la naturaleza y la participación en ejercicios intercomparativos y el implemento de garantías de calidad en el laboratorio puede hacer disminuir en mucho la dispersión vaticinada por Horwitz.

Los tipos más importantes de precisión son: la repetibilidad y la reproducibilidad. Se puede definir cualitativamente la repetibilidad como la concordancia entre los resultados sucesivos obtenidos sobre una misma muestra cuando se llevan a cabo determinaciones siguiendo el mismo método analítico, en idénticas condiciones experimentales (de instrumentos, operador, laboratorio, etc.) y trabajando con poca diferencia de tiempo entre las distintas determinaciones. Cuantitativamente se puede definir como la diferencia máxima entre dos resultados cualesquiera expresados en valor absoluto obtenidos en unas condiciones especificadas para un determinado nivel de significación (P=0.05). Por ejemplo si la repetibilidad de un método determinado es de 0.1 quiere decir que, con un nivel de significación del 0.05, dos determinaciones sucesivas realizadas por el mismo operador sobre la misma muestra en las mismas condiciones y en el mismo laboratorio darán dos resultados que diferirán como máximo en 0.1.

La repetibilidad de un método (r) según la definición de ISO [9] puede calcularse a partir de la desviación estándar de una serie de resultados obtenidos en condiciones homogéneas s_r. En el caso de un nivel de significación de 0.05 y para una distribución normal debe aplicarse la expresión:

$$r = 2 \cdot 2^{1/2} S_r$$

La reproducibilidad de un método es una indicación de cuál será la diferencia que podemos encontrar cuando comparamos resultados obtenidos por distintos laboratorios e incluye la precisión intralaboratorio. Es un concepto parecido al de repetibilidad pero aplicado a otra situación, en lugar de unas condiciones que habíamos catalogado de homogéneas, mismo método, mismo operador, mismo laboratorio, mismos instrumentos, nos hallamos ahora en una situación que se puede denominar heterogénea, distintos instrumentos, distintos laboratorios, distintos operadores y tal vez distinto método. El valor de la reproducibilidad (R) será mayor que el de la repetibilidad (r).

Según la ISO el valor de la reproducibilidad debe calcularse aplicando la misma expresión anterior pero sustituyendo s_r por s_R o desviación estándar entre laboratorios utilizando todos los valores encontrados por los distintos laboratorios participantes en un ejercicio de intercomparación.

Estos dos parámetros, la repetibilidad y la reproducibilidad, definen los dos extremos en los que nos podemos hallar en una serie de resultados y dependerá de las condiciones en las que han sido obtenidos. Entre estos dos valores extremos se puede definir la diferencia mínima significativa que nos indicará qué diferencia podemos hallar entre dos medidas realizadas en unas condiciones determinadas. En el caso de condiciones repetitivas o condiciones homogéneas, la mínima diferencia significativa coincidirá con el valor de la repetibilidad. Cuando comparamos determinaciones efectuadas por dos operadores distintos pero en un mismo laboratorio, utilizando los mismos instrumentos y siguiendo el mismo método, el valor numérico de la mínima diferencia significativa entre los resultados obtenidos será un valor comprendido entre la repetibilidad y la reproducibilidad.

DISCUSION DE LOS RESULTADOS

En una gran mayoría de ejercicios de intercomparación es el propio laboratorio el que evalúa sus resultados al recibir el informe final por parte de la organización responsable. La exclusión de los valores hallados por un laboratorio indica la existencia de un error que debe ser buscado, encontrado y corregido. En algunos casos puede existir la duda por parte del laboratorio eliminado de que el fallo no se deba a un error propio sino a fallos de la organización responsable ya sea por defecto en la muestra suministrada o bien por haber realizado un tratamiento incorrecto de los resultados. El uso de la metodología de diseño, preparación de la muestra y tratamiento de los resultados expuesta en este capítulo y que corresponde a las normas recomendadas por la mayor parte de organismos internacionales que trabajan en el tema, da garantías suficientes sobre la bondad tanto de los materiales suministrados como del tratamiento al que se han sometido los resultados.

Algunas organizaciones, por ejemplo el BCR, tienen como norma el realizar una reunión final de todos los laboratorios que han participado en el ejercicio de intercomparación para discutir abiertamente los resultados obtenidos, sobre las posibles causas de los fallos detectados y para intercambiar experiencias sobre el trabajo en el laboratorio. Este tipo de reunión en la que se pierde el anonimato del laboratorio, lo cual es necesario para poder discutir sin reservas sobre el ejercicio, es a veces vista con recelo por parte de algunos laboratorios, especialmente aquellos que desconocen como ésta se desarrolla. Sin embargo los que han participado en alguna de ellas reconocen que en general constituyen un medio eficaz para avanzar más rapidamente en el proceso de mejora de la calidad del trabajo de los laboratorios participantes.

En general, la participación en ejercicios de intercomparación es un medio muy útil para mejorar la calidad de los resultados analíticos, reducir los errores en el laboratorio, motivar al personal del laboratorio para trabajar mejor y demostrar ante quien concierna la calidad de sus resultados.

La experiencia de distintos responsables de organizar ejercicios de intercomparación muestra que a medida que un laboratorio participa en este tipo de evaluaciones externas aumenta la calidad de sus resultados tanto en lo que se refiere a la exactitud como a la reproducibilidad que se consigue.

REFERENCIAS BIBLIOGRAFICAS

[1] J.K. TAYLOR, *"Quality Assurance of Chemical Measurements"*, Lewis, Pu., Michigan 1987.
[2] W. HORWITZ, *Pure & Appl. Chem.*, 60, 855 (1988).
[3] W. HORWITZ J., *Assoc. Off. Anal. Chem.*, 71, 160 (1988).

[4] BCR Information Report EUR 11001 EN, Commission of the European Communities. ECSC-EEC-EAEC Brussels, Luxembourg 1987.
[5] B. GRIEPINK, *Química Analítica*, 8, 1 (1989).
[6] H. MUNTAU, Comunicación personal.
[7] W.J. YOUDEN & E.H. STEINER, *"Statistical Manual of the AOAC"*, 5ª ed. AOAC Pu., Arlington 1987.
[8] W. HORWITZ, L.R. KAMPS, K.W. BOYER, *J. Assoc. Off. Anal. Chem.*, 63, 1344 (1980).
[9] ISO Guide 18, Geneve Switzerland.

Capítulo IX

GESTION DE LOS LABORATORIOS ANALITICOS

M. SALES
Laboratorio Dr.J.Sabater-Tobella.Barcelona

El concepto de GESTION engloba muy diversos y variados aspectos. Si tuviéramos que definirlo diríamos que es la acción, el arte o la forma de administrar, controlar y dirigir.

Existen unos factores primordiales a considerar desde el punto de vista de la gestión. En primer lugar la función de coordinación y en segundo la forma de actuación.

Dada la complejidad que están adquiriendo los laboratorios, además de ser el analista un profesional, hemos de considerar al Laboratorio de Análisis como una empresa de servicios, donde deben conjugarse varios y diversos aspectos, como son los conocimientos, los técnicos, el trabajo y la gestión de la calidad.

Entendemos por calidad, el grado de perfección que un producto, servicio o una cosa posee. Economía, rendimiento, productividad y eficacia, son algunos de los adjetivos que podríamos enmarcar dentro de la calidad.

El gerente es el profesional responsable de la aplicación de las normas y trabajos propios de la gestión. Su forma de actuar otorga a la empresa su propio estilo, así podríamos diferenciar dos formas o estilos de actuación. Uno individualista, cuyo carisma y cualidades personales, así como su capacidad de liderazgo, le confieren como la persona insustituible. El otro estilo lo podemos encuadrar como un coordinador, que escucha, organiza, delega y planifica, ayudado por un equipo de responsables.

Una de las cualidades más importantes que ha de tener el gerente o "gestor de la calidad", es la habilidad suficiente para saber motivar, así como crear confianza dentro de las personas que trabajan. Saber escuchar y ser el primero en afrontar cualquier crítica, ha de saber hacerse respetar y ser considerado como un líder dentro de su empresa.

El estilo individualista requiere una personalidad dura, con amplia y variada experiencia, y si bien el equipo funciona con rapidez, porque ejerce de cerca el control, su capacidad de trabajo queda saturada por la gran cantidad de consultas, además de no facilitar la madurez de su equipo. Siempre es imprescindible.

El estilo consultivo, coordina las opiniones de sus colaboradores. Antes de tomar una decisión se informa de todos los puntos de vista y por tanto tiene el apoyo del grupo.

No obstante, el exceso de participación, no deja de crear ciertos problemas, ya que se da el caso que empresas con un importante grado de participación de sus empleados, han sido menos eficaces y sobre todo menos productivas, por dedicar un exceso de tiempo en reuniones y comités.

En un Laboratorio de Análisis, la gestión ha de abarcar aspectos económicos y tecnológicos. Por tanto, se realizará una buena gestión siempre y cuando se conjuguen adecuadamente las premisas tecnológicas con las técnicas actuales de dirección.

EL LABORATORIO DE ANALISIS, EMPRESA DE SERVICIOS

Como empresa, podemos decir que es un conjunto o equipo de personas, que aunan sus esfuerzos y actividades con la ayuda de unos medios materiales, cuyo fin es in-

formar sobre la calidad de los productos analizados. Esta información será tanto más cierta y fiable, cuanto más se ajuste el Laboratorio a los criterios de calidad.

Las funciones del gerente son entre otras: preveer, organizar, mandar, coordinar y controlar.

Preveer, es el acto de preparar la acción, señalando medidas, modos y preferencias para conseguir los objetivos.

Organizar, es la ordenación adecuada de los medios humanos y materiales de la empresa, con el fin de conseguir los objetivos marcados.

Mandar, es la adopción de decisiones.

Coordinar, es la armonización de actos y esfuerzos.

Controlar, es la comprobación y vigilancia de que todo se cumpla de acuerdo con las normas establecidas.

La esencia de un buen gerente, se basa en obtener un resultado del trabajo de otras personas, a la vez que se responsabiliza del trabajo por ellas realizado, esto es, saber dirigir lo que otros han de hacer.

TAREAS DE DIRECCION

1.- Conocimiento de los HECHOS
 - Provisión de la evolución externa
 - Diagnóstico de los problemas internos

2.- Elección de FINES
 - Filosofía y forma de actuar
 - Objetivos a alcanzar

3.- Organización de los MEDIOS
 - Plan de actuación
 - Presupuesto

4.- ESTRUCTURA de las RESPONSABILIDADES
 - Delegación
 - Coordinación

5.- Conducción de las PERSONAS
 - Elección
 - Perfeccionamiento
 - Motivación

6.- CONTROL
Medidas de evaluación
Seguimiento de su ejecución

CONOCIMIENTO DE LOS HECHOS Y PREVENCION DE LA EVOLUCION EXTERNA

Podemos afirmar que los Laboratorios de Análisis se encuentran ante unas perspectivas de una fuerte competitividad, enmarcada además, dentro de una gran expansión, basada en las exigencias actuales de una mejor calidad de vida, tanto por lo que respecta a la propia salud, como al entorno, aire que respiramos, como del agua o productos que consumimos, como de la evaluación de los productos que eliminamos.
Por otro lado, en nuestro país, muchas empresas han permanecido aletargadas y ante las perspectivas del mercado único, empiezan a vislumbrar y comprender la necesidad de vender calidad y por tanto sus necesidades analíticas en los próximos años tendrán indefectiblemente que incrementarse.
Los problemas internos, o los grandes retos de los próximos años, son la adecuación de la nueva tecnología, amén de poder **garantizar la calidad** del trabajo.
La calidad de un análisis, será la suma de todos los factores que contribuyan directa o indirectamente a ofrecer unos datos que definan con exactitud e integridad la calidad del producto analizado.

ELECCION DE FINES. FILOSOFIA DE EMPRESA

Fines y Filosofía. Estudiar cuál ha de ser nuestro **estilo de actuación**, teniendo en cuenta lo que somos hoy y lo que hemos sido, predecir lo que seremos o queremos ser mañana. Hemos de marcarnos unos objetivos coherentes y alcanzables, dentro de nuestra dimensión, teniendo como objetivo final, lograr la conformidad total e inequívoca de los resultados análiticos generados.

Objetivos. Cada empresa marca sus objetivos, pero esencialmente diríamos que habrán de ser: comprendidos, razonados y asequibles.

Objetivo: es un fin, un propósito o una meta que nos proponemos alcanzar. Debe estar claramente definido, sin ambigüedades, con un plazo concreto para su ejecución, ha de ser ambicioso, de forma que sea un reto, pero a la vez ha de ser realista, y sobre todo comprendido y aceptado.

Pueden evidentemente marcarse varios objetivos, pero es conveniente que sean pocos, porque un exceso no permite concentrar la atención, en este supuesto habrá que establecer unas prioridades.

La Dirección por objetivos es una herramienta eficaz cuando una empresa crece, cuando aumentan los problemas técnicos, comerciales o humanos, y cuando nos encontramos inmersos dentro de una fuerte competencia. Es una técnica de Dirección, fundamentada en un proceso, que supone: fijarlos, darlos a conocer, implementarlos, mantener un control, valorar las desviaciones entre los objetivos marcados y lo realizado, identificar las causas de las desviaciones, cuantificarlas y, finalmente, tomar decisiones correctivas.

Sin embargo, un Laboratorio de Análisis, debe tener claro que uno de sus principales objetivos ha de ser ofrecer la máxima calidad del resultado analítico y, la estrategia para conseguirlo, es a través de la garantía de la calidad y de la aplicación de las Buenas Prácticas de Laboratorio.

ORGANIZACION, PLANIFICACION Y PRESUPUESTO

Planificar. Es determinar de forma racional, a dónde y cómo hemos de ir, para lograr los objetivos previamente definidos. La planificación está encaminada a garantizar el uso eficaz de los recursos disponibles. Los buenos resultados obtenidos sin una previa planificación, deberemos

atribuirlos más a un factor suerte, que a una buena dirección.
Es aún frecuente, que diversos directivos huyan de la planificación, alegando falta de tiempo, porque implica: pensar, escribir, sistematizar y sobre todo comprometerse a unos resultados y asumir riesgos personales.
Una buena planificación debe estar dirigida a la obtención de los objetivos fijados para el período establecido. Debe basarse en la información lo más amplia posible, del mercado, de la competencia, de las prespectivas de oportunidad o de amenaza. Deben participar e involucrarse los responsables de las diversas secciones, asimismo deberán establecerse unas bases de control para medir las desviaciones que puedan surgir.
Una correcta planificación, debe ir acompañada del **PRESUPUESTO**, teniendo en cuenta que cuanto más desmenuzado esté, área por área o sección por sección, más fácil será su seguimiento.
No obstante, se han de tener claros unos conceptos básicos, como son, qué es coste, gasto, inversión, amortización, estructura y cómo deben asignarse los precios.
Una empresa sólo puede mantener su continuidad si los costes de todo orden tienen como contrapartida unos ingresos suficientes para cubrirlos y obtener un beneficio adicional. Pero estos ingresos tienen un límite, basado en la propia capacidad de trabajo y del potencial de mercado.
La diferencia entre todos los costos, dependientes a su vez de una buena gestión, como son: compras, administración, trabajos técnicos, financiación, contratación, etc.,y el precio asignado por el servicio realizado, nos dará el margen neto o **beneficio**. De ahí, la gran importancia que tiene aplicar una buena política de costes, pues de ella derivará la obtención de unos resultados positivos.
Coste. Es el valor de los bienes y servicios, perfectamente definidos, consumidos en el proceso analítico, tales como reactivos, instrumentación, utillaje. Se conoce también con la denominación de **coste directo o coste variable** , ya

que su consumo es directamente proporcional al trabajo (análisis) realizado.

Dadas las características de un Laboratorio de Análisis donde, salvo determinadas rutinas, pueden existir diversas determinaciones analíticas que difícilmente pueden programarse, o por lo menos no puede preveerse su volumen, e incluso en determinados casos, no se conoce "a priori" las dificultades que el técnico va a encontrar, al calcular los costes habrá que tomarlos en función de una estimación, tiempo de realización, material a emplear, patrones, instrumentación, etc. Será preciso, posteriormente, llevar una estadística rigurosa con el fin de controlar si los cálculos han sido correctos, e ir corrigiendo en base a períodos cortos, cuánto importan realmente los costos variables.

Otros costes variables, a menudo no contemplados en un Laboratorio de Análisis, son los empleados en la búsqueda de información técnica, como puede ser consulta de normativas, bibliografía o acceso a bases de datos. Cada día es más frecuente que se soliciten pruebas que deben ajustarse a regulaciones de otros países, la búsqueda y mantenimiento de una buena biblioteca tiene un coste, a veces olvidado, que sin duda ha de tenerse en cuenta.

Se entiende como **coste fijo o de estructura**, todos aquellos no proporcionales a los trabajos analíticos propiamente dichos, como son, los propios de las instalaciones en general, del personal directivo, administrativo, financiero, etc.

Gasto. Es la obligación de pagar que adquiere una empresa, por adquirir elementos o servicios necesarios para producir.

Inversión. Es la parte de gasto no incorporada al proceso en el período en que se cuantifican los costes.

Productividad. Es el mejor aprovechamiento de todos los recursos disponibles para conseguir una producción. Es directamente proporcional al valor que se obtiene de la producción e inversamente proporcional a los recursos utilizados. Si con igualdad de recursos, hombres, equipos o materiales, conseguimos aumentar la producción, la productividad de estos hombres, equipos o materiales habrá aumentado. Si por tanto, somos capaces de reducir costes, estamos mejorando la productividad.

Para calcular el **precio de coste de una unidad** hemos de dividir el valor de los recursos utilizados por la producción obtenida. El precio de coste es inversamente proporcional a la productividad, por tanto, al aumentar la productividad, disminuimos el precio de coste.

No obstante, estas consideraciones válidas en una empresa industrial, ha de valorarse con otros matices en un Laboratorio de Análisis, ya que un exceso de producción puede conducir a una pérdida de calidad. No olvidemos que el análisis es un servicio donde el hombre es el principal instrumento y la productividad ha de quedar condicionada a su capacidad de control.

El precio del servicio o análisis se estructurará por la suma de los costes de producción, costes administrativos, costes comerciales. A este conjunto se añadirá el margen que la empresa considera debe obtener.

Por tanto, para conocer el **coste total** sumaremos el **coste de producción**: reactivos, mano de obra directa y S.S., amortizaciones de la instrumentación utilizada y otros costes variables, más los costes fijos de estructura, salarios indirectos y otras amortizaciones; el **coste comercial:** publicidad, salarios y S.S., comisiones etc., y **los costes administrativos:** intereses, salarios, y S.S., alquileres, seguros, impuestos, etc.

Amortización. Es la pérdida de valor de un elemento del inmovilizado por uso o envejecimiento, independientemente del estado físico en que se encuentre.

Desde el punto de vista fiscal, la ley permite recuperar su valor como parte del coste, no obstante están regulados los períodos mínimos de amortización, según los diversos tipos de instrumentos. Normalmente son diez años los períodos asignados para maquinaria de laboratorio. Para equipos informatizados pueden solicitarse períodos más cortos. Existen tres tipos de amortizaciones contempladas por la ley: lineal, degresiva y por turnos; cada empresa verá la que mejor le conviene. En general el criterio es, cuando se obtienen unos resultados satisfactorios, aplicar la amortización más acelerada posible, con el fin de pagar menos impuestos en aquel o aquellos ejercicios. Si por el contrario, lo que se pretende es ofrecer a los accionistas un resultado mejor, se aplicará el criterio de amortización menos acelerada. Pero si lo que pretendemos es adecuarlo a la realidad, habremos de considerar como promedio en los equipos de laboratorio una amortización de cinco años, puesto que es aproximadamente la vida media que un instrumento tiene actualidad. Luego, no quiere decir que no sea funcionante, pero dada la evolución de la tecnología, pasado este tiempo, habrá quedado anticuado.

Se aplique uno u otro criterio, lo que no puede olvidar ninguna empresa al establecer sus costos es dejar de tener en cuenta el valor de amortización de la maquinaria y, no sólo debería considerarse el valor de amortización, sino también el valor de reposición, pues cuando un equipo se desecha, el que lo sustituye suele tener un coste muy superior. La empresa, que al aplicar sus costos, no tiene estos conceptos claros, indefectiblemente, a corto plazo, verá reducida su capacidad de renovación, y por tanto de crecimiento y de competitividad.

No vamos a hablar aquí de las diversas formas de compra de la instrumentación del laboratorio, como pueden ser por financiación, crédito bancario, leasing, u otras. Son criterios que según las circunstancias cada empresa debe decidir. Sin embargo las ventajas, principalmente fiscales, que hasta hace poco tenía el leasing, en nuestro país hoy, ya no lo son tanto y es más, sólo esta última forma de compra es aconsejable para aquellos laboratorios que desean aplicar una amortización muy acelerada, adquiriendo el equipo con un leasing a corto plazo, no más de dos o tres años. De lo contrario los intereses pueden resultar demasiado gravosos.

Hemos indicado "adquirir el equipo por leasing", pues aunque de hecho el leasing es un arrendamiento, en realidad tal como se suele aplicar, no deja de ser una compra financiada con unas ciertas ventajas a la hora de contabilizarlas, ya que a la vez de contemplarse como un mayor activo, pueden descontarse las cuotas como gasto.

Cálculo de precios

¿Cómo estimaremos por tanto el precio de un análisis?

En primer lugar hemos de diferenciar cuándo se trata de análisis de rutina, que se agrupan y se realizan de forma sistemática a muestras que se remiten de forma unitaria y que no se van a poder realizar conjuntamente con otras muestras; y finalmente, trabajos o estudios, que requieren un técnico o un grupo de técnicos que trabajarán durante un determinado período de tiempo dedicados exclusivamente al mismo. La forma de calcular los costes será la misma, pero la gran diferencia estribará, como es lógico presuponer, en el tiempo persona, tiempo instrumento y gastos de estructura, que habrán de repercutirse de forma unitaria o para el conjunto de las muestras procesadas a la vez. El cálculo se realizará de la siguiente forma:

$$\text{Coste unitario} = \frac{\text{Estructura + costes variables}}{\text{Unidades analíticas}}$$

$$\text{Coste medio/horas} = \frac{\text{Costes Estructura}}{\text{Horas año}}$$

$$\text{Coste medio horas/60} = \text{Coste promedio/minuto-persona}$$

$$\text{Costes minuto técnico} = \frac{\text{Coste de producción}}{\text{Tiempo empleado}} = \text{pts/minuto}$$

COSTE ESTIMADO Número de muestras a analizar	COSTE REAL Número muestras analizadas
Coste variable estimado Reactivos a utilizar Horas maquinaria a emplear (Precio y amortización/hora) Tiempo técnico previsto * * (Salario y SS/horas trabajo) Documentación o servicios externos previstos	**Coste variable real** Reactivos realmente utilizados Tiempo máquina empleado (Precio y amortización/hora)* Horas-minutos del técnico ** (Salario y SS/horas trabajo) Otros servicios utilizados
Costes fijos estructura	**Costes fijos estructura**
<u>COSTE STANDAR</u>: Variables estimados+Estructura / Análisis a realizar	<u>COSTE REAL</u>: Variables reales+Estructura / Muestras analizadas

*Las horas máquina o de instrumentación utilizada pueden calcularse sumando el precio de coste más los intereses, si los hay, incrementar el valor de reposición, si se considera oportuno , y dividir por el período a amortizar, real (no fiscal), en general en un aparato de laboratorio. Como hemos indicado, no solemos dar más de cinco años. El período a dividir, si son cinco años, equivale a sesenta meses, obtendremos así el importe máquina por mes, a este valor hay que dividirlo después por el número de unidades analíticas.

**Las horas persona pueden calcularse teniendo en cuenta únicamente el técnico que va a trabajar en aquella determinación, o tal vez más correcto, aunque más inexacto, es calcular el conjunto de todos los técnicos, ya que difícilmente será una única persona la que desarrollará las tareas analíticas. Por tanto, sumaremos el conjunto de todos los salarios técnicos, más los Seguros Sociales, (coste total de empresa) y lo dividiremos por el número de horas a trabajar a lo largo del año. Con esto sabremos el precio hora/persona. No obstante, para algunos economistas este valor no es del todo cierto, ya que debieran también considerarse las horas o minutos/día perdidos, tales como desayunos, entradas y salidas, etc.

Conociendo estos datos, podremos pasar a realizar el **PRESUPUESTO** y dar unos importes estimados, para luego poder seguirlo y ver si se ha ajustado a la realidad.

Conceptos generales de Balance y Cuenta de Explotación

Aunque el Balance no debería ser aquí objeto de explicación pues hay muchos textos especializados, además el Gerente no es la persona que va a llevar la Contabilidad, dado que sí debe saber analizarla y comprender mínimamente lo que implica cada grupo, damos a continuación una breve pincelada de algunos conceptos más elementales.

BALANCE. Es la situación de una empresa en un momento. Haciendo un símil equivaldría a decir que es una fotografía. Nos da a su vez una información del inventario de lo que se tiene, de lo que se debe y lo que se tendrá. Analiza las fuentes de financiación (PASIVO), con la aplicación de los recursos (ACTIVO).

CUENTA DE EXPLOTACION. Es una situación dinámica en un período de tiempo. En este caso utilizando igualmente una similitud, equivaldría a decir que es equivalente a una película.

CUENTA DE RESULTADOS. Es igual a la suma de la CUENTA DE EXPLOTACION más la CUENTA DE RESULTADOS EXTRAORDINARIOS obtenidos por ingresos y gastos no propios de la explotación, por ejemplo, intereses financieros, ventas de aparatos utilizados, compra de acciones, etc.

Otros conceptos muy utilizados son: **CASH-FLOW,** o también conocido como la capacidad de autofinanciación de la empresa. Esto es: los recursos generados, beneficios más amortizaciones.

VAN. Es el Valor Actual Neto de una inversión. Si queremos conocer cuál va a ser el valor de una peseta al cabo de x años, habremos de aplicar las siguientes fórmulas:

$$VAN = \frac{CAPITAL}{(1+i)^n}\ ;\ i = intereses\ ;\ n = años\ de\ actualización$$

Por ejemplo, una peseta al cabo de 8 años a un interés del 10% equivaldrá a 2.14, valor que sale de aplicar la fórmula

$$1x\ (1+i)^n = \mathit{Peseta\ inicial}$$

BALANCE	
ACTIVO Aplicación de recursos Lo que tenemos	PASIVO Lo que debemos o el origen del dinero
Activo inmovilizado: **INMOVILIZADO** Inmuebles Instrumentación Mobiliario Leasing Amortizaciones (valor negativo)	**Recursos propios:** **NO EXIGIBLE** Capital Reservas (Beneficio no distribuido) Leasing Pendiente Resultados
Activo circulante: **DISPONIBLE** Caja Bancos **REALIZABLE** Clientes Efectos a cobrar (ej.letras) **STOCKS** Reactivos almacenados Material fungible	**Pasivo circulante.** **Recursos ajenos:** **EXIGIBLE A CORTO PLAZO** Proveedores (ej. reactivos) Acreedores (ej. servicios) Impuestos retenidos (ej. IVA) **EXIGIBLE A LARGO PLAZO** Créditos (más de un año) Hipotecas (ej. edificio)

Cuenta de Explotación y análisis comparativo de otros ejercicios

A título orientativo, exponemos un esquema de cómo puede realizarse un análisis comparativo, con algunas cuentas más significativas de una cuenta de explotación, y

cómo puede analizarse comparativamente un valor histórico y su previsión para el ejercicio siguiente.
Basándonos en las Cuentas de Explotación de tres o cinco años anteriores podemos obtener una linealidad de crecimiento, luego en base a nuestras previsiones, a nuestros objetivos marcados para el ejercicio futuro, a las oportunidades o amenazas que preveemos, estimaremos nuestra Cuenta de Explotación para el próximo ejercicio. En ocasiones se efecúa para los próximos seis meses, y se deja sin terminar de concretar para el año o dos años siguientes. No obstante lo habitual es una previsión para el primer ejercicio sucesivo y mes a mes ir estudiando las desviaciones que se suceden y analizar las causas que las provocan, con el fin de tomar las medidas correctoras pertinentes.
En el cuadro siguiente, hemos detallado algunas partidas correspondientes a los costes y gastos generales, de hecho suelen haber muchas más.
No es infrecuente en los Laboratorios de Análisis, como hemos indicado anteriormente, que se tengan en cuenta los costes de reactivos, costes de personal, en algunas ocasiones que se contemplen los costes de la instrumentación utilizada e incluso sus amortizaciones, pero suelen olvidarse, por minusvalorarse, los múltiples gastos diversos que forman en su conjunto los gastos generales o de estructura.
Cuando se analizan dichos gastos vemos que, mientras en un laboratorio pequeño la proporcionalidad de los mismos es menor en relación a su trabajo, en los costes directos son más altos debido a la menor producción, salvo en casos de laboratorios monográficos. Por contra en un laboratorio de ciertas dimensiones los gastos de estructura se multiplican, (suponen aproximadamente entre un 20-35 %).Por tanto a la hora de analizar costes no debe olvidarse ninguna partida, por pequeña e insignificante que aparentemente pueda parecer.
Para valorar las rentabilidades puede hacerse mediante el cálculo de Ratios, o valor relativo, pudiéndose analizar según convenga diferentes parámetros.

V. HISTORICO	EJERCICIO 19XX	EJERCICIO 19YY	PREVISION N 19ZZ
INGRESOS:	XX	YY	ZZ
COSTE:			
Compras	xx	yy	zz
Salarios	xx	yy	zz
S. Social	xx	yy	zz
Previsión p. extras	xx	yy	zz
GASTOS:			
Vestuario profesional	xx	yy	zz
Formación personal	xx	yy	zz
Material oficina	xx	yy	zz
Alquileres	xx	yy	zz
Leasing	xx	yy	zz
Reparaciones	xx	yy	zz
Abogados. Administración	xx	yy	zz
Transportes	xx	yy	zz
Seguros	xx	yy	zz
Relaciones públicas	xx	yy	zz
Agua, gas, electricidad	xx	yy	zz
Teléfono, fax	xx	yy	zz
Sellos y correos	xx	yy	zz
Servicios auxiliares	xx	yy	zz
Libros y revistas	xx	yy	zz
Tributos	xx	yy	zz
Amortizaciones	xx	yy	zz
RESULTADO (Ant.impuestos)	AA	BB	CC

Así, el ratio de rentabilidad del capital se obtiene dividiendo el beneficio con los fondos propios:

$$\text{Rentabilidad del Capital} = \frac{\text{Beneficio}}{\text{Fondos propios}}$$

$$\text{Rentabilidad y ventas} = \frac{\text{Beneficio}}{\text{Ventas}}$$

$$\text{Liquidez} = \frac{\text{Disponible}}{\text{Exigible a corto plazo}}$$

$$\text{Tesorería} = \frac{\text{Disponible + Realizable}}{\text{Exigible a corto plazo}}$$

Otros ratios interesantes a analizar son:

Facturación/Técnicos
Facturación /Personal
Resultados/Persona

Al mismo tiempo, antes de tomar decisiones sobre una política a seguir, debe conocerse la situación **financiera,** y por tanto van a plantearse unas cuestiones como: ¿qué activos o inversiones deben o podrán adquirirse en el ejercicio siguiente o siguientes?, ¿qué volumen de Capital se deberá comprometer?, ¿cómo se financiarán?, ¿qué beneficios esperamos obtener?

Las decisiones financieras condicionan el futuro de la empresa. En los Laboratorios de Análisis cada día son más costosos los equipos y las instalaciones, es por ello que las decisiones financieras condicionarán el futuro de la misma.

Las fuentes principales de información son, la contabilidad, la tesorería, los presupuestos y los impuestos.

Aquí sólo añadiremos que una ágil y buena política financiera será capaz de generar recursos importantes a la empresa. Saber mover y conducir los recursos propios puede, en muchas ocasiones, generar importantes ingresos paralelos a los de la propia actividad.

Planificación Estratégica

Antes de iniciar cada ejercicio se deben estructurar, planificar y definir unos objetivos. A continuación esbozamos un ejemplo de cómo podría ser una planificación estratégica.

1. ¿Cuál es LA FILOSOFIA DE NUESTRO LABORATORIO?
   Historial,trayectoria, dimensión, equipo humano,organigrama.
   ¿QUE SOMOS?, estilo,cultura, ¿qué perseguimos?
   ¿COMO NOS CONOCEN?
   ¿COMO QUEREMOS QUE NOS CONOZCAN?
   Por nuestra Calidad, seriedad, profesionalidad...
   ¿QUE PRETENDEMOS SER?
2. ¿Cuáles son nuestros grandes OBJETIVOS?
   ¿Qué queremos conseguir?
3. ANALIZAR meticulosamente y valorar nuestra política de planificación, esto es cómo alcanzar lo que pretendemos y con qué medios, cuáles son nuestros PUNTOS DEBILES y nuestros PUNTOS FUERTES sobre: organización,"logos", imagen, gente, calidad, precio, motivación, rapidez, atención al cliente, presentación, etc. PUNTOS FUERTES y DEBILES de nuestra COMPETENCIA.
   3.1.¿A quién nos dirigimos?
   ¿Qué hemos de hacer para darnos a conocer más?
   ¿Qué oportunidades deberíamos aprovechar en el momento actual?
   ¿Qué posibles amenazas hemos de tener en cuenta?
4. El crecimiento sólo es correcto dentro de un equilibrio, por tanto hemos de analizar cuál ha de ser nuestra ESTRUCTURA.
   ¿Más personas?,¿más trabajo?
   ¿CUAL HA DE SER NUESTRA DIMENSION?
   ¿Con qué MEDIOS contamos?, equipos, dinero, capacidad de producción o saturación...

5. OBJETIVOS cuantificables.
   ¿Qué porcentaje de crecimiento estimamos en cada una de nuestras Secciones? PARA LOS PROXIMOS SEIS MESES Y AÑO ACTUAL.
   ¿Número clientes? ¿Número de muestras? ¿Número de determinaciones?
   Otros objetivos :
6. COMO CONSEGUIRLO, ¿CUAL HA DE SER NUESTRA ESTRATEGIA?
   ¿CUAL HA DE SER NUESTRO PROGRAMA DE ACTUACION?
   ¿Cómo hacernos más accesibles?
   ¿Cómo alcanzar un nivel más competitivo?
   ¿Cómo acercarnos al cliente? ¿Cómo podemos persuadir?
   ¿En qué puntos hemos de hacer más énfasis?
7. PLAN OPERATIVO, SECCION POR SECCION.
   ¿Cuáles son nuestros clientes más significativos?
   ¿Qué nivel de calidad debemos dar respecto a lo que ellos esperan?
   ¿Damos menor calidad de la que esperan de nosotros?
   En la presentación, ¿en que podríamos mejorar?
   7.1 POLITICA DE PRECIOS.
   Relación calidad - precio.
   ¿Bonificaciones?,¿por qué conceptos?,¿en qué casos?
   Condiciones especiales de pago.
8. PRESUPUESTO VALORADO DE CADA SECCION.
   Programa valorado y pormenorizado. Evaluación de costos y comparación con nuestra situación anterior.
9. MARCAR PERIODOS DE :
   Conseguir los objetivos marcados.
   Fecha que revisaremos el cumplimiento de nuestra planificación.

ESTRUCTURA DE LAS RESPONSABILIDADES

Para marcar RESPONSABILIDADES en primer lugar debemos tener una estructura humana bien definida, con

un organigrama operativo y una asignación clara y concisa de las funciones, competencias, obligaciones, dependencias y responsabilidades de todo el equipo humano, tanto directivo como operativo.
La descripción del puesto de trabajo deben conocerla y firmar su asignación todas las personas que colaboran en la empresa, evitando de esta forma ignorancias o malos entendidos respecto a su situación.
Dada la complejidad que adquiere hoy día una empresa, cada vez más resulta menos eficiente un Gerente con estilo individualista. Las tendencias actuales indican que un buen directivo es aquél que sabe **DELEGAR**. Evidentemente esta situación require un esfuerzo, pues sus resultados no se obtienen de inmediato, sin embargo, con dedicación se puede obtener un equipo competente y motivado capaz de generar riqueza a la empresa.
Delegar es encomendar a otro la responsabilidad de alcanzar un objetivo, facilitándole medios y dando libertad para su cometido. Existen unas normas que favorecen la delegación:

1) Conocer al subordinado
2) Evitar delegaciones intermitentes
3) Definir claramente lo que se delega
4) Asegurar la motivación del subordinado ante el objetivo propuesto
5) Realizar un control eficaz
6) Aceptar el proceso de delegación como algo necesario
7) No dejar el mismo objetivo en dos subordinados
8) Saber hallar el momento adecuado para delegar

Para que a una persona pueda asignársele mando, ha de tener capacidad directiva y ésta ha de crecer a medida que ascienda su escalón jerárquico.
Existen unas funciones que son indelegables y que por tanto un directivo ha de asumir, esto es, su propia responsabilidad, la responsabilidad frente a terceros del trabajo

realizado por su equipo, y la formación de sus subordinados.

También hemos indicado, que el Gerente ha de ser un coordinador. **COORDINACION** es la función que trata de conseguir una actuación equilibrada en todas las áreas de la empresa, hay que saber trabajar en equipo, saber escuchar y adoptar decisiones conjuntas.

Hemos indicado que una de las funciones primordiales del Gerente es la de COORDINAR, para ello es fundamental tener una actuación de ayuda mutua para conseguir el logro de un objetivo común. Debe existir también una participación y comunicación adecuada con cada responsable de todas las Secciones.

Este estilo de mando tiene unos inconvenientes, como son, pérdida de tiempo, mayor costo, dilución de responsabilidades, y unas ventajas, mejorar las decisiones, responsables mejor informados y, principalmente, más motivados. No obstante, es necesario que todas las reuniones de trabajo, con el fin de que sean concretas y no se divague, se preparen previamente los temas a tratar.

CONDUCCION DE LAS PERSONAS

Elección. Una de las tareas más difíciles, es la de saber seleccionar las personas y saber asignarles su más adecuado puesto de trabajo. Bien es sabido, que no todos servimos para las mismas tareas. Actualmente las empresas no seleccionan a sus técnicos o responsables movidos por una simple apariencia obtenida a través de una corta entrevista. Las grandes empresas tienen su departamento de recursos humanos, que mediante pruebas bien estructuradas, pueden llegar a conocer o valorar bastante la capacidad de cada persona. Las pequeñas o medianas empresas, pueden encargarlo a especialistas externos, que harán una selección previa, al Gerente o Responsable de Personal sólo le corresponderá hacer la selección final.

Un posible cuestionario de preselección, puede basarse en hacer cumplimentar a los aspirantes una serie de preguntas, que nos reflejarán, con una pequeña experiencia, la personalidad del entrevistado.
Previamente ha de indicársele que las preguntas que se hacen no está obligado a contestarlas y que la información tiene carácter estrictamente confidencial. Este documento puede servir de guía para posteriores entrevistas.

TEMARIO DE SELECCION

PUESTO AL QUE ASPIRA ....
Primer apellido .... Segundo apellido ....
Nombre ....Natural de: ....
Fecha nacimiento: .... Estado civil. ....
Número de hijos ....Situación militar ....
DOMICILIO ACTUAL ....
Localidad ....Teléfono ....
Núm. DNI............Núm.de pasaporte...........Núm.Seguro ..
¿Tiene libro de familia? .....¿Carnet familia numerosa? ......
¿Tiene coche? ..Marca ......Modelo ....Matrícula ....
¿Vivienda propia? ..¿Pagada? ..¿por pagar? ..¿cuota/mes? ..
¿Alquiler? .....Pensión .....Realquilado .....Importemes ....
ESTUDIOS CURSADOS: Aportar certificaciones y calificaciones ....
EXPERIENCIA ADQUIRIDA, detallar centros y trabajo desempeñado ....
....
....
IDIOMAS: Qué habla .....Escribe .....Entiende .....Lee ....
OFICIO O PROFESIONES QUE POSEE. ¿Cómo y dónde lo aprendió? ....
Escriba una breve síntesis de sus conocimientos actuales y de su experiencia, ampliando su aplicación referido al cargo que aspira ....
....
Valorar por orden de preferencia lo que más desea de la Compañía a que aspira acceder ....

HISTORIAL EMPRESARIAL (Relacionar a continuación las empresas en las que ha trabajado, nombre, domicilio, cargo que desempeñó y motivos del cese): ....

....

EMPLEO ACTUAL (idem) ....
¿A qué asociaciones pertenece o ha pertenecido?
Nombre ....
Período ....Finalidad ....Puesto ocupado ....
AFICIONES: Lectura (Indicar horas y tipo de lectura) ....
Pintura (Horas y tipo de pintura) ....
Música (idem) ....
Deportes (idem) ....
Otras aficiones ....
TIEMPO LIBRE. ¿En qué lo ocupa? ....
Domingos y festivos ....¿Dónde pasa sus vacaciones? .....
¿Qué periódicos o revistas lee? ....
VIAJES. ¿Qué países ha visitado? (Indique fecha, duración y motivo) ....
DATOS PERSONALES: Estatura .... Peso .....Clasificar su carácter ....
Accidentes que ha sufrido. ¿Dónde y cómo? ....
Enfermedades que ha sufrido ....
Intervenciones quirúrgicas ....
Dolencias actuales ....
COMPROMISOS: Deudas ....¿Importe? ...... ¿A quién? ....
Seguros de vida.. de accidentes.. de enfermedad.. Importes .
¿Ha tenido o tienen pendiente algún proceso judicial? ....
Motivo ....

....

Tiene amigos o conocidos que trabajen en la Compañía? ...
REFERENCIAS: Indique cinco personas a las que se les puede pedir referencias.Nombre y apellidos, dirección, empresa, cargo y teléfono ....

....

¿CUENTA CON OTROS INGRESOS?¿Cuáles?¿Cuantía?....
Si está casado/a su esposo/a ¿trabaja?...¿Dónde?... Cargo ...
FIRMA Y FECHA, declarando que todos los datos aportados son ciertos ....

Una vez seleccionado, al iniciar su trabajo en el laboratorio deberá poco a poco ir integrándose y comprender la filosofía y forma de trabajar de la empresa, esto supondrá un período de adaptación en que los responsables tendrán que dedicar parte de su tiempo en su formación.

Es recomendable que el primer día de incorporación al trabajo se le de la bienvenida, inspirándole confianza y afecto, presentarle a las otras personas que componen su Sección, y explicarle el trabajo de cada uno, y a éstos indicar el trabajo que desarrollará el nuevo empleado. En una palabra, mostrar interés por lograr que se encuentre satisfecho con el grupo.

Conviene, no obstante, que no inicie su trabajo sin conocer claramente cuáles son las funciones específicas del puesto de trabajo que va a desempeñar, además de informarle sobre su horario, horas de comidas, períodos de descanso, etc. Asimismo se le debe haber dado a leer previamente tanto el reglamento de régimen interior, como las normas de seguridad.

La descripción del puesto de trabajo (DPT) o también conocido según la terminología sajona, como "Job's description", consiste en una redacción sencilla que describe una a una las tareas fundamentales del puesto, quedando bien entendido que hablamos del puesto de trabajo, no de la persona que lo desempeña, ya que ésta puede cambiar y el puesto es el que se mantiene. Es evidente que en toda empresa dinámica estas descripciones se irán modificando con el tiempo, pero lo que ha de quedar patente es que no hemos de adaptar el puesto a la persona, sino ésta al puesto.

En la DPT se deben evitar las narraciones genéricas o ambigüas, es conveniente por tanto iniciar la descripción de cada tarea con un verbo que signifique actividad y, en la medida que sea posible, utilizar términos cuantitativos siempre que se quiera indicar frecuencias temporales, magnitudes económicas o tareas a realizar. Al mismo tiempo deben quedar claramente escritas las competencias, responsabilidades y situación en el Organigrama, además de qué instrumentos se asignan. Cada persona debe conocer perfectamente cuál es el puesto de trabajo que ocupa y debe firmarlo conforme conoce exactamente sus cometidos.

Existen unos diccionarios clásicos sobre DPT, "Dictionary Occupational Titles" del Ministerio de Trabajo de USA, también está editado por el Ministerio de Trabajo, la "Clasificación de las ocupaciones".

Una vez iniciado en su trabajo habrá que "seguirle" a la vez que informarse e informarle sobre sus progresos, pedirle que haga preguntas, corregirle tantas veces como haga falta e infundirle ánimos y seguridad.

Al mismo tiempo cada día es más necesario, a todos los niveles, asistir a cursos de reciclaje y perfeccionamiento. Dentro de las regulaciones de las Buenas Prácticas de Laboratorio, está bien definida la necesidad de que los técnicos deben reciclarse continuamente, no basta con un título conseguido en la Universidad ni una experiencia adquirida con unos años de trabajo, es preciso actualizarse continuamente.

MOTIVACION

Uno de los factores más importantes para conseguir un rendimiento satisfactorio de las personas es la **MOTIVACION**. Hay que pensar que lo más importante que tiene una empresa es su GENTE y, cuando estamos hablando de un Laboratorio de Análisis como empresa de servicios, el factor humano es primordial.

Motivación es un estado que predispone a una determinada acción en presencia de un estímulo coherente. Su finalidad, desde el punto de vista de empresa, es conseguir una continuidad de las personas a la vez que una mayor integración y rentabilidad. Sus procedimientos, desde el punto de vista gerencial, son la **dirección por objetivos** y organizar **círculos de calidad**, donde exista una auténtica y libre participación de las personas, de forma que todos

puedan manifestar sus ideas, sus problemas y sobre todo, ser tenidos en cuenta.
Hay que pensar que la persona motivada siente una gratificación personal, porque el trabajo que realiza está valorado por los demás debido a la "importancia de lo que hace". Si partimos de la premisa que todos, sin distinción del puesto de trabajo ocupado, desarrollamos una labor necesaria,no es de extrañar que esperemos de nuestro esfuerzo alguna compensación a cambio, reconocimiento, gusto, aliento, aplauso, salario...
Maslow elaboró una teoría de las motivaciones comunes a todos los hombres, distinguiendo dos tipos de motivaciones o necesidades, las primarias o biológicas (hambre, sueño, sexo, curiosidad, seguridad) y las secundarias (amor,familia, estima social, consideración,logro, autorrealización, etc.).
El único modo de poder motivar es a través de estímulos atractivos capaces de desencadenar la ilusión, y por tanto, para conocer si un sujeto está motivado, solamente se sabrá a través de su comportamiento.
Por otro lado, el hombre actual no puede ya trabajar de forma individualista y en solitario, y menos aún en un Laboratorio de Análisis. Precisa de la ayuda y colaboración de otros, necesita a fin de cuentas poder y saber **trabajar en equipo**. No obstante no es sencillo, ha de saber comprender y adaptarse a unos conocimientos que le servirán para conseguir un beneficio común, que de no realizarlo conjuntamente, difícilmente conseguiría el objetivo propuesto.
En todo equipo ha de existir un líder, aceptado y reconocido por todos. El líder tiene un grado de influencia esencial y personal respecto a su grupo. El líder o responsable del grupo debe generar unos objetivos, claramente definidos, factibles y estimulantes. Ha de saber cohesionar al grupo de tal forma que compartan las responsabilidades en la obtención de los objetivos, la coordinación de las actividades v en la solución de los problemas.

Existen dos puntos principales para conseguir la motivación, uno es la **participación**, de ahí el interés por los equipos o grupos de trabajo, y otro es la **comunicación**, informando qué es lo que se espera de ellos, al mismo tiempo que se planifican los objetivos y se comunican los logros que se van consiguiendo.
Finalmente quisiera dar unos consejos a los responsables de grupos, secciones o áreas de trabajo, para saber mantener una disciplina, a la vez positiva y motivadora.

1. Conocer las normas perfectamente y aplicarlas objetivamente.
2. Saber integrar a su grupo y conseguir un espíritu de equipo.
3. Informar periódicamente a su equipo.
4. Tratar a los miembros de su equipo de forma justa e imparcial.
5. No hacer "un mundo" de las infracciones pequeñas.
6. Mostrar confianza en su equipo.
7. Enseñar adecuadamente a su equipo. Muchas faltas son debidas a una deficiente enseñanza.
8. Tratar de evitar errores y, si los tiene, no dudar en reconocerlos.
9. Dar buen ejemplo, exigiéndose a sí mismo el respeto de las normas que han de respetar los demás.
10. Tomar medidas disciplinarias sólo como último recurso, pero si es necesario, no dudar en dar los pasos requeridos para ello.
11. Tener valor para tomar medidas disciplinarias si son precisas. Planificar con anterioridad lo que va a hacer y decir.

CONTROL. MEDIDAS DE EVALUACION. "JUST IN TIME"

El **CONTROL** está constituido por el conjunto de actividades dirigidas a vigilar que todo suceda tal y como se ha previsto, con el fin de poder adoptar a tiempo las

medidas correctivas. Por tanto, el control será ineficaz cuando exista un retraso importante en la información que haga díficil llegar a tiempo para la adopción de las medidas correctoras.
Tampoco su misión se basa en descubrir comportamientos ineficaces con el fin de poner sanciones.
El control ha de ser sencillo, comprensible y periodificado. Ha de ser aceptado por los responsables y a la vez ha de ser flexible para ir adaptándose a las circunstancias que surjan. Se ha de considerar como una información periódica que marca la evolución de la empresa.
Las cifras clave serán, entre otras: facturación, compras, costos, financiación, tiempos, calidad.
Como gestor de la calidad, el Gerente de un Laboratorio de Análisis ha de abarcar también otros diferentes niveles de control, como son, garantizar la integridad de las muestras, ya que éstas sufrirán diversos ciclos de transformaciones desde su obtención hasta que de ellas salga un resultado analítico. El concepto de calidad total o integral, aplicado hoy en el laboratorio ha evolucionado y sus exigencias son cada vez mayores, no basta con añadir en las reacciones analíticas unos controles, es preciso conseguir crear una calidad estructurada y pensada desde el principio.
Para llevar el control de calidad de todo el proceso analítico se precisa por tanto, una planificación que garantice tanto la integridad en la recepción de los reactivos, como de las sustancias a ensayar, en el transporte, durante el análisis, al transcribir los datos originales, en su redacción del informe, así como en su archivo.
Todo esto conlleva a organizar el laboratorio con una filosofía, aplicando escrupulosamente las normas de Buenas Prácticas de Laboratorio.
El control también ha de estar en las compras.Una logística o aprovisionamiento a tiempo de todos los materiales precisos, una correcta gestión de compras a proveedores serios e integrados en la empresa, así como del ajuste mínimo de los stocks de almacén, redundarán en un abaratamiento

de costes y por tanto en una mayor rentabilidad del laboratorio.

En cuanto al procesamiento de las muestras, ha de existir una planificación, con una ordenación del trabajo diario a realizar. Cualquier programa sencillo de aplicación de laboratorio ejecuta sin problemas el organigrama general y de cada una de las secciones, evitando que puedan quedar muestras sin procesar a su debido tiempo.

Debe existir un sistema de integración total, de tal forma pensado, diseñado, realizado y controlado, que los resultados generados proporcionen la garantía que el cliente espera. Esto ha de ser comprendido y aceptado por todos, tanto por los que trabajan en la empresa, como por los colaboradores y proveedores.

En esta filosofía se basa la política del "just in time". Empresas con personal motivado, conociendo que su activo más importante son las personas y su tiempo. Por tanto de lo que trata es de estimular y sincronizar esfuerzos. Cuantificar los problemas, no decir "algo falla", sino "ha fallado" en tal momento o tantas veces.

Este estilo de dirección persigue casi diríamos una utopía. Es, por tanto, un camino que cada empresa ha de saber adaptar. Su planteamineto es: "producir lo necesario, en la cantidad necesaria y en el momento necesario", con unos objetivos, conseguir realizar lo que el consumidor quiere, rápidamente, al ritmo que lo necesita, con la máxima calidad, con la máxima productividad y rendimiento de: mano de obra, equipos, materiales, etc.

Para ello precisa personas disponibles, con flexibilidad y adaptación a cualquier trabajo o circunstancia. Queda aquí atrás aquella teoría de que la empresa debe tener técnicos superespecialistas para cada trabajo. Todo lo contrario, es preciso disponer de técnicos cualificados, versátiles y adaptables en cada momento a las necesidades de los trabajos solicitados.

Al mismo tiempo, optimizar la productividad, trabajar con profesionalidad y responsabilidad, evitando el número de fallos y repeticiones que sólo llevan a un enlentecimiento de los resultados y a un considerable incremento del coste.

Reducción de stocks, integrando a los proveedores en las necesidades de la empresa y teniendo la garantía de que sus productos los servirá en el mínimo plazo y tiempo concertado. A menudo los Jefes de compra pierden horas y horas en buscar los artículos que se ofrecen a un menor precio, cambiando de marcas y de proveedores. Esta no es la filosofía. La empresa conoce sus necesidades, ha de hacer una programación por períodos de seis meses a un año, tener confianza en los proveedores que le ofrezcan una calidad controlada, concertada y un mejor servicio. Podrá obtenerse así mejor precio en base a asegurar unas compras para un período, más que con éste saltar de uno a otro, con la consabida pérdida de tiempo, almacenes llenos y calidad poco controlada. La logística será un flujo continuo y los stocks serán mínimos.

Sumisión y cumplimiento de las normativas, gestionar la calidad desde el principio, conociendo el coste de la no calidad (aproximadamente un 20%, se estima cuesta en Cataluña a las empresas) y, por parte de todos, existir un autocontrol, sabiendo que la calidad ni se crea, ni se controla, se hace.

A título orientativo podemos citar diversos costes más importantes que genera la **no calidad:** Costes de repeticiones y reclamaciones, pérdida de rendimiento, costes de "control policial", disminución de la demanda por falta de calidad, pérdida de prestigio.

Finalmente, utilización de todos los recursos humanos de la empresa, personas polivalentes, organizar grupos de progreso o como ya hemos mencionado, círculos de calidad con alto sentido responsable y participativo. Aunque esto parezca inalcanzable, debe ser un fin a conseguir, partiendo de la premisa más importante, la gente, las personas motivadas, somos capaces de alcanzar objetivos que a primera vista parecen imposibles de lograr.

REFERENCIAS BIBLIOGRAFICAS

[1] RAMON MESSEGUER, *"Los españoles y el grupo"*, Dirosa (1976).

[2] LOCHARB, *"Initiation a la gestion"*, Les éditions d'organitation (1986).

[3] R.SALAZAR, *"Producción en la industria farmacéutica"*, Conferencia en la Facultad de Farmacia, Barcelona, 18 Mayo (1988).

[4] BRADFORS Y COHEN, *"Excelencia en la Administración"*, Limusa 1988.

[5] J.MEYER, *"Gestión presupuestaria"*, Gestión Deusto, (1989).

[6] FERNANDEZ LOZANO A.,*"La educación del dirigente"*, Diaz de Santos (1989).

[7] E.BORGENHAMMAR,*"Gestión sanitaria"*, 15,3 (1990).

[8] ANTONY R.N., *"El control de Gestión Marco, Entorno y proceso"*, Diaz de Santos (1990).

[9] ALONSO Y BLANCO, *"Dirigir con Calidad Total"*, Diaz de Santos (1990).

[10] T.G.ROSE, *"Control de gestión"*, Ediciones Deusto, (1991).

Capítulo X

PAPEL DE LA INFORMATICA EN EL CONTROL DE LA CALIDAD ANALITICA

F. GONZALEZ I ROCA
Laboratorios Almirall, S.A. (Barcelona)

El Laboratorio Analítico en los últimos años se ha visto sometido a una creciente presión para compatibilizar aumentos importantes en la cantidad y calidad del trabajo realizado y al mismo tiempo contener el coste de su funcionamiento. Esta presión ocasionada por la creciente complejidad y sofisticación de los procesos productivos de todo tipo coincide con el inicio, desarrollo y auge de los computadores y las tecnologías de la información.

En este sentido el Laboratorio Analítico está inmerso en un acelerado proceso de incorporación de las nuevas tecnologías y posibilidades de modo simultáneo en todos los frentes. Quien sufre este proceso en propia carne es el personal del laboratorio del que se espera la capacidad de diseñar correctamente experimentos y aplicar hasta las últimas consecuencias las técnicas instrumentales más avanzadas; así como la habilidad de tratar e interpretar adecuadamente los datos obtenidos.

No es función del personal del Laboratorio Analítico, en ningún caso, diseñar o construir sistemas informáticos o, programar y desarrollar aplicaciones [1]. Sin embargo, no es posible trazar con precisión la línea divisoria entre ambas disciplinas. Ciertas áreas de aplicación exigirán unos conocimientos básicos en informática y programación. En muchas ocasiones la colaboración entre científicos e informáticos debe ser estrecha y continuada para tener éxito. En este capítulo abordaremos de un modo general el estudio de este proceso de informatización acelerada que tiene lugar en el Laboratorio Analítico. Los ámbitos en que tiene lugar y sus consecuencias positivas o negativas para la buena marcha del laboratorio. Posteriormente centraremos nuestro interés en la discusión de los nuevos sistemas de gestión integral del laboratorio o sistemas LIMS. Sus características y funciones, aplicabilidad, proceso de selección, implantación, etc. En último término repasaremos brevemente la evolución que sufrirá el entorno de trabajo del Laboratorio de Análisis en el futuro, en cuanto a la automatización y las tecnologías de la información.

ASPECTOS DE LA INFORMATIZACION DEL LABORATORIO

El Laboratorio Analítico ha sido invadido por equipamiento basado en tecnología informática en cuatro áreas fundamentales: Instrumental, Administración, Gestión del Laboratorio e Integración con el resto de la empresa. En la Figura X.1. podemos ver la aparición y evolución comparada de estas cuatro áreas. La tecnología introducida en todas estas áreas es similar y plantea idéntica problemática básica de uso y mantenimiento. Sin embargo los fines y especificidades van a ser distintos en cada área y asimismo serán distintas las herramientas concretas que aportan soluciones. Esta especificidad de las herramientas aconseja su tratamiento por separado.

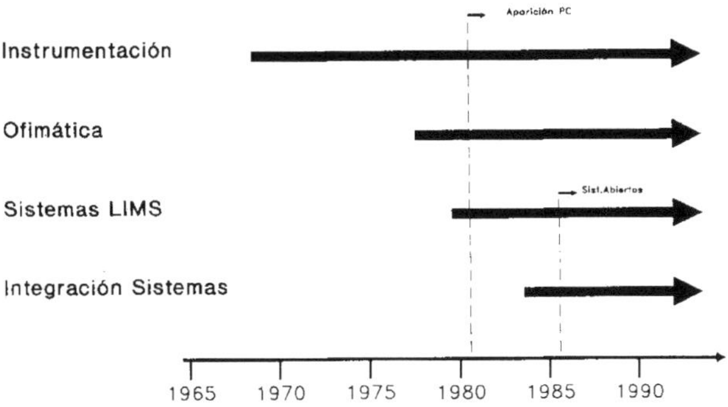

Figura X.1. Aparición y evolución comparada de la instrumentación, ofimática, sistemas LIMS e integración de sistemas en la Laboratorio Analítico.

Automatización del instrumental

Durante los últimos años han salido al mercado autoinyectores para cromatógrafos, integradores para calcular las áreas de los picos y computadores cada vez más potentes para controlar cualquier técnica de análisis, desde las más sofisticadas: FTIR, MS, RMN, DSC hasta las más clásicas: Titulaciones, Desecaciones, Calcinaciones, etc. Esta evolución ha tenido lugar de modo lento y casi imperceptible, pasándose de las técnicas manuales o de calculadora de sobremesa habituales hasta hace poco tiempo, por sucesivos estadios de automatización hasta desembocar en el omnipresente Ordenador Personal o Estación de Trabajo junto a cualquier instrumento al que se quiera calificar de "moderno".

El ejemplo de las técnicas cromatográficas es muy adecuado para ilustrar este punto [2]. Al principio se evaluaban los picos cromatográficos recortándolos cuidadosamente con tijeras y pesándolos. Más adelante apareció un accesorio o disco integrador que realizaba marcas en el registro cromatográfico que posteriormente se contaban para obtener el resultado. Después aparecieron

equipos integradores inicialmente de tipo analógico y más adelante digital, que han desembocado en sofisticados sistemas de monitorización y control totales del proceso cromatográfico.
La informática incide principalmente en esta área en:

- Control de Instrumentos
- Adquisición de Datos
- Tratamiento matemático "in situ"

El personal afectado en este estadio lo constituyen preferentemente los Analistas y responsables de las distintas técnicas instrumentales.

Informatización de las tareas administrativas

Hasta la popularización del Ordenador Personal o PC, del que recientemente se ha celebrado el décimo aniversario de su aparición en 1981, no se produjo la revolución en este campo. Esta área es secundaria en cuanto a la química se refiere pero muy importante si consideramos el flujo de documentación de orden interno o con el exterior que toda organización precisa.
Con el cambio de década las herramientas de escritura mecánica tradicionales han sido prácticamente desterradas primero en empresas y grandes organizaciones y posteriormente en el ámbito privado.
La nueva herramienta agrupa toda una gama de funcionalidades: procesador de textos, hoja de cálculo, base de datos, gráficos de negocios, etc..., de una manera muy interrelacionada. Y proporciona al personal de tipo administrativo las bases para desarrollar todas sus tareas de un modo más eficaz e integrado.
La informática como hemos dicho incide principalmente en esta área en:

- Proceso de Textos.
- Recepciones y expediciones de materiales.

- Pedidos. Seguimiento de stocks.
- Elaboración y seguimiento de presupuestos.
- Representación gráfica de datos administrativos.

El personal afectado es el de secretaría y los responsables de tareas administrativas y de gestión del Laboratorio de bajo nivel.

Informatización de la gestión del laboratorio

La automatización de la instrumentación ya considerada, sólo se ocupa de manipulaciones de muestras o de controles de análisis o instrumentos determinados. La administración, tratamiento y gestión de la información generada en dicho proceso de análisis no está cubierta por la citada área.

La optimización de recursos para la generación, control y distribución de esta información constituye una de las mayores dificultades de la gestión del Laboratorio Analítico.

Los intentos de resolver este problema han tenido mayor éxito al permitir que las herramientas disponibles den mayores prestaciones y flexibilidad para adaptarse a las necesidades reales de los usuarios. Actualmente ya existe en el mercado el abanico de herramientas necesarias para resolver satisfactoriamente el problema de la gestión del Laboratorio que constituyen los Sistemas de Gestión de la Informatización del Laboratorio o Sistemas LIMS, los cuales serán objeto de discusión en profundidad en este capítulo.

Los Sistemas LIMS inciden en todas las áreas del Laboratorio: seguimiento de la muestra en el laboratorio; asignación de trabajo a realizar; gestión de colas de trabajo; entrada y archivo de resultados; obtención de información en cualquier punto del proceso; etc.

Por un Sistema LIMS se verá afectado todo el personal del laboratorio y especialmente los responsables del mismo.

Integración de la red corporativa

Cada vez es más evidente que un sistema informático no puede ni debe permanecer aislado por mucho tiempo. Un ordenador que no está conectado a otro, o a una red, es como un teléfono que no está conectado a la red telefónica. Un LIMS funcionando aisladamente no es de hecho tan inútil como la comparación puede hacernos suponer. Pero no se llegará al aprovechamiento óptimo del sistema hasta ser capaces de comunicarnos con otras aplicaciones u ordenadores dentro de la misma organización, o fuera de ella, y obtener todo el provecho de los flujos de información puestos a nuestro alcance de este modo [3].

La misma existencia de un sistema LIMS en funcionamiento permite plantear esta integración con el resto de aplicaciones de investigación, producción, gestión o financieras que se implanten o se hallen en explotación en una determinada empresa.

A este nivel el concepto de LIMS adquiere una nueva dimensión, hasta englobar todas aquellas aplicaciones y facilidades que integren el entorno informático final del Laboratorio Analítico. Así la integración del sistema de Gestión del Laboratorio de Análisis en la macroestructura de intercambio de información de la empresa contribuye a la efectiva valoración y proyección del trabajo realizado en el Laboratorio.

Las necesidades pueden ser muy diversas dependiendo de las actividades y finalidades de la organización en la que se integre el Laboratorio en cuestión.

Las actividades afectadas por dicha integración son muchas, pudiendo destacarse a título de ejemplo:

-Informes del laboratorio al exterior.

-Integración del laboratorio en los sistemas de producción, programación automática de muestras.

-Integración con el sistema de stocks, compras y expedición de productos. Técnicas de "just in time", etc.

-Integración con el sistema de seguimiento de reclamaciones, proporcionando una respuesta más rápida y una atención más tecnificada.

El personal más afectado por esta faceta será los responsables del Laboratorio a los que se les exigirá más profesionalidad al mismo tiempo que dispondrán de mejores recursos para la toma de decisiones.

OBJETIVOS DE LA INFORMATIZACION DEL LABORATORIO

El proceso de informatización del Laboratorio Analítico se justifica a distintos niveles según el tamaño de la empresa y los requisitos y regulaciones a que ésta deba someterse por razón de su campo de actividad. Los objetivos primordiales en cualquier caso son: aumentar la competencia analítica del laboratorio, al mismo tiempo que reducir la carga de trabajo que conlleva el tratamiento, generación y distribución de la información obtenida, propiciando una mayor eficacia y productividad. Sin embargo, debería quedar claro que la informatización por la informatización no es un objetivo válido en sí mismo. La informatización es un medio para conseguir el fin mencionado. Un medio cada vez más necesario e ineludible pero cuyo alcance y aplicabilidad variará mucho.
Como condicionantes previos tenemos la creciente exigencia de evaluar los productos sometidos a análisis con nuevas y mejores técnicas. Esto propicia la introducción de sofisticado instrumental provisto de equipos informáticos de control.
Otro factor de presión sobre el laboratorio es la creciente carga burocrática que soporta. La necesidad de incorporar herramientas que proporcionen flexibilidad, adaptabilidad y capacidad de trabajo suficientes en todas aquellas tareas administrativas, de relaciones internas o externas, y de elaboración de documentación de calidad suficiente, propi-

cia la incorporación de las más avanzadas herramientas basadas en tecnologías de la información.
Estos dos condicionantes son ineludibles en casi todos los casos. Lo que no es tan claro es el nivel de informatización necesario en la gestión del Laboratorio. En pequeños entornos puede ser suficiente una Base de Datos acompañada de pequeños desarrollos sobre una Estación de Trabajo u Ordenador Personal. Las medianas y grandes empresas, y multinacionales precisarán de uno o varios gestores comunes de información para varios departamentos situados a veces en puntos geográficos distintos.
Además, según el grado de integración requerido de la información generada en el Laboratorio de Análisis con el trabajo de otras áreas de la empresa, la solución satisfactoria de este problema constituirá un objetivo estratégico de máxima importancia. Un claro ejemplo de sector en donde la información que produce el Laboratorio es una parte importante y crucial del proceso productivo se da en la industria farmacéutica. En otras áreas de actividad industrial o en laboratorios que den servicio de análisis a terceros este punto puede no ser crítico, aunque difícilmente será irrelevante.

IMPACTO EN LA CALIDAD DEL TRABAJO

Con el sesgo mistificador que acompaña a todo lo novedoso, la informatización se presenta muchas veces como la panacea para la resolución de todo tipo de problemas. El Laboratorio de Análisis, aunque inmerso en un ambiente altamente científico y tecnificado, no está exento de esta aureola de poder y solución última que acompaña a la informática.
El éxito en la incorporación de nuevas técnicas y equipos depende de que se produzca una evolución paralela en el modo de trabajar, la formación adecuada del personal, el estilo y miras de la dirección, etc., que posibilite el aprovechamiento de las nuevas posibilidades de manera efectiva.

La introducción de técnicas apoyadas en herramientas informáticas constituye un cambio de cultura análogo y distinto a los producidos con la aparición de la imprenta, la electricidad o el automóvil. Hoy en día es imposible concebir cómo era el mundo antes de la aparición de estos inventos. Al igual que entonces, en el lapso de unas decenas de años desapareció toda una cultura o estilo de vida basado en la tradición oral, el ritmo de vida impuesto por el ciclo solar, o la barrera de las distancias terrestres. Actualmente las nuevas generaciones crecen en contacto con la informática y gran parte de la humanidad pre-informática desaparecerá sin haber llegado a atisbar y mucho menos comprender la magnitud del cambio cultural que se está operando.

Como otros cambios tecnológicos la informatización presenta grandes ventajas de orden económico, productivo y organizativo que aconsejan su adopción sin ambages ni prejuicios nostálgicos. Al igual que como con cualquier avance tecnológico, existe el peligro del uso inadecuado o frívolo que maximice los riesgos existentes.

Veamos brevemente las ventajas y riesgos de la informatización referida al Laboratorio Analítico de modo global respecto a las cuatro áreas de actividad señaladas.

Ventajas de la informatización

A) *Uso de Técnicas más avanzadas y selectivas de Análisis.*

Hoy en día la mayoría del colectivo químico tiene a su alcance las técnicas más avanzadas y complejas de análisis y tratamiento de datos; antes, sólo al alcance de los Grandes Institutos y Universidades con sus equipos dedicados fundamentalmente a la investigación básica. Pueden realizarse con gran facilidad análisis simultáneos sobre una misma muestra por acoplamiento de técnicas desarrolladas originalmente por separado: GC/MS/IR, etc.

B) *Incremento de la capacidad de cálculo.*
Los procedimientos de cálculo numérico necesarios para la obtención de resultados, desde la clásica regresión lineal hasta los sistemas de ecuaciones de los problemas de mezclas multicomponentes [4], son de realización sencilla e incluso trivial para analistas con poca experiencia y/o formación.
Es cotidiana la resolución de casos reales que suelen requerir complejos métodos numéricos iterativos. Son asequibles técnicas de cálculo masivo o de alto nivel, como la integración de curvas en ensayos cromatográficos o la construcción de espectros de IR obtenidos por difracción (FTIR).
Se evitan errores de cálculo debidos a error humano y se libera al químico para sacar las conclusiones pertinentes y especular en terrenos más avanzados y con mayor cantidad de datos analíticos sobre la cual basar sus conclusiones, aumentando la precisión, seguridad y fiabilidad de los resultados.

C) *Autovalidación de los Datos.*
Aparece la posibilidad de la autovalidación tanto en la recogida de los datos como de los resultados obtenidos, impidiéndose el error humano. Usualmente los programas de ajuste de curvas proporcionan modos de comprobar la bondad de dichos ajustes y la detección de puntos extraños o erróneos.

D) *Documentación de los Datos.*
Los datos originales, el proceso de cálculo y los resultados se obtendrán completamente documentados. Documentación que llega a veces a ser excesiva o redundante por exhaustiva.

E) *Reutilización de los Datos.*
Actualmente es posible, sin necesidad de repetir la parte física del experimento,volver a calcular los datos originales tantas veces como sea necesario, aprove-

charlos para propósitos distintos de los iniciales o evaluarlos según diferentes técnicas de cálculo. Podremos incluso simular el comportamiento teórico de una mezcla de compuestos a partir de datos obtenidos de los componentes bien separados, bien mezclados en concentraciones muy distintas a la muestra.

F) *Obtención y Generación de Informes automáticamente.*
Se libera al analista del penoso deber de consignar por escrito cualquier dato obtenido en un experimento y de la posterior elaboración de gráficas y tablas que sinteticen los resultados de las series de experiencias.

G) *Rapidez y Productividad.*
La informática permite una mayor inmediatez entre la realización del experimento y la disponibilidad de los resultados. Esto está compensado en parte por una mayor profundidad en la realización del experimento, la inclusión de más replicados del análisis para mayor significatividad estadística, etc. Si bien el ahorro de tiempo global, fruto de estos factores contrarios, puede no ser muy importante, sí lo es en términos de la razón trabajo realizado/tiempo empleado.

H) *Gestión y Dirección del Laboratorio.*
Se abren posibilidades sin límite para las tareas de gestión, supervisión y control del Laboratorio. El seguimiento del trabajo pendiente, documentación completa de las muestras, detección de desviaciones en los resultados, asignación de ensayos a realizar y comprobación automática de resultados. Todos estos temas se gestionan con total exhaustividad y facilidad, lo que proporciona mayor libertad y fiabilidad en el proceso de toma de decisiones.

Riesgos de la informatización

Para el profano informático, los riesgos en que se incurre con la a veces excesivamente alegre y despreocupada informatización de los procesos a todos los niveles, no son tan evidentes:

A) *Confusión entre informatización e información.*
El fin de los análisis y controles químicos es obtener información de las muestras ensayadas, la informatización de las técnicas y el incremento de los datos primarios recogidos no implica necesariamente aumentar o mejorar la información disponible. La información es "conocimiento útil al objeto que se persigue". Las cataratas de datos originales que es posible recoger actualmente de cualquier proceso pueden constituir más un engorro que una ayuda en el establecimiento de resultados aprovechables. Es obligado distinguir correctamente entre datos e información (ver Figura X.2).

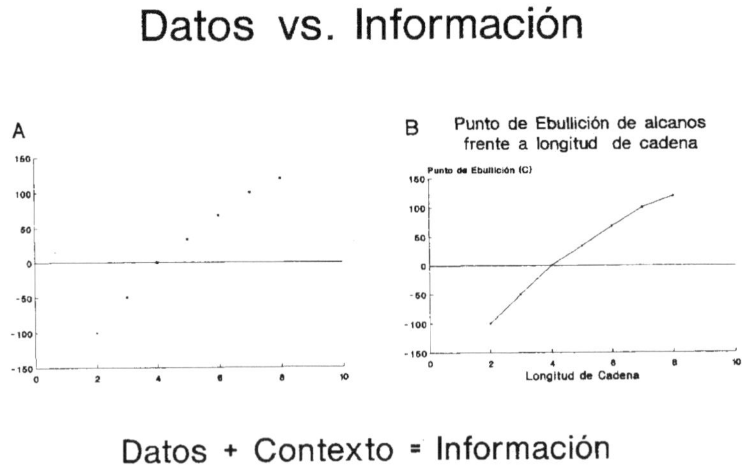

Figura X.2. Distinción entre datos e información.

B) *Introducción de errores.*
Es inherente a todo cálculo matemático el cometer un error de precisión. La correcta discusión de errores y cifras significativas en cualquier cálculo científico es de vital importancia para asegurar la significatividad de cualquier resultado.
Los algoritmos de estimación de errores asociados a todo dato o resultado distan de estar implantados adecuadamente en el software. Más aún, la gran potencia de cálculo de los equipos informáticos nos inunda con números calculados hasta la n-ésima cifra decimal, que por la mistificación antes mencionada, se tiende a tomar por correcta cuando el cálculo manual sería rigurosamente reducido a sus cifras realmente significativas.
El hecho de que en cualquier cálculo sencillo el número de operaciones involucradas a nivel de la máquina es muy grande debido a que ésta trabaja con operaciones sencillas, sumas y restas de números binarios, propicia que los algoritmos de cálculo sean especialmente sensibles a la propagación de errores [5].
Para la correcta aplicación de un software deben conocerse y evaluarse críticamente los algoritmos que se utilizan para realizar los cálculos. Este es un empeño extremadamente dificultoso por varios motivos: la falta de documentación adecuada, el deseo mal entendido de proteger el interés comercial del proveedor del software, la falta de preparación matemática o estadística, etc.

C) *Aparición de intermediarios no cualificados.*
No todas las casas proveedoras de instrumental y equipos automatizados o informáticos han hecho evolucionar sus equipos humanos de marketing, soporte técnico y mantenimiento al mismo ritmo que los productos comercializados. De este modo la información, mantenimiento y soporte técnico al alcance del personal de Laboratorio Analítico respecto a las nuevas téc-

nicas y herramientas es muchas veces insuficiente. Esto ocasiona el uso inadecuado o el aprovechamiento insuficiente del nuevo instrumental, y mayores períodos de puesta en marcha de técnicas o equipos de lo que sería de desear.
El modo de comercialización de instrumental analítico está evolucionando rápidamente en el sentido de proporcionar adecuados servicios de soporte tecnológico, y exigiendo el concurso de personal adecuadamente formado y especializado en las exigencias y necesidades del científico.

D) *Intangibilidad de la información.*
Una dificultad adicional introducida por los Sistemas Informatizados es que los datos e información que generan residen en soportes atípicos: cintas y discos magnéticos o soportes ópticos. Esto se traduce en una desorientadora intangibilidad sensorial de los datos y una dependencia del programa que ha servido para recolección de los datos para su recuperación. Dichos factores, aun cuando tienen una influencia más psicológica que real, no deben ser desdeñados. ¿Es suficientemente segura la tecnología de dichos soportes? ¿Cuál es la duración de los mismos frente al soporte convencional en papel? ¿Es razonable introducir la necesidad de un intermediario, el ordenador, para acceder a la información que antes bastaba con leer directamente? ¿Qué pasará con datos elaborados con un programa y máquina cuando no existan repuestos para el aparato?
Todas estas cuestiones pueden quitarnos el sueño. Actualmente es posible resolver estos temas adecuadamente, pero la falta de información o conocimientos provoca actitudes erróneas bien de subestimación de esta problemática, bien de desconfianza ante los nuevos métodos.

E) *Aparición de problemas de gestión informática.*
La rápida evolución de la tecnología informática, su continua ramificación en nuevas familias de equipos, sistemas y lenguajes, genera problemas más propios de la pura gestión de sistemas informáticos y que son extraños a la formación estrictamente científica o química. Podemos destacar:

-La rápida obsolescencia de los equipos y su coste incrementan el nivel de inversión necesario y dificultan asegurar las inversiones realizadas, disminuyendo sus plazos de amortización.
-Deberá adquirirse competencia en funciones puramente de mantenimiento y conservación de equipos informáticos, copias de seguridad, manejo de sistemas operativos, dominio de lenguajes de programación y claves de codificación.
-Precauciones de seguridad frente a factores adicionales como los virus informáticos [6].

F) *Complejidad de la tecnología de comunicaciones.*
El Laboratorio actual precisa del soporte de técnicos en comunicaciones capaces de resolver los problemas de transferencia de información entre equipos [7].

G) *Relajación de requisitos de calidad.*
Es muy importante prevenir el peligro de relajación de requisitos de la calidad del trabajo que tiene lugar bien por imperfecto conocimiento del funcionamiento de instrumental nuevo, bien por mistificación ciega de las bondades de la informática.
¿Quién no ha visto reemplazar un archivo en papel de espectros de IR estándares (o UV, curvas de DSC, Rectas de Calibrado, etc.) adecuadamente relacionados y documentados, por uno o varios disquetes mal etiquetados que nadie sabe a ciencia cierta qué contienen, ya que el programa de obtener y guardar espectros no contempla evidentemente la gestión del banco de es-

tándares? Si se encarga la tarea a un analista sin experiencia ni mínimos conocimientos informáticos, obtendremos probablemente una acumulación de ficheros indocumentados que ante dudas o resultados cuestionados nadie sabrá justificar.

H) *Formación del personal.*
Es muy importante la adecuada formación del personal que va a trabajar con nuevas herramientas, y llevar a cabo procesos suaves de transición entre técnicas con las adecuadas garantías. Este factor, válido en general, es especialmente importante si contemplamos el cambio radical de técnicas de trabajo que supone la informatización del Laboratorio. Un operario que sea extremadamente seguro y fiable realizando calibraciones o cálculos con lápiz, papel y una máquina de calcular, puede resultar peligroso a cargo de un sofisticado programa de ajuste de curvas por ordenador sin la adecuada formación. La motivación, interés y satisfacción personal del operario por su trabajo se verá asimismo incrementada si éste sabe lo que está haciendo y aplica los procedimientos de análisis conociendo el efecto de sus acciones y el porqué de las mismas.

Balance

El tiempo juega en favor de las nuevas tecnologías de la información. El balance de las ventajas y riesgos, o inconvenientes, expuestos hasta el momento está claramente inclinado hacia la aceptación sin prejuicios de la informatización.
Como se ha podido constatar, las ventajas de la informatización son mucho más evidentes que los riesgos. Precisamente por esto y para poner en evidencia estos factores de riesgo se han destacado quizás en la discusión anterior con más énfasis. En la base de los factores en contra subyace una involuntaria incomprensión de las nuevas reglas del

juego, ocasionada bien por falta de una formación adecuada, bien por prevención y desconfianza ante nuevas formas de trabajo.

Sistemas L I M S

¿Qué es un sistema LIMS?

Los softwares desarrollados como herramienta de control y seguimiento del trabajo que se realiza en el Laboratorio Analítico se denominan "Sistemas de Gestión de Información del Laboratorio" o LIMS (Laboratory Information Management Systems). Brevemente, un sistema LIMS consiste en una Base de Datos a la que se accede a través de una serie de interfases o módulos específicamente desarrollados para gestionar cada una de las operaciones del laboratorio: entrada de peticiones de análisis, muestreos, asignación de trabajo, entrada de resultados, aprobación de muestras, archivo, etc. La Figura X.3 ilustra este concepto modular de los sistemas LIMS.

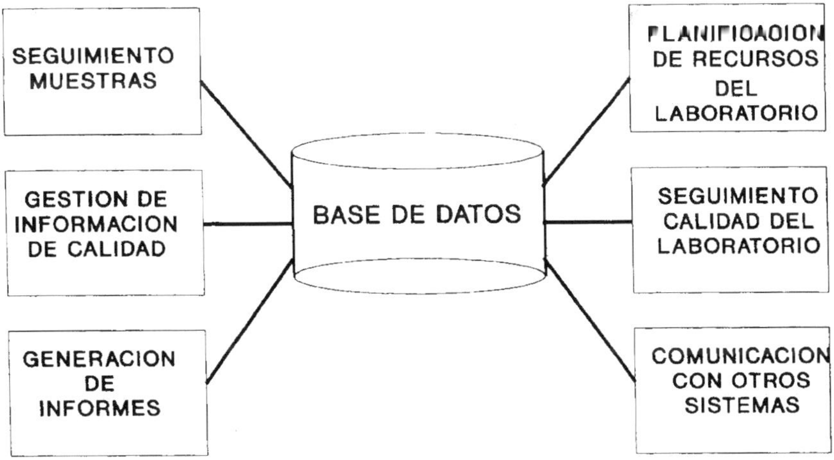

Figura X.3. Ilustración gráfica del concepto modular de los sistemas LIMS.

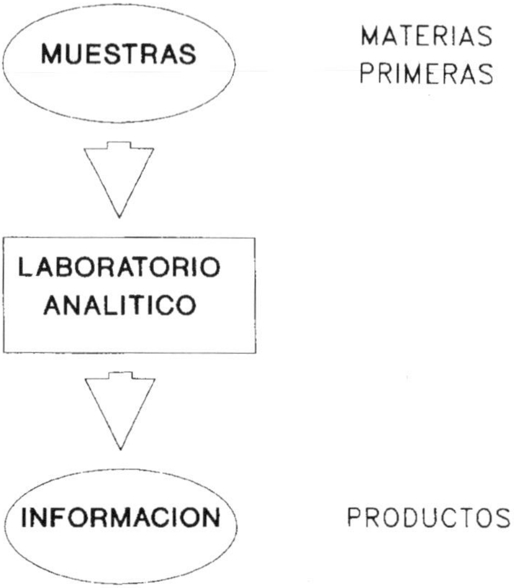

Figura X.4. El Laboratorio Analítico como unidad de producción de información.

Un laboratorio analítico puede definirse como una unidad de producción de información (ver Figura X.4). Los sistemas LIMS son la solución informática a las necesidades de generación, gestión y manipulación de dicha información. El origen de estos sistemas hay que buscarlo en los primeros desarrollos comerciales de bases de datos flexibles, capaces de manejar datos numéricos y alfanuméricos de manera adecuada, y los embriones de los sistemas de desarrollo de aplicaciones.

Un campo abonado para la aplicación de sistemas de este tipo lo constituye la creciente cantidad de datos que deben recogerse y manipularse en los Laboratorios de Análisis y en la industria en general. Estos datos deben ser cuidadosamente documentados, adecuadamente comprobados y aprobados por alguien con la responsabilidad suficiente. Deben posteriormente guardarse en archivos adecuadamente mantenidos durante largos períodos de tiempo [8].

El lapso de tiempo que dichos datos deberán mantenerse es muy variable siendo de unos meses hasta cinco años, o más, en las industrias farmacéutica y alimentaria.

Requisitos funcionales del LIMS

Los requisitos funcionales de un sistema LIMS pueden ser muy amplios y variados [9]. Podemos indicar una serie mínima, común a todo laboratorio, que cualquier sistema LIMS deberá contemplar:

1) Entrada de Muestras
2) Asignación de Ensayos
3) Distribución de Trabajo
4) Introducción manual o automática de datos
5) Aprobación de Datos y Muestras
6) Generación de informes
7) Archivo

Podemos ver un esquema de la interrelación entre dichas funciones en la Figura X.5.
El nivel de complejidad e importancia que cada una de estas funcionalidades tendrá en un caso concreto es variable según el campo cubierto por el laboratorio, sus procedimientos de trabajo y su interrelación con el proceso de producción de muestras a analizar. Veamos unos ejemplos de esta variabilidad funcional:

- La entrada de muestras puede ser un simple registro de entrada o ser necesario chequear al proveedor y los datos que identifican a la muestra recibida frente a listas aprobadas.
- La asignación de ensayos puede ser una tarea rutinaria por ser constante con cada tipo de muestras o individual por muestra.
- Los recursos del laboratorio pueden agruparse bajo muy diversos criterios: salas o servicios, técnicas de análisis, instrumentos, etc.

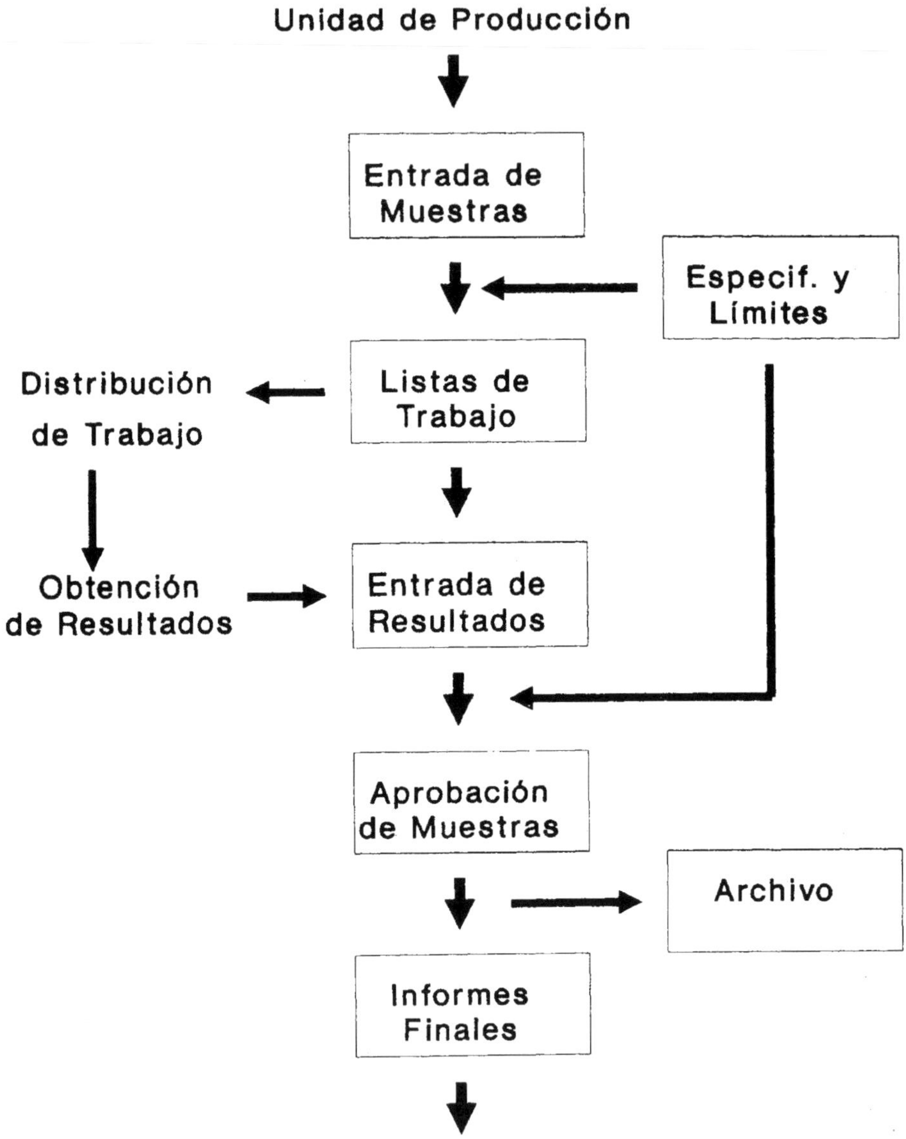

Figura X.5. Interrelación entre las funciones de un sistema LIMS.

- La aprobación de Datos y Muestras puede consistir en uno o varios niveles de responsabilidad y las necesidades de disponibilidad de los datos en el tiempo variarán en cada caso.

Todas las funciones que formarían parte del LIMS pueden agruparse en cuatro áreas básicas:

1) Entrada de Datos
2) Análisis de Datos
3) Informes
4) Gestión

Dentro de cada área podemos distinguir tres niveles de operatividad:

- NIVEL I : Funciones mínimas de un sistema LIMS.
- NIVEL II : Funciones estándar de un sistema LIMS.
- NIVEL III :Funciones óptimas de un sistema LIMS.

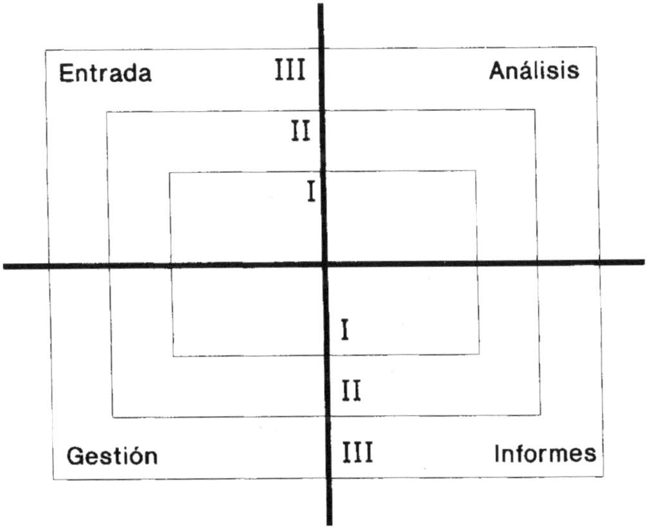

Figura X.6. Niveles y áreas funcionales de un sistema LIMS.

Podemos representar estos niveles y áreas funcionales de un sistema LIMS como un diagrama concéntrico (ver Figura X.6). La descripción de las funciones correspondientes a cada nivel para cada una de las áreas la podemos ver en la Tabla X.1.

Para que un software pueda ser considerado como un sistema LIMS deberá cumplir con las prestaciones de Nivel I en las cuatro áreas [10]. Esta tabla servirá para la evaluación de los sistemas LIMS del mercado contrastando el nivel de cumplimiento en las distintas áreas frente a nuestras necesidades. Una organización concreta puede tener requisitos correspondientes a distintos niveles en distintas áreas.

Selección, adquisición e implementación de un LIMS

Discutiremos brevemente las fases que comprende el proceso de selección, adquisición e implantación de un istema LIMS [11]. Podemos distinguir las siguientes etapas:

A) *Formulación del problema.*
El interés por los sistemas de gestión de Laboratorio se despierta en los responsables de la gestión del Laboratorio al constatar la insuficiencia de su organización actual para hacer frente a los retos que tienen planteados. La visión de los estantes donde se apilan datos aislados que nunca van a poder ser transformados en información útil, la problemática de la elaboración de estadísticas de seguimiento, la carrera por mantener niveles elevados de calidad de trabajo, frente a la creciente complejidad burocrática propiciada por la introducción de requisitos de trabajo basados en GLP, o bien motivos de eficacia en la atención a clientes, pueden ser el detonante del proceso de adquisición e implantación de un LIMS. Muy pocos responsables de laboratorio son conscientes del alcance real de la revolución que ponen en marcha cuando inician la implantación de un sistema LIMS.

Tabla X.1. Niveles de LIMS: Funcionalidad y Niveles

AREA	NIVEL I	NIVEL II	NIVEL III
Entrada de datos	Entrada manual de muestras y resultados.	Código de barras. Entrada de resultados directa de instrumentos.	Comunicación bidireccional LIMS e instrumentos. Transferencia de informes entre sistemas.
Análisis de datos	Autoverificación de datos. Cálculos sencillos.	Conversión datos RAW a información en Base de Datos. Presentación gráfica de resultados. Transferencia de ficheros de datos originales entre sistemas.	Presentación 3D de los resultados.
Informes	Programables por el usuario. Formas de búsqueda en Base de Datos. Comparar resultados con especificaciones.	Configurables por cualquier usuario. Correo electrónico. Decodificación de estructura química.	Lenguaje natural para la petición de informes. Sistemas expertos.
Gestión	Hojas de trabajo. Registro de operaciones. Seguridad jerárquica.	Localización muestras. Gestión colas de trabajo. Auditoría de Base de Datos. Seguridad por clases.	Unión con otros sistemas o equipos informáticos. Interfase con diario de laboratorio electrónico. Integración con otros paquetes.

El primer paso en este proceso es definir los límites del entorno que habrá de cubrir el LIMS, y elaborar un primer programa de intenciones: ¿Qué departamentos o áreas del laboratorio precisan de dicha solución? Qué áreas de trabajo son más importantes y cuáles secundarias? ¿Qué secuencia de implantación se pretende? Reorganizaciones que es necesario emprender y en qué etapa de la implantación será necesario abordarlas. En muchos casos el proceso de implantación del LIMS será aprovechado para reorganizar en profundidad la sistemática de trabajo del Laboratorio y revisar y poner al día los métodos de análisis.

Debemos considerar también el nivel de flexibilidad o adaptabilidad que será necesario en el futuro sistema. En qué medida estaremos dispuestos a revisar y mejorar nuestros procedimientos y rutinas de trabajo actuales. Qué cambios en la estructura y organización actuales del laboratorio sería necesario abordar. La implantación de un LIMS puede constituir el pretexto adecuado para todo esto. También habrá de considerarse la situación general de desarrollo informático de la empresa, las inversiones realizadas y los proyectos en marcha a respetar. Debemos tener en cuenta al diseñar la solución las restricciones impuestas por las políticas existentes en nuestra organización en cuanto a hardware y software. Y los Recursos informáticos materiales y humanos de que se dispone o que se está dispuesto a proveer por parte de dirección.

Todos estos factores previos, permiten configurar una primera aproximación al objetivo a conseguir. Dicho objetivo deberá ser compatible con los objetivos y previsiones a medio y largo plazo de la organización.

B) *Elaboración de especificaciones funcionales.*

Lo primero que debe hacerse cuando se decide emprender el proceso de adquisición e implantación de un sistema LIMS es elaborar un juego lo más completo posible de especificaciones funcionales. Todas aquellas funcionalidades que actualmente existen en el Laboratorio y se desea que continúen operativas, y las mejoras, modificaciones y ampliaciones que se deseen introducir, deberían quedar reflejadas en las mismas.

Es muy difícil que el primer modelo que se desarrolle sea realmente válido, por eso, durante todo el proceso de recogida de datos, síntesis y elaboración del proyecto, y las etapas sucesivas de evaluación de paquetes informáticos, el modelo estará sometido a revisión y modificación constante. Incluso durante el proceso de implantación efectiva de la solución elegida se producirán inevitables correcciones y modificaciones, incorporándose nuevas ideas.

Haber llegado a una definición de especificaciones y necesidades suficientes es desde todo punto necesario para proceder a la elección del paquete adecuado y ser capaces de planificar la implantación del mismo.

Puede ser aconsejable contratar recursos externos a la empresa para la elaboración de dicho modelo. Deberá empero asignarse un responsable interno con la misión de coordinar las aportaciones de información de las distintas partes interesadas, efectuar su seguimiento, mantener la coherencia del modelo propuesto con los propósitos originales, etc. Dicho responsable deberá tener la adecuada experiencia previa de trabajo en el laboratorio y un nivel de formación adecuado a nivel químico. Aunque los conocimientos informáticos no son precisos deberá estar familiarizado con el uso de equipos informáticos a nivel de usuario. Tanto en el caso de contratar la elaboración del modelo del proyecto a consultores externos, como si se lleva a cabo enteramente con recursos propios, deberá examinarse y revisarse el juego de especificaciones exhaustivamente por parte de los responsables del Laboratorio en sus distintos niveles.

La información a recoger y elaborar en esta fase es de tres tipos básicos:

- Procedimientos organizativos:
El modo en el que se desarrollan las tareas dentro del laboratorio, por ejemplo el circuito que siguen las muestras, criterios que se siguen para distribuir el trabajo, organización para la realización de los distintos tipos de ensayos, niveles, responsabilidades y circuitos de aprobación de resultados, muestras, lotes, etc.
Deben estudiarse todas las actividades que tengan lugar en el Laboratorio y las interacciones entre las mismas. En todos los casos debe considerarse si el procedimiento actual es satisfactorio o debe mejorarse. Hay que definir cosas tales como: si se van a conectar instrumentos y cuál es la funcionalidad deseada en la conexión. Qué criterios se están siguiendo para codificar las muestras, los tipos de muestra, los proveedores. Si se dan números correlativos, una clave basada en la fecha de recepción, en algún código interno del producto o casa comercial, o cualquier otro criterio. Si los criterios son adecuados o deben corregirse duplicidades y ambigüedades.
- Información cuantitativa:
Es importante realizar un esfuerzo de cuantificación en todo momento para poder dimensionar los recursos necesarios. ¿Cuántas muestras de cada tipo genérico analiza el Laboratorio? ¿Cuántos proveedores homologados existen? ¿Cuántos análisis se realizan por término medio? ¿Cuál es el número mínimo y máximo de ensayos que se realizan sobre una muestra? ¿Cuántos resultados se obtienen de una muestra por término medio y los valores máximo y mínimo? ¿Cuántas materias distintas se analizan en el Laboratorio?, etc. Cualquier parámetro que aparezca en el diseño deberá ser adecuadamente dimensionado y deberá hacerse una estimación de su posible variación futura. Deberá decidirse el tiempo que se desea conservar los resultados y datos dentro del sistema antes de ser traspasados a archivo magnético., ya que

un mayor tiempo va a repercutir en el tamaño y coste del sistema final.
- Recogida de Muestras de Documentación:
Deberán obtenerse muestras de todos los documentos que se generen durante el proceso de análisis de las muestras y otras actividades que se quiera introducir en el LIMS.

a) Documentación de entrada: Albaranes, Libros de Registro, Guías de Fabricación, etc.
b) Documentación de análisis: Listas de Trabajo, Especificaciones, Métodos, Hojas de Trabajo, Diarios de Laboratorio, etc.
c) Documentación de salida: Certificados de Análisis, Boletines de Muestra, Correlaciones, Tablas y Gráficos comparativos.

Esta documentación constituye una ayuda valiosísima para identificar todos los datos y parámetros que acompañan a la Muestra a través del Laboratorio que deberán contemplarse en el diseño final.
Este juego de especificaciones del proyecto va a ser el hilo conductor del proceso. Condicionará la búsqueda y selección de la solución adecuada y deberá constituir la referencia del proceso de implantación del proyecto.

C) *Exploración del mercado.*
Paralelamente a la elaboración del juego de especificaciones deberá entrarse en contacto con los distintos proveedores de sistemas LIMS. En el caso de contratar el estudio de necesidades a terceros, obtendremos generalmente una serie de sugerencias y posibilidades, de no ser así, en la Tabla X.2 se reseñan algunos de los proveedores y sistemas existentes en el mercado.

Tabla X.2. Tabla de paquetes LIMS.

Nombre del paquete	Proveedor	Hardware
CALS	Beckman Inst.	DEX/VAX
SQL * LIMS	Perkin-Elmer Nelson	DEC/VAX
LIMS 2000	Perkin-Elmer Nelson	Concurrent Corp y DEC/VAC
VG LIMS	VG Instruments	DEC/VAX, HP/UX
LABSAM	Hewlett-Packard	HP
LABMASTER	BMS	DEC/VAX
EASYLIMS	Beckman Inst.	PC/MS-DOS
PCLIMS	LA&MS Ltd.	PC/MS-DOS
PROBUS-LAB	Probus, S.A.	PC/MS-DOS
UNILAB	Compex & URL	HP/UX
LAB/UX	Hewlett-Packard	HP/UX

Hay básicamente dos tipos de productos a considerar, los basados en una Red de Ordenadores Personales uno de los cuales actúa como servidor central de datos y aplicaciones, y los basados en un Ordenador central, Mini o Mainframe en el que residen tanto datos como aplicación y al que los usuarios accederán normalmente vía terminales no inteligentes. Las tendencias de mercado van sin embargo hacia una integración cada vez mayor de todo tipo de recursos informáticos con lo que es de esperar que aparezcan modos de funcionamiento híbridos en el futuro.

Evaluar las herramientas informáticas sobre las que se basan las distintas opciones. Evaluar tanto el hardware como el software. Es aconsejable el asesoramiento externo e independiente. En informática la evolución se produce rápidamente por lo que deben buscarse soluciones que aseguren y sean capaces de rentabilizar la inversión. Deberá obtenerse la información más amplia posible sobre los softwares a considerar: especificaciones y características, estructura y organización, limitaciones, herramientas sobre las que se basa el software, seguimiento de estándares de mercado, garantías de cumplimiento de GLP u otras normativas.

Se deberá asistir a demostraciones tanto de Laboratorio, es decir preparadas por el proveedor con datos sencillos previamente preparados, como en instalaciones independientes que ya estén en explotación en entornos de trabajo parecidos al propio. Es aconsejable recabar información y asistencia durante dichas demostraciones no sólo a nivel comercial sino también técnico. Para el usuario potencial los mejores demostradores de paquetes informáticos son los responsables de aplicaciones de los mismos. La experiencia y comentarios adecuadamente calibrados de los que ya son usuarios, implantadores y responsables de un sistema en funcionamiento serán de gran ayuda.

Evaluar las posibilidades del software más que la aplicación concreta que se nos presente. Deberíamos ser capaces de salvar el problema de la nomenclatura y poder estimar si un software que vemos customizado para una refinería que trabaja en continuo y analiza corrientes de entrada o salida de las unidades de producción es igualmente válido para aplicarlo a un laboratorio de análisis microbiológicos.

Deberá evaluarse también las características de funcionamiento del sistema: rapidez, disponibilidad, facilidad de uso; debe tenerse en cuenta que el funcionamiento en condiciones de "laboratorio" va a ser distinto de cuando la carga de trabajo sea la normal.

Una opción que siempre está a nuestro alcance es la posibilidad de un desarrollo a medida realizado internamente, en el caso de existir un Departamento de Proceso de Datos o Informática en la organización. Esta es una tentación que a menudo se plantea. Esta opción era más aconsejable hace 5 ó más años. Actualmente existen softwares que aunque caros, son lo suficientemente flexibles y adaptables a la idiosincrasia de todos los entornos. Emprender el desarrollo de un sistema LIMS implica dedicar un equipo de 4 ó 5 personas, entre los que debe haber personal informático pero también al menos un representante del laboratorio durante un par de años. En caso de necesitarse una pequeña aplicación sobre un PC los recursos a dedicar son evidentemente mucho menores, pero a poco que las necesidades sean mayores el proyecto adquiere gran complejidad de desarrollo y elaboración.

D) *Decisión.*
Hemos llegado al punto clave, la decisión entre varias opciones finalistas por aquella que mejor se ajuste a nuestro modelo ideal de Sistema de Gestión del Laboratorio.
A la vista del juego de especificaciones elaborado deberá solicitarse a los posibles proveedores la presentación de un proyecto coherente de adquisición, implantación y soporte de las soluciones propuestas. En este proyecto deberán contemplarse las fases propuestas para proceder a la implantación, su duración y los puntos de control que se van a establecer. La relación de equipos y programas necesarios en cada fase, sus especificaciones detalladas y sus costes. Los recursos tanto materiales como humanos que se habrán de dedicar al proyecto. Previsiones y condiciones en cuanto a servicios de soporte técnico, mantenimiento y formación de los responsables del sistema y usuarios. Y cualquier otro extremo que sea pertinente en cada caso concreto.
Los factores principales en los cuales basar la decisión final van a ser la información obtenida de los distintos proveedores y otros usuarios, la capacidad de comprender y dar solución a las necesidades de los usuarios demostrada por los proveedores a lo largo de los contactos para la definición de necesidades, y la coherencia de los proyectos presentados por éstos. No obstante dicha decisión puede estar condicionada o predeterminada por motivos económicos, de interrelación

con otros sistemas o por el seguimiento de políticas de empresa.
No debería empero escogerse a ciegas una solución por ajustarse a uno o más de dichos condicionantes. El objetivo en este punto es tomar la decisión óptima. Esto no implica necesariamente un óptimo desde un único punto de vista sea éste informático, económico o científico.
En caso de duda razonable de la adecuación de las propuestas es aconsejable incluso posponer la inversión hasta resolver dichas dudas o compartimentar el desarrollo e implantación en caso de restricciones económicas. Incluso puede ser necesario vencer resistencias a la innovación o resolver problemas de adaptación a nuevas líneas de desarrollo informático dentro de la empresa.
La solución óptima en cada caso concreto estará en el adecuado balance de los siguientes factores consignados por orden de importancia:

1) La flexibilidad y adaptabilidad a nuestras necesidades.
2) Conectividad e integrabilidad del equipo.
3) Garantías de soporte y apoyo técnico del proveedor.
4) Consideraciones económicas.

E) *Implantación.*
Una parte importante del proyecto que habremos elaborado en las fases anteriores lo constituye la planificación de la implantación. La implantación deberá realizarse en etapas sucesivas, separadas por puntos de control que permitan evaluar los resultados que se van obteniendo y reorganizar las etapas en caso necesario.
Una buena estrategia es programar la entrada en funcionamiento progresivo de los distintos módulos de que conste el Sistema en un orden acorde con la organización o prioridades del laboratorio, y al mismo

tiempo, lógico en cuanto a las interdependencias de los mismos módulos.
Como orientación para un entorno de análisis químico en las áreas de Investigación o Control de Calidad puede pensarse en la siguiente sucesión de módulos a entrar en funcionamiento:

Fase I: Funciones Básicas
1) Gestión de Especificaciones de Análisis de Productos.
2) Automatización de la Entrada de Productos.
3) Introducción de Resultados.
4) Informes Básicos: Certificados de Análisis.
5) Automatización de la Aprobación de Resultados.
Fase II: Funciones Avanzadas
6) Conexión de Instrumentos.
7) Informes Sumarios y de Seguimiento.
8) Programación del Trabajo.
9) Gestión Estabilidades.
10) Comunicación con otros paquetes, bases de datos o sistemas informáticos.
11) Otros módulos específicos.

La primera fase la constituyen las funciones básicas del LIMS. Una vez completada puede considerarse el sistema en funcionamiento. En la segunda fase se engloban funciones específicas de cada caso concreto o aquellas que empiezan a tener sentido cuando disponemos de datos correspondientes a un período temporal adecuado.
Asimismo debemos fijar etapas de duración realista. No puede pretenderse que el sistema entre en funcionamiento de un día para el siguiente. En la Figura X.7 podemos ver la evolución típica que experimenta el nivel de entusiasmo general con un proyecto típico de implementación de un LIMS. En ella se destacan tres momentos peligrosos para la moral y el entusiasmo generales frente al nuevo sistema: (a) las demoras en alcanzar un acuerdo con el proveedor en cuanto a bie-

nes y servicios, seguida de un efímero momento de euforia al firmar el contrato de compra de los equipos, (b) el desaliento producido al producirse demoras en la entrega y puesta en funcionamiento de los mismos (a esta fase sigue la que presenta un nivel de excitación colectiva más general al llevar a cabo las primeras pruebas con el software y los cursos de entrenamiento), y (c) el retraso en la entrada efectiva en funcionamiento del sistema (la coexistencia durante excesivos períodos de tiempo de los dos sistemas de trabajo puede producir un desencanto, tanto a nivel de analistas y laborantes como de personal directivo).

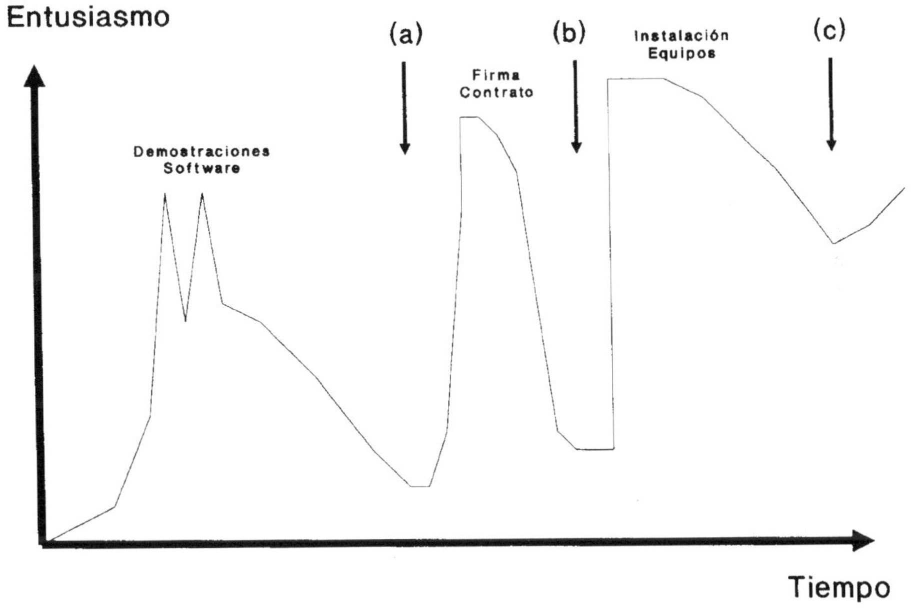

Figura X.7. Evolución típica del nivel de entusiasmo respecto a un proyecto de implementación de un LIMS.

Por todo ello es conveniente involucrar de un modo efectivo al proveedor en el proceso de implantación, especialmente y como mínimo hasta completar la primera fase. En el contrato debería incluirse un detalle de las acciones a emprender por ambas partes y los recursos a destinar para conseguir determinados objetivos en fechas establecidas. Debe definirse en el mismo qué se entiende como proceso de implantación y cuándo puede considerarse completada. En qué consiste cada fase de la implantación y cuáles son sus puntos de control. Es aconsejable disponer de herramientas de Gestión de Proyectos para el seguimiento y planificación de la implantación del sistema.

Muchos proyectos de implantación de sistemas LIMS han naufragado o han quedado a medias sobre todo en los primeros años de existencia de estos sistemas por la inexperiencia de los usuarios y la tendencia de los proveedores a considerar su función acabada en el momento de la venta. Esta actitud con la mayoría de edad de estos sistemas, por suerte casi ha desaparecido. Actualmente los proveedores, al menos los más importantes, ofrecen servicios de soporte en la fase de implantación cada vez más eficaces. Estos servicios se ofrecen como una opción o servicio más a incluir en el proyecto con su coste correspondiente, lo que permite al vendedor, al que al mismo tiempo obliga, a ofrecer un servicio realmente profesional y experimentado, que revertirá en beneficio del cliente.

De todo lo anterior puede deducirse que la implantación de un sistema LIMS es un proceso complejo que involucra a todo el personal del Laboratorio. La duración de un proceso de este tipo es de 1 a 5 años dependiendo del tamaño del Laboratorio. Debe tenerse en cuenta que normalmente se produce de modo paralelo una reestructuración de trabajo del laboratorio. En sentido estricto el proceso de implantación como tal no terminará nunca si hay que mantener el producto vivo por el crecimiento y evolución natural de Laboratorio, las técnicas de análisis o los requerimientos de calidad del trabajo.

Problemas potenciales

Como se ha ido viendo un proceso tan complejo y revolucionario como la implantación de un sistema LIMS no está libre de complicaciones y problemas. Es aconsejable estar al tanto de los mismos para que su impacto pueda ser minimizado y poder prever y resolver cualquier cambio en los requerimientos de gestión, recursos, dedicación del personal o de la dirección del laboratorio.
Una serie de factores adicionales a tener en cuenta y que no han sido considerados hasta el momento pero que es conveniente conocerlos para poder prevenir su aparición pueden ser [12]:

1) La pérdida de valiosos conocimientos y experiencia por la movilidad del personal durante la implantación, debido a la incomprensión del cambio que se está operando y también a no adaptarse a las nuevas estructuras organizativas que se crean.
2) Hay que cuidar y asegurar la confianza en la capacidad del sistema. Asegurar la integridad y validación de los datos. Establecer procedimientos de comprobación rigurosos.
3) Un sistema LIMS puede enmascarar procedimientos y métodos pobremente diseñados, así como los parámetros de evaluación de los datos: tendencias y precisión de los datos, límites de aplicabilidad y errores inherentes a las técnicas analíticas.
4) Detectar posibles puntos de corrupción de los datos; p.ej., errores debidos a "ruidos" diversos del nuevo sistema: cálculos, conversiones de datos, transmisiones de datos.
5) Poner los medios adecuados para prevenir las dificultades de adaptación y aprovechamiento limitado de la interfase entre el usuario y el software LIMS.

6) Prepararse para posibilitar la evolución permanente del LIMS, adaptación a nuevos instrumentos y técnicas. Cambios en las redes de comunicaciones, etc.
7) Prevenir la pérdida de datos. Establecer políticas de almacén y archivo de datos convenientemente diseñadas.
8) Formar adecuadamente al personal en el papel que le corresponde en el laboratorio automatizado. Prestar la debida atención a su status, interés y motivación por el trabajo.
9) Ser conscientes del estilo de gestión del laboratorio que exige un entorno LIMS y la responsabilidad con que se actúa.
10) Asegurar el soporte y mantenimiento de hardware y software LIMS tanto en la propia organización como a través de contratos con empresas de soporte.

Beneficios del LIMS

Un análisis de los beneficios de implantar un sistema LIMS en una organización es necesario a priori para justificar la decisión de invertir en un sistema de estas características.

Ejemplos de la realización de este tipo de análisis podemos encontrarlos descritos en la bibliografía [13]. El beneficio obtenido por la implantación con éxito de un sistema LIMS no debe evaluarse únicamente en función del Laboratorio analítico. El beneficio debe cuantificarse a nivel de toda la organización.

Cualquier empresa u organización está interesada en último término en incrementar su rendimiento y beneficios. La capacidad de invertir en mejorar estos dos parámetros viene determinada por la mayor competitividad de sus productos. La competitividad se medirá por el precio y calidad de los productos ofrecidos y la mejor atención a las necesidades del cliente. El LIMS contribuye decisivamente en la mejora de estos factores ya que sitúa al Laboratorio de Análisis más cerca tanto de los otros servicios o unidades

de la empresa como del cliente final. La implantación correcta de un Sistema LIMS contribuirá directa o indirectamente en la capacidad de trabajo del resto de la organización. Por consiguiente para conseguir el mayor beneficio y retorno de la inversión en un proyecto LIMS el sistema debe incorporarse como la médula espinal del Laboratorio de Análisis a todos los niveles.
La implantación y adecuada gestión y uso de un sistema LIMS va a beneficiar principalmente a la Dirección y gestión del laboratorio. Su efecto sobre la carga de trabajo del analista es poco y sobre la capacidad técnica para producir resultados más precisos es también escasa ya que esto dependerá de la categoría de la instrumentación de que se disponga y de la calidad del personal.
La implantación de un LIMS afecta a todo el personal del laboratorio. Abre nuevos campos a la gestión del mismo ya que permite la elaboración de mejores y más documentados informes, la optimización de la gestión de costes y el acceso a datos históricos con rapidez y fiabilidad. Además el LIMS es el primer paso para la integración del trabajo de laboratorio en las redes de información de la compañía.
Permitirá a los responsables del laboratorio disponer de una perspectiva global más precisa de los procesos que se están llevando a cabo en el laboratorio. Este pasará a conceptuarse como un conjunto global de recursos interdependientes gestionados con criterios de optimización.

VALIDACION DE SISTEMAS INFORMATICOS. LA CALIDAD DEL GESTOR DE CALIDAD

Hemos comprobado la generalización en el incremento del uso de computadores para la captura directa o indirecta, el proceso, tratamiento y archivo de datos. Estos sistemas son a menudo muy complejos y se basan en cantidades enormes de código o programa. Como toda actividad humana, están sometidos a errores fortuitos en su funcionamiento o de diseño. En todos los casos es esencial "validar" el sistema. Esto ateniéndonos a la definición de Chapman [14] significa establecer evidencia documentada de que un sistema hace lo que se pretende que haga. Esta exigencia general deviene crítica en aquellas industrias que deben cumplir las Normas de Buenas Prácticas de Laboratorio (BPL o GLP).

Debemos destacar que en una organización sometida a este tipo de regulaciones no sólo el sistema LIMS correspondiente deberá cumplir con las normas BPL. Cualquiera de los sistemas informático-instrumentales que posea el laboratorio en cuestión deberá cumplir BPL.

¿Cómo se debe proceder a validar un sistema informático? Las Regulaciones GLP de la Food and Drug Administration de los Estados Unidos (FDA) [15], escritas antes de la introducción generalizada de computadores en los laboratorios, establecen:

"El equipamiento del Laboratorio debe ser adecuadamente inspeccionado, limpiado y mantenido. Los equipos usados para la generación, medición o cálculo de datos deben ser adecuadamente comprobados, calibrados y/o estandarizados."

"Deberán mantenerse registros escritos de toda operación de inspección, mantenimiento, comprobación y/o estandarización."

En este sentido el sistema LIMS puede considerarse como un instrumento más del laboratorio.

Debe tenerse en cuenta de entrada que un sistema computarizado aparte de los más sencillos no puede ser validado en su totalidad. Además durante la operación del sistema se van a descubrir errores de funcionamiento. Como ejemplo el Departamento de Defensa de EE.UU. sólo llega a comprobar el 85% de las posibilidades de sus sistemas. Y el 44% del presupuesto del proyecto del cohete Saturno V se dedicó a la validación del software [16].

Este nivel de esfuerzo es excesivo en el contexto de los Laboratorios de Análisis, pero ello no exime a los usuarios de la obligación de validar los sistemas. Se hace necesario pues restringir el proceso de validación pero produciendo un nivel aceptable de confianza en el sistema. El procedimiento establecido para validar un sistema informático se denomina "protocolo de validación". Este se define de nuevo según Chapman [14] como un plan experimental que al llevarlo a cabo se pretende produzca evidencia documental de que el sistema ha sido validado.

Todas estas definiciones están muy bien pero qué acciones deberemos llevar a cabo en la práctica para proceder a validar un sistema informático. En primer lugar habremos de evaluar la posición propia del laboratorio respecto a los actuales y futuros equipos y sistemas de trabajo y respecto a la necesidad mayor o menor de cumplir BPL. A continuación los responsables del laboratorio deberán definir y poner en ejecución la política pertinente respecto a los sistemas informáticos de acuerdo con los usuarios, personal informático y de Garantía de Calidad, buscando el asesoramiento experto que fuere necesario.

Dicha política deberá contemplar los siguientes aspectos:

- Organización y responsabilidades en todos los niveles.
- Adquisición de equipos y programas. Programación.
- Control de Proyectos. Criterios de aceptación.
- Registro y Documentación de las actividades.
- Procedimientos de Trabajo, Seguridad y Formación.

Todos los procedimientos y documentación generada durante el proceso deberán ser suficientemente documentados y archivados.

Cada sistema o aplicación, bien sea nuevo o ya implementado y en funcionamiento, debe ser sujeto a un plan formal con intenciones y criterios claramente establecidos. Y deberán aplicarse planes similares tanto a los productos desarrollados internamente como a los adquiridos a terceros.

El proceso brevemente resumido en este apartado es de gran complejidad y extensión. El habitual retraso de la norma escrita respecto a las posibilidades y necesidades reales en cada momento, aún convierte a los que entran

en este campo en exploradores frente a lo desconocido. No obstante la bibliografía especializada disponible es muy grande y puede recurrirse a la ayuda de expertos en estas cuestiones.
Con el establecimiento y puesta en marcha de estas políticas sentamos las bases para llegar a trabajar de modo organizado y tomar decisiones con conocimiento de causa y desde una posición de fuerza.
La aplicación de políticas de este tipo puede no ser bien aceptada por todos, ya que esta aproximación ordenada a la implantación y uso de sistemas informáticos, puede hacer más lento el proceso. Como contrapartida podremos reaccionar a tiempo ante imprevistos y obtendremos un resultado final más útil y fiable.

FUTURO: GIMS, ROBOTIZACION, SISTEMAS EXPERTOS

¿Qué nos depara el futuro? Hay autores que contemplan posibilidades tan poco novedosas como la capacidad en una organización de mandar certificados de análisis y especificaciones por vía electrónica a otra [17] como si fueran avances espectaculares.
Si bien la aplicación hasta las últimas consecuencias de las posibilidades presentes va a cambiar y mejorar gran parte de los sistemas de trabajo actuales, veremos en los próximos años cómo el auge, que se ha podido observar en el uso y aplicación de sistemas informatizados a todos los aspectos de la actividad humana, llegará realmente a afectar cualquier acción que podamos emprender tanto en el aspecto profesional como personal, haciendo irreconocible a la sociedad resultante.
El Laboratorio de Análisis debe sufrir aún grandes transformaciones en su apariencia y modo de funcionamiento. En las próximas décadas podemos augurar la plena incorporación de tres tendencias o líneas de evolución distintas:

A) La aparición de *Sistemas Globales de Gestión de la Información o GIMS*, no limitados a un entorno reducido de una organización como puede ser el Laboratorio de Análisis o el Departamento de Compras. Todas las grandes empresas, y muchas incluso de las no tan ambiciosas, están embarcadas en proyectos de este tipo a largo plazo. Pueden incluso encontrarse experiencias de este tipo descritas en la bibliografía [18]. Estas experiencias son particularmente valiosas porque han debido superar con trabajo e ingenio la atomización e incompatibilidades de los sistemas existentes en la actualidad.
Tan sólo recientemente, con la aparente evolución de los equipos informáticos hacia la estandarización de acuerdo con las tendencias de mercado, se están sentando las bases para la consecución de este ideal.

B) El desarrollo de *autómatas* o *robots "inteligentes"* para llevar a cabo todas aquellas tareas manuales repetitivas de manipulación de muestras, va a ser el factor que más contribuirá al cambio de aspecto del Laboratorio de Análisis en el futuro.
Los dispositivos automáticos para realizar ensayos químicos típicos son bien conocidos por todos. Los valoradores automáticos, autoanalizadores y autoinyectores hace tiempo que invadieron las poyatas de los laboratorios. Estos equipos, sin embargo, están especializados en la realización de un determinado e invariante ensayo u operación. Los últimos adelantos en microelectrónica y miniaturización han hecho posible diseñar y construir equipos automáticos dotados de flexibilidad en cuanto a las tareas que pueden realizar. Estos equipos, actualmente en fase de diseño, prototipo o primera generación, con toda seguridad evolucionarán hasta el punto en que toda actividad manual dentro del laboratorio les va a poder ser confiada con seguridad. Su uso de modo experimental también está descrito en la bibliografía [19], y sin duda implicarán una

revolución en la capacidad y modo de trabajo en el Laboratorio, comparable a la de la revolución industrial del siglo pasado.

Si el LIMS supone una liberación al personal del laboratorio de las penosas tareas administrativas de manipulación de la información generada, la aparición de estos equipos supondrá una liberación de las tareas manuales, permitiendo concentrar más potencial en el análisis de la información obtenida y el diseño y mejora de los procedimientos de análisis y experimentos.

C) La aplicación de técnicas de *Inteligencia Artificial* y *Sistemas Expertos* supondrá la frontera última de evolución en la que nos atrevemos a pensar. Curiosamente este punto constituye el punto límite de previsión de futuro que pocos escritores de ciencia ficción osan traspasar.

¿Qué debemos entender por Sistema Experto? Tomando la definición de Morrill [20] un sistema experto es la adaptación y abstracción computerizada de las técnicas de Inteligencia Artificial sobre un sistema de resolución de problemas en un determinado campo. El programa del Sistema Experto aplica su base de conocimientos lógicamente estructurados para, dado un problema con el máximo de información posible, obtener soluciones e inferencias en un modo muy parecido a cómo actuarían expertos humanos en ese campo.

Podemos encontrar muchas aplicaciones descritas a nivel experimental en este campo como pueden ser el Sistema de Optimización de los ensayos cromatográficos ESC [21], y en el campo microbiológico XMIDAS para la calidad microbiológica de productos farmacéuticos [22], o ETLAL para resolución de problemas con el análisis de Limulus Amebocyte o LAL [23].

El desarrollo en este campo será espectacular en los próximos años. Podemos incluso prever la aparición de sistemas expertos autoconfigurables, es decir, adaptables a cualquier problema o situación y, la aparición de sistemas expertos de gestión del laboratorio. En la Figura X.8 podemos ver un esquema de un posible proyecto funcional de un laboratorio analítico que en un futuro próximo pudiera ser imprescindible.

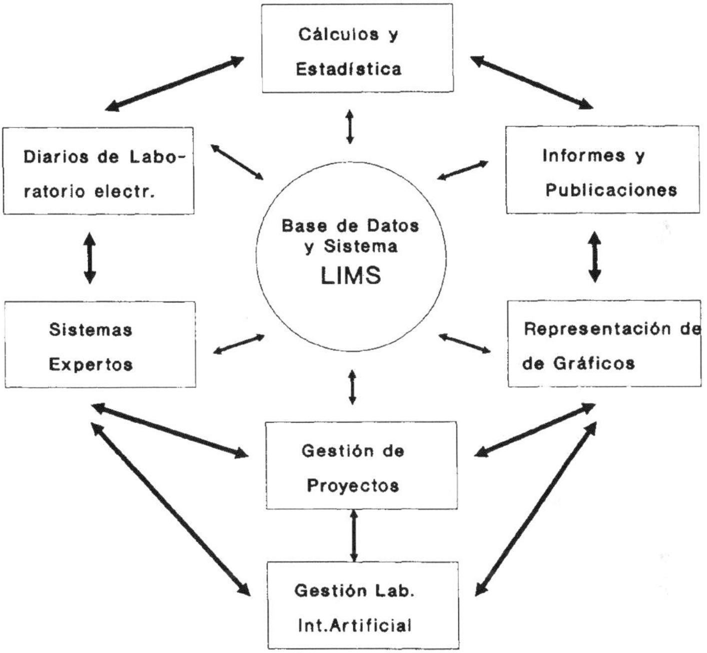

Figura X.8. Proyecto para la implantación de un sistema LIMS en un laboratorio.

CONCLUSIONES

En este capítulo se ha intentado hacer ver al lector la importancia que ha adquirido la informatización en el funcionamiento del Laboratorio de Análisis. Las ventajas que reporta y los inconvenientes que el uso inadecuado de las nuevas técnicas puede ocasionar.

También se ha querido hacer hincapié en el hecho de que no sólo al plantear la adquisición de un sistema LIMS debemos plantearnos las cuestiones tratadas en este capítulo, sino que la adecuada gestión y uso de un sencillo Ordenador Personal requerirá la provisión de recursos organizativos y de adaptación y formación del personal para aprovechar todo el potencial de esta tecnología.

Para afrontar el reto de la modernización en este campo no estamos solos, se celebran regularmente congresos especializados como las "Conferencias Internacionales de LIMS", de periodicidad anual y que tienen lugar alternadamente en el continente americano y el europeo. Existen centros de formación especializados como el "Center for Professional Advancement" con sede en Amsterdam que organiza cursos sobre aspectos de LIMS y validación de sistemas informáticos. Existe incluso una revista especializada de aparición reciente "Laboratory Information Management" de Elsevier Science Publishers.

Los Sistemas LIMS, principal herramienta actual para la mejora de la gestión y productividad del Laboratorio de Análisis, han llegado a su mayoría de edad. Van a evolucionar seguro con las evoluciones de los estándares y del mercado informático pero gran parte de los problemas de funcionalidad y comunicabilidad que tenían planteados desde su origen ya están satisfactoriamente resueltos con las herramientas informáticas disponibles actualmente.

Se ha intentado mostrar cómo con la adecuada implantación de un sistema LIMS trascendemos el concepto clásico del Laboratorio Analítico, superando el simple seguimiento burocrático de las muestras en su recorrido por el laboratorio y la meticulosa anotación de incidencias que las acompaña y, proporcionamos a los responsables de la gestión del laboratorio una perspectiva global del mismo, imposible de abarcar con los medios tradicionales que se constituyen en la piedra angular de su integración y relación con el resto de la organización.

De este modo el Laboratorio de Análisis que normalmente se conceptúa como una unidad de gasto o coste por no producir nada tangible en el seno de la organización, deberá pasar a ser considerado como una importante unidad de beneficio. Una unidad que produce un bien necesario e imprescindible para la organización: INFORMACION.

REFERENCIAS BIBILIOGRAFICAS

[1] M.F. DELANEY, *J. Chem. Educ.*, 64, 31 (1987).

[2] B. HARDINGER, *LC-GC Int.*, 3, 32 (1989).

[3] P. BERTHRONG, *Amer. Lab.*, 98, Sept. (1987).

[4] S. DAS, S.C. SHARMA, S.K. TALWAR, P.D. SETHI, *Analyst*, 114, 101 (1989).

[5] S. CONTE, "Elementary Numerical Analysis", *McGraw-Hill*, 1980.

[6] J.McAFEE, *Datamation*, Feb. 15 (1989).

[7] T. DEHNE, *Anal. Chem.*, 62, 565 (1990).

[8] A.A. WAGLAND, *Anal. Proc.*, 99, 26 (1989).

[9] R.E. DESSY, *Anal. Chem.*, 55, 70A (1983).

[10] R.D. McDOWALL, *Anal. Chem.*, 62, 1069A (1990).

[11] R.D. McDOWALL, *J. Pharm. & Biomed. Anal.*, 6, 361 (1988).

[12] A. BRAITHWAITE, *Anal. Proc.*, 24, 125 (1987).

[13] R.D. McDOWALL, *J. Pharm. & Biomed. Anal.*, 6, 547 (1988).

[14] K.G. CHAPMAN, *Pharm. Tech.*, 51, 55 (1983).

[15] FDA, "Good Laboratory Practise Regulations for Nonclinical Studies Federal Register", Washington, USA (1978).

[16] S.S. HERRICK, "4th Annual Quality Roundtable", Houston, Texas (1983).

[17] A.A. WAGLAND, *Anal. Proc.*, 26, 99, (1989).

[18] A. FOZARD, *Int. Lab.*, 24, Dec. (1989).

[19] T.L. ISENHOUR, S.E. ECKERT, J.C. MARSHALL, *Anal. Chem.*, 61, 805A (1989).

[20] R.A. MORRILL, *DECUS Newsletter*, 11, 6 (1991).

[21] L. PEICHANG, *J. Chrom.*, 175, 453 (1988).

[22] K. TSUJI, *Pharm. Tech.*, 154, Sept. (1988).

[23] K. TSUJI, *J. Phar. Sci. & Tech.*, 5, 43, 240 (1989).

Capítulo XI

LAS BUENAS PRACTICAS DE LABORATORIO (BPL)

J. SABATER y P. BERMEJO
Laboratorio Dr. J. Sabater Tobella. (Barcelona).

Aunque más adelante daremos las definiciones de algunos organismos sobre lo que se entiende por "Buenas Prácticas de Laboratorio" (BPL) o "Good Laboratory Practices" (GLP's), creemos que el término de por sí informa claramente sobre su contenido. Históricamente, los pasos seguidos hasta las normas y disposiciones que sobre el tema rigen en la actualidad, son los siguientes:
En 1975 la FDA ("Food and Drug Administration", U.S.A.) inspeccionó a una serie de laboratorios farmacéuticos, encontrando en sus procedimientos de trabajo, principalmente en los estudios encaminados al registro de nuevos productos, una serie de deficiencias importantes entre las que se señalaban como más frecuentes:

- Experimentación poco cuidadosa.
- Inexistencia de procedimientos diseñados y establecidos previamente.
- Datos no sujetos a una crítica y supervisión periódica por técnicos no directamente involucrados en el estudio.

- Deficiencias muy importantes en la forma de tomar, valorar y archivar los datos primarios (libretas-borrador).
- Personal poco cualificado o, al menos, mal documentada su cualificación.
- Experimentos con animales realizados con poco rigor o en condiciones no aceptables, por la infraestructura del estabulario y/o deficiente realización de los ensayos toxicológicos en su totalidad, desde la preparación y selección previa de los animales hasta los estudios de anatomía patológica.

A la vista de los informes recibidos, en el año 1976 el Congreso de los Estados Unidos aprobó un presupuesto para un programa denominado "Bioresearch Monitoring Program" cuya ejecución se encargó a la FDA. En base a estos estudios, el 19 de Noviembre de 1976 se propuso un proyecto de normas de "Good Laboratory Practices". El 27 de Septiembre de 1977 se propusieron unas reglamentaciones complementarias que obligaban a su cumplimiento, tanto a los laboratorios de investigación como a sus "sponsors", y en ellas todavía no se hacía mención a la obligatoriedad de tener una Unidad de Garantía de Calidad (Quality Assurance Unit). El 22 de Diciembre de 1978 se publicaron las reglamentaciones finales de las BPL siendo de obligado cumplimiento a partir del 22 de Junio de 1979. En ellas ya se exigía la Unidad de Garantía de Calidad. El 29 de Octubre de 1984 se hizo una revisión de la normativa introduciéndose muy pocos cambios y finalmente, el 4 de Septiembre de 1987, apareció la "Good Laboratory Practices Regulations: Final Rule", que concretó y completó algunos puntos de la reglamentación del año 1978.
La OCDE tomó conciencia del problema e inició también la elaboración de unas normas de BPL para ser de cumplimiento obligatorio en sus países miembros y ésta sale a la luz en el año 1981. Estas disposiciones tienen un tiempo de adaptación; sin embargo, su cadencia ha expirado para los países de la CEE el 31 de Julio de 1988. Es

decir que estamos ya en plena vigencia. La CEE asume estas reglamentaciones y en la directiva 88/320/CEE se introduce un matiz adicional muy importante: las normas de BPL no sólo han de ser seguidas en la elaboración de los procedimientos de investigación encaminados al registro de nuevos productos, sino que las normas las han de cumplir "los laboratorios" involucrados en todo el estudio y se insta a los Estados miembros a poner en marcha las inspecciones y auditorías necesarias para verificar el cumplimiento de las normas, y se establece la obligatoriedad de comunicar a la CEE las altas así como las deficiencias que se vayan detectando. Esta disposición es de obligado cumplimiento para todos los países miembros a partir del 1 de enero de 1989. En España, hasta la fecha de escribir este resumen (finales de mayo de 1991), todavía no ha salido publicada en el BOE la normativa; pero es obvio que como país de la OCDE y de la CEE nos obligan sus reglamentaciones. La única incógnita es si se permitirá a España un tiempo de "adaptación", que será con toda probabilidad insuficiente para que los laboratorios puedan adaptar sus estructuras y métodos de trabajo a esta compleja normativa.
En resumen, existe una normativa que cumplir, y lo enunciado en la misma es "la ley", pero en muchos casos no están explícitos los reglamentos que detallan el cómo debe hacerse cada cosa, lo que dificulta mucho su implementación y cumplimiento aún con la mejor de las intenciones, aspectos que se irán comprendiendo a lo largo de la exposición.

DEFINICIONES

Podemos definir las Buenas Prácticas de Laboratorio (BPL) como "Un conjunto de reglas, procedimientos operativos y prácticas establecidas y promulgadas por unos determinados organismos (OCDE, FDA, etc.) que se consideran de obligado cumplimiento para asegurar la calidad e integridad de los datos producidos en determinados tipos de investigaciones o estudios".

Como puede intuirse de la definición, las BPL abarcan todos los eslabones de un estudio o investigación, y que para ello se precisa que previamente se haya establecido un "Plan de Garantía de la Calidad", y que para verificar que el Plan se cumple a lo largo de todo el estudio, se precisa de "un sistema planificado de actividades cuyo diseño o finalidad es asegurar que el Plan de Garantía de Calidad se cumple", y que con ello definimos a la "Unidad de Garantía de Calidad" (Quality Assurance Unit).

Como vemos, tanto las BPL como la Garantía de Calidad son temas mucho más amplios que el clásico Control de Calidad que es "un sistema planificado de actividades cuyo diseño o finalidad es comprobar que los datos que se generan tienen una calidad previamente establecida". Es decir, el Control de Calidad es una pequeña parte del conjunto, es la verificación de la calidad conseguida en el producto elaborado (en el caso del laboratorio, el dato analítico) mediante exámenes, controles o tratamientos estadísticos con el fin de definir si cumple con las especificaciones exigidas, pero no entra a juzgar todos los pasos realizados hasta la obtención del producto sometido a control o el dato analítico en el caso de BPL aplicadas al Laboratorio Analítico.

Ahora bien, la calidad no sólo hay que controlarla al final del proceso, sino que hay que planificarla desde el "momento cero" en el que se va a producir un producto farmacéutico, cosmético, alimentario, etc., o se va a realizar una investigación o estudio. Las normas que pueden orientarnos sobre lo que tenemos que realizar desde el momento cero para obtener un determinado nivel de calidad son precisamente las BPL. La calidad debe incluirse en todo sistema de trabajo desde su diseño, no debe solamente analizarse en el mismo una vez terminado el proceso productivo o creativo.

Finalmente, incluimos las dos definiciones más usuales de las BPL:

OCDE: "Las BPL es todo lo relacionado con el proceso de organización y las condiciones técnicas bajo las cuales los estudios de laboratorio se han planificado, realizado, controlado, registrado e informado".

AOAC: "Las BPL son un conjunto de reglas, procedimientos operativos y prácticas establecidas por una determinada organización para asegurar la calidad y la rectitud de los resultados generados por un laboratorio".

CAPITULOS QUE ABARCAN LAS BPL

Las normas BPL son en esencia una filosofía de trabajo. Son un sistema de organización de todo lo que de alguna forma interviene en la realización de un estudio o procedimiento encaminado a la investigación de todo producto químico o biológico que pueda tener impacto sobre la especie humana. Concretamente afecta entre otros, a los productos farmacéuticos, cosméticos, aditivos alimentarios y plaguicidas. Las normas inciden en cómo debe trabajarse a lo largo de todo el estudio, desde su diseño hasta el archivo.

Sin embargo, una reciente disposición de la CEE ya mencionada, introduce al tema un matiz muy importante: Las normas de BPL no sólo las ha de cumplir la estructuración del "procedimiento" o "estudio" sino que todos los laboratorios que aporten datos al mismo han de cumplir a su vez (en su organización interna) las normas de BPL. Es decir, las auditorías oficiales para ver si se cumplen las normas, ya no afectarán sólo a los "procedimientos" o "estudios" en sí, sino a la forma de trabajar de los laboratorios que, de forma directa o concertada participan en la elaboración de dichos estudios. En consecuencia, debemos tener conciencia de que los laboratorios de investigación, desarrollo y control, deberán adaptar sus estructuras de trabajo de acuerdo con las normas BPL.

La pregunta inmediata por parte de los laboratorios involucrados en estudios de este tipo es: ¿Qué debo hacer para cumplir con las BPL? La respuesta, relativamente sencilla, es en la práctica muy compleja. Adaptar la organización general y adaptar las normativas de trabajo de TODO el laboratorio a lo que se recoge en la normativa, ya sea de la FDA, ya sea de la OCDE, ya sea la que aparecerá en el BOE que, esencialmente, son las mismas. Sin embargo, lo que se especifica en estas normativas es lo que en términos políticos podríamos definir como "la ley", pero sin embargo no están publicados "los reglamentos". Hay muchos puntos prácticos que en el texto no están claros, desde el punto de vista de su realización inmediata y para su clarificación, no hay más remedio que recurrir a la "jurisprudencia" sentada por los auditores oficiales en casos similares, es decir, que hace falta "experiencia" para saber en muchos puntos concretos qué es lo que hay que hacer exactamente.

Como ejemplo de que los problemas inherentes a su aplicación práctica están en continua evolución, podemos citar concretamente la utilización de sistemas informatizados en la recogida de datos primarios. Estaba más o menos claro cómo cumplimentar, archivar, auditar, etc., los datos originales de las libretas de trabajo, pero ¿cómo utilizar y sobre todo, auditar la información entrada en sistemas informatizados? Este es el tema de actualidad para los especialistas en BPL y abre la necesidad de nuevas reglamentaciones adicionales, pues las normativas actuales no contemplan esta posibilidad.

ESQUEMA GENERAL DE LOS CAPITULOS DE LAS NORMAS DE BPL

Organización y Personal

En un primer punto, ha de quedar definido el organigrama del laboratorio, tener bien documentados los

"currículum vitae" del personal, así como para cada empleado la exacta redacción de sus funciones (deberes y obligaciones) en las descripciones de los puestos de trabajo ("Job's description").
Se ha de definir la gestión de las instalaciones, en lo que se refiere a mantenimiento, normas de seguridad, etc.
En los casos concretos de estudios encaminados al registro de un nuevo producto y en todo trabajo con esquema de "estudio", es decir, algo estructurado y mucho más amplio que una simple lista de análisis, ha de quedar bien definido quién es el Director del Estudio, constando ampliamente su "currículum", formación y sus funciones.
Ha de quedar también claro quién es el Jefe de la Unidad de Garantía de Calidad y quiénes la integran.

Disponibilidades

Se han de definir y describir todos los elementos de que se dispone para llevar a cabo el estudio debiendo en síntesis, abarcar los conceptos y funciones siguientes:

- Generales.
- Cuidado de animales.
- Reactivos y material a emplear en el estudio.
- Descripción de las áreas de trabajo.
- Forma de almacenar y gestionar las muestras.
- Archivo de resultados.
- Administrativas y de personal.
- Comprobaciones de calibraciones y el diario de mantenimiento.

Equipos Instrumentales

Deberá haber un listado (inventario) de todos los instrumentos que se vayan a utilizar en el estudio, con una detallada exposición sobre su calibración y mantenimiento. Lógicamente, si el laboratorio cumple con las normas BPL, ya dispondrá del Procedimiento Normalizado de Trabajo (PNT) (SOP's: Standard Operating Procedures) de cada uno de los instrumentos, así como las correspondientes comprobaciones de reparaciones y mantenimiento. Deben existir y se conservarán los registros, bien documentados, de todas las operaciones realizadas en los equipos como consecuencia de un fallo o mal funcionamiento. Todos los equipos se deberían validar previamente.

Disponibilidades para las operaciones analíticas

En primer lugar, de TODAS las operaciones que se vayan a realizar, tanto de metodologías analíticas como procesos administrativos, debe disponerse de los Procedimientos Normalizados de Trabajo (PNT). Hay que tener normalizado el cómo entrar los datos en las libretas-borrador, cómo archivarlos, los controles y auditorías a realizar periódicamente y lógicamente, las metodologías de trabajo y los mecanismos de interrelación entre los diferentes niveles técnicos y administrativos. Todo ha de estar normalizado, no puede dejarse nada a la improvisación "sobre la marcha".

También hay que tener especificado el origen y calidad de los patrones (ficha de control) así como las calidades de los reactivos empleados en todo el estudio y debe disponerse del PNT correspondiente a cómo se etiquetan los patrones y reactivos.

Especial cuidado ha de dedicarse a los PNT que se refieren al registro de entrada de la sustancia a ensayar (o a las muestras), las condiciones de almacenamiento, su registro y todo el proceso de la cadena de custodia de la muestra. Cuando se trata de un estudio, el PNT ha de adaptarse a las condiciones concretas de cada tipo de muestra, principalmente a los puntos que se refieren a las normas de conservación. Para los simples análisis químicos, biológicos o clínicos, ha de haber unos PNT generales para bloques de técnicas que tengan unas condiciones de manipulación, conservación y eliminación similares.

Especial cuidado ha de prestarse a todo el proceso de documentación en los ensayos de toxicología con animales. También debe disponerse de todos los PNT, cómo se manipulan los animales, cómo se inoculan, dietas, valoración de las reacciones, necropsia, técnicas de histopatología, etc. Queda claro en la normativa que todos los datos (incluidos los primarios, es decir, las libretas "en sucio") de ensayos farmacológicos y toxicológicos de una nueva molécula (lo que suele durar años), o bien un proceso de estudios de campo con valoración seriada en función del tiempo de la degradación de residuos de un nuevo plaguicida, hasta más o menos complejos ensamblajes de análisis para establecer la conservabilidad o estabilidad de un producto, han de mantenerse adecuadamente archivados con una serie de garantías sobre su custodia e integridad. El tiempo de archivo puede durar muchos años según el tipo de estudio, por lo que la estructura de los archivos y su custodia es pieza importante de las BPL.

Protocolo exacto del estudio

Lógicamente, el eje del estudio de un determinado producto es el protocolo de trabajo que ha de estar redactado minuciosamente con todos los detalles previsibles y con alternativas "a" o "b" según el tipo de resultados que se vayan obteniendo. No debe dejarse nada a la improvisación y en lo posible hay que prever exactamente todos los pasos a realizar. A medida que se obtengan resultados, el equipo investigador deberá ir, en su caso, ampliando o modificando el protocolo, pero siempre con un detallado informe del porqué de cada paso.
Un "estudio" puede ser de complejidad muy variable. Desde un proceso de síntesis de un nuevo producto que puede durar varios años, hasta la evaluación de la interacción entre un envase y su contenido, etc. A efectos administrativos es interesante diferenciar claramente lo que es un análisis (aunque sea complejo) de lo que es un estudio. "Análisis" será la aplicación de una serie de

técnicas analíticas a una muestra con el fin de establecer su composición o la presencia en la misma de contaminantes o aditivos; en tanto que "Estudio" podrá quizás ser muy parecido en la práctica (secuencia de análisis), pero con la finalidad de llegar a unas conclusiones sobre algo más amplio que una simple evaluación de sus componentes naturales, añadidos o de contaminación. Este concepto debe tenerse en cuenta en los laboratorios de control, pues no debe aplicarse a simples procesos analíticos la compleja "burocracia" que siempre comporta la realización de un "estudio".

Informes y Archivos

En todo estudio debe redactarse un **informe** final. Como mínimo deberá figurar el nombre y dirección de la empresa que lo ha encargado, nombre y dirección del laboratorio que lo ha realizado, con especial referencia al nombre y titulación del Director del Estudio, fecha de inicio y fecha de finalización. Se han de definir claramente los objetivos iniciales, así como mencionar y justificar todos los cambios introducidos en relación al procedimiento original. Condiciones de almacenamiento de las muestras a lo largo del estudio y comentario sobre la estabilidad de las mismas en dichas condiciones. Descripción clara de los métodos utilizados que, según el destino final del informe, podrá ser una sinopsis del método o deberá ser la transcripción del PNT o protocolo de trabajo en su totalidad. Especificación clara sobre todo lo concerniente al cuidado, inoculación, observación, etc., de animales en las pruebas farmacológicas-toxicológicas. Resumen de todos los datos obtenidos, especificándose la descripción del tipo de cálculos, operaciones, tratamiento estadístico, etc., que se ha empleado a lo largo del estudio y también, las referencias de dónde y cómo están archivados los datos originales (libretas, cromatogramas, gráficas de aparatos, preparaciones de histopatología, etc.). Finalmente, deberán figurar las conclusiones. El informe debe ir firmado por el Director del estudio y los investigadores principales.

Un tema al que en nuestro país se suele dar relativamente poca importancia y que es fundamental en las BPL, es el control y archivo de todos los datos originales. Debe guardarse **TODO** el material "en sucio" que se ha generado en el estudio, teniendo en cuenta que, al decir "en sucio", nos referimos a todos los que se han escrito a mano en una libreta o las tiras de papel de las impresoras acopladas a aparatos de lectura, gráficas, preparaciones de histopatología, etc., y precisamente, si se siguen las normas, deberá haber un PNT para todas estas operaciones de registrar los datos originales. Hablar de "en sucio" es una afloración del subconsciente de nuestra época escolar, pero los datos deben estar registrados en las libretas de trabajo de forma clara, ordenada y "limpia", siguiendo exactamente las indicaciones de un PNT. Ante cualquier dato del informe final que requiera alguna comprobación, ha de poderse acceder a todos los datos originales que llevaron a generarlo y por lo tanto, el sistema de archivo ha de ser ordenado y completo.

Ha de haber un responsable de los archivos y ninguna persona no autorizada puede tener acceso a los mismos. En general, los datos originales de análisis deben guardarse durante dos años. En los casos de procedimientos para registro, deberán guardarse hasta que el producto haya sido registrado. No está claro si deberán guardarse mientras el producto esté en el mercado bajo patente, por si fuera necesario revisar datos a efectos de lo que pueda surgir en los programas de farmacovigilancia, pero si finalmente así se decidiera, el problema de archivos sería enorme, pues la custodia de datos podría llegar aproximadamente a 30 años, cuando se tratase de datos involucrados en el registro de una nueva especialidad farmacéutica, plaguicida, etc.

COMENTARIOS A LAS IMPLICACIONES DE LA NORMATIVA

Hemos tomado como guión para comentar los puntos principales de las BPL el de la FDA. En esencia es similar en contenido y espíritu al de la OCDE. En conclusión, lo que se pretende es que, como ya se indica en la definición, todos los ensayos y estudios de laboratorio han de estar "debidamente" planificados, realizados, controlados, registrados e informados. ¿Con qué finalidad?... obviamente la de la aceptación mutua de resultados entre diferentes países. Si un producto que se registra en España, pongamos por ejemplo, automáticamente vale para ser comercializado sin más controles de las respectivas autoridades sanitarias, por todos los demás miembros de la CEE o de la OCDE y viceversa. Es lógico que estas organizaciones tomen las debidas precauciones para que no pueda haber ningún país "coladero" con menos exigencias técnicas y científicas a la hora de dar como bueno un estudio, del que se puede derivar el registro de un fármaco, producto cosmético, aditivo alimentario o plaguicida, entre otros. El planteamiento es también válido para temas menos complejos (y más cotidianos) que el registro de nuevos productos, como pueden ser los análisis de rutina para evaluar si un determinado producto cumple con la normativa a efectos su composición declarada, aditivos, contaminantes, etc., ya sea como control sanitario o también control de aduanas a todos los efectos.

En consecuencia, todo va encaminado al reconocimiento mutuo de resultados analíticos, y para ello se ha de demostrar que han sido generados cumpliendo con unas normas de trabajo que pueden merecer la garantía mutua, y estas normas son precisamente las BPL.

Pero hay un viejo refrán que dice que "la mujer del César no sólo ha de ser honrada sino parecerlo y demostrarlo". Así pues, la consecuencia lógica de la existencia de la normativa es que, no basta con decir que se ha seguido, sino que hay que demostrarlo... y legalmente habrá que demostrarse ante inspectores oficiales que auditan tanto

los procedimientos en todos sus puntos, como los laboratorios donde se han generado los datos.
Por lo que se refiere a las normativas de la CEE (que nos obligan), la Directiva 87/18/CEE del 18/12/86, dice textualmente, entre otras cosas, en su artículo primero que:
"Los Estados miembros adoptarán todas las medidas necesarias para garantizar que los laboratorios que realicen pruebas sobre productos químicos, de conformidad con la Directiva 67/548/CEE, cumplan los principios de prácticas correctas de laboratorio especificados en el Anexo 2 de la Decisión del Consejo de la OCDE, de 12 de mayo de 1981, relativa a la aceptación mutua de los datos para la evaluación de productos químicos".
Es decir, se obliga al cumplimiento de la normativa de la OCDE sobre BPL. Posterior a ésta es la Directiva 88/320/CEE del 9/06/88 que se refiere precisamente a la inspección y verificación de las Buenas Prácticas de Laboratorio. En la Directiva 89/569/CEE se adoptan las Decisiones de la OCDE en esta materia y en la Directiva 90/18/CEE se establecen la inspección y verificación de las BPL.

CONSECUENCIAS DE LA EXISTENCIA DE LAS BPL

De este resumen conceptual sobre qué abarcan las normas de BPL y de la ampliación de otros conceptos que se aportarán a continuación, se deducen como evidentes y no soslayables dos consecuencias inmediatas:

1.- El cumplimiento de las BPL va a ser obligatorio de inmediato (tan pronto aparezcan publicadas en el BOE) en todo aquello que haga referencia a estudios encaminados al registro de productos farmacéuticos, cosméticos, aditivos alimentarios y plaguicidas. Nuestros estudios y nuestros laboratorios serán auditados por inspectores oficiales y si no cumplen con la normativa, los resultados no tendrán una aceptación en los otros países de la CEE y OCDE, aun en el supuesto de que fueran aceptadas en España.

2.- El trabajar cumpliendo las BPL, incrementa los costes. Esto lo han de tener en cuenta todos los implicados. Las industrias (sobre todo sus dirigentes económicos) han de tomar conciencia de que se van a incrementar sus costes de investigación y control. Según datos de laboratorios con experiencia en la implantación de las BPL, esto supone aproximadamente un aumento de un 20% en los costes de investigación y control. En consecuencia, también debe tenerse en cuenta a la hora de pedir presupuestos a laboratorios independientes externos a la industria para concertar determinados análisis o estudios.

Un laboratorio de análisis entrega como comprobante de su trabajo al cliente, unas hojas de papel con unos números y unos comentarios o conclusiones. El valor intrínseco de este material que se entrega (unas hojas de papel) es de muy pocas pesetas, lo que tiene valor es el "cómo" se ha llegado a estos resultados de los que se pueden derivar unas determinadas conclusiones. En consecuencia, los laboratorios independientes han de empezar a acostumbrarse a que sus clientes soliciten poder "inspeccionar" cómo se van a realizar o se están realizando los análisis o estudios que se conciertan y aunque parezca una obviedad, las industrias que encargan análisis o estudios a terceros han de evaluar la competencia de éstos y no solamente pedir "el precio de los análisis" y decidirse por el más barato. Creemos que una visita de un técnico del "Sponsor" al laboratorio concertado es imprescindible. Estamos ya en una época en que la calidad debe exigirse y debe poder comprobarse ... pero la calidad tiene también un precio justo.

Las normas de BPL obligan a una mayor profesionalización de todos los sectores implicados y afortunadamente cada día habrá menos espacio para la improvisación, el intrusismo y la chapuza.

UNIDAD DE GARANTIA DE CALIDAD

El rasgo que da la personalidad a la implantación de las BPL es la obligatoriedad de disponer de una Unidad de Garantía de Calidad (UGC). En muchas ocasiones se confunde a la Garantía de Calidad (GC) con el Control de Calidad (CC). El CC son una serie de ensayos, análisis o medidas que se realizan sobre el producto acabado para ver si cumple con la calidad especificada. Asimismo se engloba dentro del control de calidad, todo aquello destinado a verificar que la calidad de las materias primas es la correcta, según acuerdo o normas, y que las operaciones del proceso de fabricación van dando resultados correctos. Es decir, que el control de calidad en la fabricación de un producto, es un programa de operaciones analíticas o de verificación.

En el caso de un laboratorio de análisis, el control de calidad se centrará sobre el dato analítico -el producto que elabora- y por lo tanto, estará integrado por todas las operaciones matemáticas para evaluar la precisión y la exactitud de los análisis generados, así como las clásicas operaciones de control de calidad con muestras de valor conocido en programas intra e inter-laboratorios.

Sin embargo, la GC es algo mucho más amplio. Podríamos definirla como: "La creación y aplicación de un sistema que garantiza y demuestra que los métodos y medios empleados en todas las etapas de un análisis, estudio o investigación, se han realizado cumpliendo las BPL".

Por lo tanto, la GC es un sistema que debe dar garantías del "cómo" se han realizado todas las operaciones técnicas y administrativas alrededor de un análisis o estudio. Por ejemplo, el que cada día antes de ir a determinar un pH, se calibre el pH-metro con un tampón alto y uno bajo, es una operación de CC. Ahora bien, el apuntar en una libreta el que se ha realizado dicha operación y cuánto ha habido que retocar -en su caso- la pendiente para el ajuste, poniendo la fecha y firma de quién lo ha realizado, forma parte de una operación dentro de un programa de GC.

Ahora bien, todo "sistema" ha de ser llevado a cabo por personas y en consecuencia, deberá haber un Jefe o Coordinador de la UGC. Según la estructura de la empresa, el coordinador (o Jefe) de la UGC deberá depender directamente de la Dirección General de la empresa y ser por lo tanto, orgánicamente independiente de todos los jefes de departamento o sección, así como de los ensayos a realizar, con el fin de poder actuar con absoluta independencia. Reportará directamente a la Dirección General. Es el responsable de que las normas BPL se cumplan en todos sus apartados.

En consecuencia, cuando el Jefe o Coordinador de GC firma y da su visto bueno a un estudio, no dice que la investigación ha estado bien enfocada o que los datos son correctos, sino que "han sido generados cumpliendo con las normas de BPL", es decir, es un notario que certifica que las cosas se han hecho "de acuerdo con la ley". Para ello habrá tenido que hacer auditorías en todos los procesos del laboratorio, pero su función es también la de ayudar a implantar las normas y ayudar a su cumplimiento. No ha de ser visto como un mero "inspector interno".

OBJETIVOS DE UN PROGRAMA DE GARANTIA DE CALIDAD

Entre los objetivos concretos de un Programa de Garantía de Calidad, podemos citar como principales:

1.- Mantener una evaluación continua de la precisión y exactitud de los datos generados, que serán suministrados por los responsables del control de calidad.
2.- Detectar las necesidades de formación y reciclaje del personal técnico y administrativo.
3.- Disponer de un registro permanente de la puesta a punto de los instrumentos y en base a ello, proponer revisiones o planificar sustituciones de los equipos que vayan quedando anticuados para su función.

4.- Mantener una continua investigación y evaluación del trabajo analítico, así como proponer soluciones a problemas en todos los niveles de trabajo.
5.- Mejorar la forma de mantener el archivo de resultados y la forma de cómo deben redactarse los informes.
6.- Mejorar la forma de recibir, almacenar y tratar las muestras.
7.- Crear conciencia de que en todo momento un proceso analítico debe poder ser revisado paso a paso, incluso para su defensa a niveles legales.

Como instrumento de ello, el Coordinador de la UGC, deberá elaborar un MANUAL DE GARANTIA DE CALIDAD que deberá ser aprobado por la Dirección General y deberán conocer y cumplir todos los empleados de la empresa afectada (técnicos, auxiliares de laboratorio y administrativos involucrados en el proceso). El Manual de GC es un conjunto de documentos dirigido a dar confianza sobre el trabajo del laboratorio y en el que se especifican los métodos y procedimientos de trabajo que se precisen para satisfacer sus propias necesidades en este contexto.
En resumen, los OBJETIVOS DE UN MANUAL DE GARANTIA DE CALIDAD son:

1.- Debe establecer procedimientos para identificar los defectos y debe disponer de mecanismos objetivos de evaluación de todo el funcionamiento del laboratorio.
2.- Debe ser capaz de determinar qué es lo que origina defectos en la calidad del trabajo. No basta en conocer que hay defectos, hay que encontrar las causas.
3.- Debe poder establecer las acciones correctoras de las causas que originan malos resultados.
4.- Debe tener un sistema de autocrítica y autoevaluación que suministre información sobre si el plan de GC es efectivo.

Como puede fácilmente intuirse, elaborar un Manual de GC no es fácil, es un trabajo arduo, pero es el primer esla-

bón de la cadena, en sentar la filosofía de lo que se pretende hacer y mediante qué mecanismos debe controlarse.
En síntesis, la Garantía de Calidad es un sistema que tiene como objetivo el poder verificar cómo se trabaja y además servir de demostración objetiva a terceros -clientes o a la administración- de la calidad del trabajo que se realiza y de los niveles de seguridad que pueden asignarse a los datos generados en el laboratorio.

PROCEDIMIENTOS NORMALIZADOS DE TRABAJO

A lo largo de toda la exposición, surge siempre el PNT (Procedimiento Normalizado de Trabajo). Es la herramienta básica de las BPL.
Con el fin de mentalizar a las personas que se inician en las BPL podríamos decir en pocas palabras un concepto que es el eje del sistema: LO QUE NO ESTA ESCRITO NO EXISTE.
Es decir, cualquier operación, ya sea técnica o administrativa, que se realiza en el laboratorio, ha de estar escrita. Cualquier observación o control que se realice ha de estar escrito, pero no de cualquier forma y en cualquier papel, sino de acuerdo con lo que se especifique en el correspondiente PNT. La consecuencia de ello es que deben haber PNT de todo.
Podemos definir a los PNT como "Procedimientos escritos que describen cómo deben realizarse los métodos analíticos, cómo deben manejarse los instrumentos o cómo deben realizarse otras actividades del laboratorio, cuyo seguimiento puntual es de obligado cumplimiento".
Todas las técnicas analíticas de rutina utilizadas en un laboratorio, bien sea desarrolladas en el propio laboratorio, métodos de referencias bibliográficas, o bien métodos oficiales, deben tener su procedimiento por escrito. Siempre que sea posible, se aconseja el tomar para la realización de una técnica analítica, una técnica oficial o una normalizada.

Este procedimiento, en el caso de que sea utilizado como un método de rutina, se considerará como un procedimiento normalizado de trabajo. En otros casos será necesario la realización de un protocolo o plan de estudio.
En el momento de redactar un método analítico, se deberá tener en cuenta que sea lo más claro posible, con un mínimo de ambigüedad, es decir, que pueda ser utilizado por otro técnico con la formación adecuada, que no esté familiarizado con la técnica y sin ningún tipo de instrucción por parte del supervisor. Deberá tener asimismo, la suficiente información para que el analista pueda interpretar los resultados obtenidos.
En la redacción de los métodos analíticos se aconseja que se incluya, como mínimo, la siguiente información:

- Número de identificación del método.
- Fecha de autorización del método.
- Título.
- Referencias.
- Aplicación.
- Principios básicos.
- Aparatos y reactivos.
- Precauciones de seguridad.
- Procedimiento detallado (parte fundamental del método).
- Cálculos.
- Estadística.
- Garantía de Calidad.
- Comentarios.

En ocasiones puede ocurrir que la modificación de un método sea necesaria por algún motivo, p. ej. cambios en el tamaño de la muestra, del volumen del reactivo, del reactivo, etc. Todas estas modificaciones deben estar sujetas a algún tipo de validación; en el caso de cambios pequeños, comparando los resultados obtenidos por los distintos métodos y en el caso de modificaciones grandes, se realizará un nuevo estudio de validación.

El documento modificado indicará claramente en qué consiste la modificación, la fecha de la validación o la referencia al estudio de validación y la fecha de autorización.
El responsable del laboratorio, jefe de área o director, debe autorizar los métodos analíticos utilizados en su laboratorio.
Cada empresa debe normalizar la forma de redactar y validar sus métodos de trabajo.
En la primera página de los PNT debe figurar:

a) Nombre del PNT y código que se le ha asignado.
b) Fecha de su redacción definitiva.
c) Nombre y firma de la persona que lo ha elaborado.
d) Nombre y firma del responsable que lo ha aprobado.
e) Nombre y firma del Jefe de la UGC.
f) Número de ejemplares en circulación. Se debe concretar qué personas o secciones tienen copia del mismo.
g) Debe haber un espacio específico para refrendar las modificaciones posteriores que puedan producirse.
h) PNT que tienen alguna relación con el presente.

Un PNT una vez terminado, aceptado y cumplidos todos los requisitos de firmas, DEBERA SEGUIRSE AL PIE DE LA LETRA SIN NINGUNA MODIFICACION. Si el técnico que lo sigue observa algo que debe ser modificado deberá proponerlo por escrito de acuerdo con el correspondiente PNT lo que será el inicio de un proceso previamente normalizado.
Para terminar, repetir que han de haber PNT de todo, no sólo de técnicas analíticas y manejo de instrumentos, sino de todas las operaciones que se realizan en el laboratorio, sean técnicas o administrativas. Adjuntamos un diagrama sobre el camino que ha de recorrer la producción y expedición de PNT.

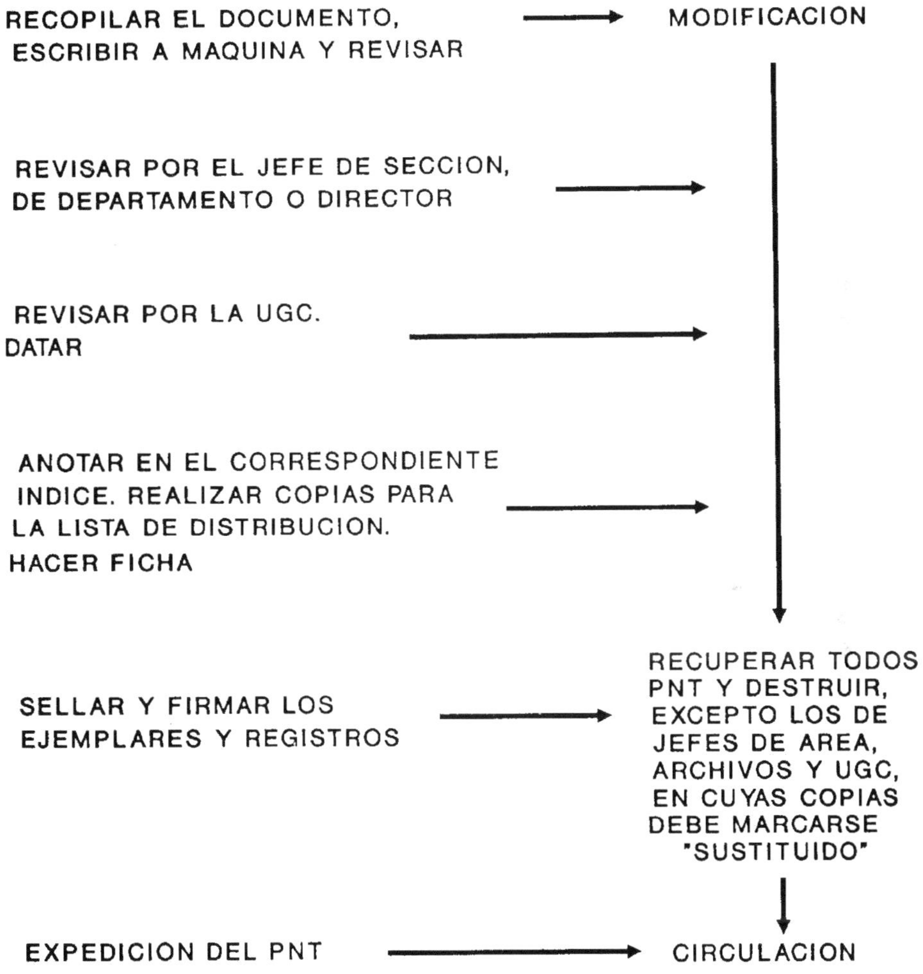

Figura XI.1. Diagrama para la producción y expedición de los PNT.

AUDITORIAS. FUNCION E IMPORTANCIA DEL AUDITOR DE GC

Auditoria Interna

Se define la auditoría interna como "un examen metódico e independiente que se realiza para determinar si las actividades y los resultados relativos a calidad satisfacen las disposiciones previamente establecidas, y para comprobar que estas disposiciones se llevan realmente a cabo y que son adecuadas para alcanzar los objetivos previstos". Uno de los objetivos de la auditoría interna es el poder realizar las correspondientes acciones correctoras.

De forma más concreta, una auditoría interna es una actividad que lleva a cabo personal especializado de la propia empresa y que se extiende a todo tipo de operaciones que en ella se realicen para asegurar el control interno y la eficiencia de la gestión, con independencia de las actuaciones y responsabilidades de los directivos y mandos de dicha empresa.

El objetivo de la auditoría interna (según normas del Instituto de Auditores Internos "IIA" de Nueva York), es ayudar a los miembros de la organización en el cumplimiento efectivo de sus responsabilidades. Para conseguirlo, sobre las actividades que audita les proporciona :

- Análisis.
- Evaluaciones.
- Recomendaciones.
- Sugerencias.
- Información.

Estos servicios son los que configuran actualmente el perfil de una auditoría.

La auditoría interna, de todas formas, funciona de acuerdo con las políticas establecidas por dirección y el consejo de administración. Por lo tanto, el contenido funcional de la auditoría interna dependerá principalmente, del concepto que la dirección tenga de ella, de los objetivos que pretenda

conseguir, de las características de cada empresa y del estilo de la dirección de la empresa.
A pesar de todo ello, una auditoría interna, es una sección o departamento de la empresa que:

-Utiliza unas técnicas y normas de auditoría.
-Es independiente en cuanto a su libertad de actuación dentro de la organización.
-Evalúa todas las áreas y actividades funcionales de la empresa.
-Emite informes que se concretan en recomendaciones pero sin autoridad para imponerlas ejecutivamente.
-Es un asesor de la dirección a su servicio y bajo su adscripción y control directos.

La auditoría interna:

-Es parte de la dirección y debe contar con su apoyo.
-Exige personal de toda confianza y discreción.
-No debe tener limitada su actividad, por ejemplo a áreas financieras o económicas.
-Debe disponer de sus propias normas de auditoría, donde se indiquen su dependencia, sus atribuciones y sus funciones o deberes.
-Debe buscar el aumento de eficiencia en la empresa.
-No debe tener más control que el de dirección.

Auditoría interna en el laboratorio. Unidad de garantía de calidad

Como ya hemos comentado, las Buenas Prácticas de Laboratorio (BPL) tienen como pilar fundamental la Unidad de Garantía de Calidad.
Uno de los objetivos de esta unidad, es el de dar al laboratorio de análisis una seguridad de que los estudios (incluyendo el informe de los resultados), están realizados bajo los principios de las buenas prácticas de laboratorio y además, según la forma de trabajo de la propia empresa.

Esta seguridad se basa en la realización de auditorías o inspecciones, realizadas por parte del personal de la Unidad de Garantía de Calidad (UGC).
La UGC en principio no dirige los aspectos técnicos del estudio. Asegura la conformidad con los requisitos de procedimiento y administrativos.
Esta unidad tiene la responsabilidad de comparar por duplicado los procedimientos y los resultados, asegurando a dirección que el trabajo se realiza adecuadamente y que existe un alto grado de calidad. Además está obligada a firmar una página en el informe final, que explica que el trabajo se ha ejecutado según las normas y que durante la realización del estudio se han llevado a cabo inspecciones regulares.

Fases que deben ser inspeccionadas por la UGC

Las inspecciones/auditorías de la Unidad de Garantía de Calidad, deben cubrir principalmente las fases críticas.
En algunos laboratorios, se han dividido básicamente las inspecciones y auditorías por parte de la Unidad de Garantía de Calidad en cuatro fases o categorías:

I. Inicio del estudio.
II. Durante el estudio.
III. Informe final.
IV. General del laboratorio.

Una interpretación más detallada de las inspecciones realizadas en las fases críticas, en el caso, por ejemplo, de un estudio con animales de experimentación, sería:

I. Protocolo.
II. Pesada de los animales.
III. Consumo de comida.
IV. Formulación.
V. Dosificación.
VI. Observaciones.

VII. Palpaciones.
VIII. Extracción de muestras de sangre.
IX. Recogida de orina.
X. Histología.
XI. Química clínica.
XII. Hematología
XIII. Informes.

Esta lista está más detallada, pero puede variar de un estudio a otro. Por ejemplo, en un estudio de teratogenia, no serán necesarias las fases VIII-XII y sin embargo, deberán añadirse otras suplementarias, como por ejemplo el estudio de los fetos.
Es muy importante definir dentro de la propia organización las fases críticas de los estudios.
Los puntos a inspeccionar o auditar en cada una de las fases son los siguientes:

La Fase I o fase inicial, que es la primera fase crítica del estudio y debe cubrirse siempre, se basará en la inspección del protocolo o plan de trabajo.
En la Fase II o durante el desarrollo y revisión de la integridad del estudio, fase que incluye la realización de varios procedimientos de rutina y que deberán tener sus correspondientes procedimientos normalizados de trabajo, se revisarán los "curriculum vitae" (CV), registros de formación del personal y PNT del centro.
La Fase III o informe final, es la revisión del informe final del estudio que cae de lleno en los principios de las buenas prácticas de laboratorio. Por ello el auditor debe revisar detalladamente el informe. Se revisarán de igual forma los errores ortográficos y de paginación.

Es importante el seguimiento de los estudios para confirmar el que se hayan realizado las correcciones indicadas. La UGC debe incluir en ese momento, una descripción en el informe, donde se incluyan las fechas de inspección del

estudio y de cuándo se informó de ello a dirección y al director del estudio.
Cuando se audite un informe, la UGC debe reconstruir todo el estudio para asegurar que todo está en su lugar y que el estudio está completo.
Una de las vías para asegurar la integridad del estudio es, al revisar el informe:

1. Revisar los protocolos y PNT.
2. Revisar todos los datos originales, en cuanto a que sea la documentación adecuada y completa.
3. Comparar los datos originales con los del informe final, para así asegurar una presentación precisa.

En la Fase IV o general del laboratorio, periódicamente, en general cada tres meses, la Unidad de Garantía de Calidad revisará las instalaciones del laboratorio, informando a dirección de las desviaciones de los principios de las buenas prácticas de laboratorio observadas.

ASIGNACIONES DE LA UGC

En general las buenas prácticas de laboratorio definen el papel de la unidad de garantía de calidad. En muchos laboratorios se amplían las descritas en los principios, por ello es muy importante que en las empresas se encuentre bien definido y por escrito la descripción del puesto de trabajo de su propia unidad de garantía de calidad.
En un laboratorio analítico, se han identificado cinco áreas, en las que debe trabajar la unidad de garantía de calidad. Estas áreas son: inspección, información, conservación de registros, custodia y notificaciones. En cada una de ellas se podrían incluir, por ejemplo, las siguientes funciones:

En el área de Inspección

- Revisar todos los datos originales y resultados analíticos.

- Revisar los informes finales de los estudios.
- Inspeccionar las libretas de trabajo, instalaciones, operaciones del laboratorio y la forma de trabajo de los analistas.
- Realizar, bajo solicitud del cliente, inspecciones para determinados estudios.
- Participar en auditorías del laboratorio realizadas por los clientes y organismos oficiales.

En el área de Información
- Expedir informes de las inspecciones al director del estudio y a la dirección del laboratorio.
- Expedir formularios de garantía de calidad, firmados, para todos los informes de los estudios.

En el área de Conservación de Registros
- Recibir copias de todos los protocolos o planes de trabajo de los estudios.
- Conservar una lista de todos los estudios.
- Actualizar y conservar el manual de garantía de calidad.
- Conservar los registros donde se documenten la preparación de las soluciones patrones analíticas.
- Conservar el archivo de los "curriculum vitae" de todo el personal del laboratorio.
- Supervisar los archivos de los estudios finalizados.
- Conservar y distribuir los PNT del laboratorio.
- Mantener el archivo histórico de PNT.

En el área de Formación
- Orientar y formar a los nuevos empleados en los procedimientos de garantía de calidad.
- Mejorar su propia formación en cuanto a los procedimientos de garantía de calidad.

En el área de Custodia

- Custodiar los patrones analíticos de referencia, siendo quien recibe y clasifica los nuevos y desecha los caducados.
- Asegurar que las áreas del laboratorio se conservan y mantienen adecuadamente.

En el área de Notificaciones

- Notificar a dirección los problemas y necesidades referentes a la garantía de calidad, recomendando las acciones correctoras y mejoras.
- Basándose en las inspecciones, concretar con los analistas y directores de estudio el cómo mejorar las prácticas de garantía de calidad.

RECOMENDACIONES PARA LA IMPLANTACION DE LAS NORMAS DE LAS BUENAS PRACTICAS DE LABORATORIO

De todos los factores que intervienen, el personal del laboratorio es, sin duda, el factor más importante en la implantación de las normas y programas de Garantía de Calidad. Para la adopción de los principios de las BPL, se debe pensar, principalmente, en la implicación de todo el personal del laboratorio. Es muy importante que todo el personal asuma su papel. Hay que reconocer, que sin la colaboración de todas las personas que trabajan en el laboratorio, será muy difícil la implantación de las normas.

Se describen a continuación las fases a tener en cuenta en la implantación de los principios de las buenas prácticas de laboratorio.

Fases en la implantación de las normativas en el laboratorio

Durante el proceso de aplicación de los principios en un laboratorio, se pueden distinguir con claridad cinco fases, que se detallan a continuación:

PRIMERA FASE: Es la fase de Dirección, consiste en decidir la aplicación de las BPL en el laboratorio. Se debe considerar todo lo que ello implica. En esta fase, es cuando se tienen que estructurar:

-La implantación de la Unidad de Garantía de Calidad.
-Estudiar la realización de diversos cambios en el laboratorio, pues en la mayoría de ocasiones, la aplicación de las normativas implica la necesidad de una reestructuración de las instalaciones.
-Estudiar los procedimientos de formación del personal.

SEGUNDA FASE: Es la fase de preparación para la aplicación de las normativas. En esta fase se debe:

-Escribir y redactar los procedimientos normalizados de trabajo (PNT) (de procedimientos, equipos, instrumentos, etc.).
-Describir los procedimientos para la formación del personal.
-Redactar las descripciones del puesto de trabajo.
-Recoger los "currículum vitae" de todo el personal del laboratorio.
-Crear los archivos según regulaciones.
-Etiquetar correctamente los reactivos.
-Establecer unos procedimientos de inspección.
-Validar los sistemas informatizados.

En esta fase, la persona encargada de la UGC, por sus conocimientos sobre el tema, ya que debe estar al día sobre las normativas, es la encargada de ser el intérprete de las regulaciones de las BPL, es el experto dentro de la compañía en dichos temas. En principio es y se debe considerar como una pieza clave para la implantación de las normas en un laboratorio.

TERCERA FASE: Es la fase de implementación. Esta fase es la más larga y en ocasiones, la más complicada de realizar. Todos los miembros del laboratorio deben, a pesar de sus diferentes criterios, aceptar las normativas. Es muy importante en esta fase, el no enfrentarse nunca con las personas que están en contra de su aplicación. Normalmente son una minoría dentro de la empresa y con una mentalización adecuada, llegarán a cooperar.
En esta fase y dentro de la aceptación de las normativas, por parte del personal del laboratorio, se encuentran distintas actitudes:
Resistencia: Existen personas que muestran un claro rechazo a las BPL. Están a la defensiva y en ocasiones, pueden llegar a ser agresivas. A menudo, esta resistencia está ligada con la Garantía de Calidad. En una inspección por parte de la Unidad de Garantía de Calidad, las observaciones de ésta se toman como afrentas personales. Estas personas dan unas complicadas y largas respuestas a los comentarios de Garantía de Calidad y tienen el sentimiento de que las BPL limitan la ciencia y la libertad.
Resignación: Existen personas que ignoran las normativas, se quejan a dirección de que las BPL son restrictivas, arbitrarias e incluso caprichosas. Las respuestas a las inspecciones de garantía de calidad son crípticas e insisten en demostrar la ridiculez e inutilidad de los principios.
Aceptación: En este nivel, los miembros del laboratorio solicitan copias de las normativas. Se solicitan reuniones para que se expliquen los principios y se encuentren respuestas y conclusiones a los problemas aparecidos. Las respuestas a las observaciones de garantía de calidad son menos antagónicas, más aceptadas y se personalizan menos.
Soporte: En este nivel, los comentarios de garantía de calidad disminuyen en número y la verdad es que se observan pocos hallazgos significativos. Los profesionales y técnicos intentan mejorar su nivel de cumplimiento. Las respuestas a garantía de calidad son sugerencias espontáneas para cambios y modificaciones en los procedimientos. Los pro-

fesionales y no profesionales reconocen los comentarios de la UGC y de los auditores. Existe colaboración con la Unidad de Garantía de Calidad en todos los temas relacionados con ella.

Un aspecto que se debe tener en cuenta en cuanto a la aplicación de las BPL son los problemas humanos y prácticos que aparecen en la aplicación de dichas regulaciones, entre los que se encuentran:

a.- Responsabilidad y organización general del estudio. Aparece la figura del director de estudio en quien recae toda la responsabilidad del estudio y aparecen también las definiciones para la gestión de las instalaciones del ensayo.

b.- Número suficiente de personal. Los principios establecen que debe existir el personal suficiente para la realización de los estudios en el laboratorio.

c.- Problemas sanitarios; ya que se detalla en las regulaciones que no se debe contagiar al sistema de ensayo, ni a las sustancias a ensayar y de referencia, y que se deberá separar del estudio a aquellas personas que, enfermas en un momento determinado, puedan influir de alguna manera en los resultados del estudio.

d.- Las inspecciones son también un nuevo factor de los principios de las BPL que en múltiples ocasiones pueden tomarse como personales y se tienen en cuenta como una acción policíaca.

CUARTA FASE: En esta fase se debe de organizar el equipo de garantía de calidad, que es el que debe entender las funciones del propio laboratorio. Un programa con éxito requiere esfuerzos cooperativos. Se ha descrito que se necesita participación de todo el personal para la aplicación de los principios, nunca deben dictarse los procedimientos. La imposición de reglas sin ningún tipo de comentarios puede, en la mayoría de ocasiones, llegar a presentar problemas. Por ejemplo, es bueno que todo el personal redacte sus propios procedimientos normalizados de trabajo. Implicando tanto a técnicos como a profesionales es como mejor se tiene la mayor oportunidad de conseguir un buen cumplimiento de las BPL. El fin de ellas es la producción de datos válidos y con una buena base.

El personal de garantía de calidad, dirección y el personal del laboratorio, deben trabajar conjuntamente para solucionar los problemas referentes a la garantía de calidad y tomar las acciones correctoras pertinentes. Es esencial una comunicación efectiva para la solución de los problemas existentes.

La comunicación, punto importante en esta fase de las aplicaciones, juega un papel importante en la implantación de un programa de garantía de calidad. Una buena comunicación entre la UGC, dirección y el personal del laboratorio, es esencial para que el programa tenga éxito.

Es importante también en esta fase, la realización de reuniones periódicas. En estas reuniones, muchas veces se ponen de manifiesto los sentimientos contrarios a los principios por parte de algunos miembros del laboratorio. Esto es muy positivo, porque ayuda a la comprensión y puesta en común de multitud de factores.

Cuando se presente un problema referente a la garantía de calidad, una forma de solucionarlo podría consistir en:

a) Definir exactamente el problema
b) Generar posibles soluciones
c) Evaluar dichas soluciones
d) Decidir en común una solución aceptable para todos
e) Implantar la solución
f) Evaluar dicha solución con posterioridad

En esta forma de funcionamiento se reconoce la importancia de la interacción de todos los miembros de la organización.

QUINTA FASE: Es cuando, una vez implantadas las BPL, tienen ya lugar las inspecciones periódicas por parte de la Unidad de Garantía de Calidad y se está ya preparado para

las auditorías e inspecciones por parte de las autoridades reguladoras u organismos competentes.
El candidato ideal para la recepción de los inspectores en el laboratorio es el Jefe de la UGC, debido a su conocimiento de las normativas. Es un apartado que se contempla en distintas recomendaciones de diversas organizaciones para la realización de las inspecciones/auditorías, por parte de los inspectores nacionales.
Es importante que, antes de recibir a los inspectores, se tenga detallado y por escrito el procedimiento de recepción, la acomodación y documentos a los que éstos tendrán acceso. Un factor importante en este punto es la confidencialidad. Debe registrarse toda la información solicitada por los inspectores.

Criterios para la implantación de las normativas

A continuación se exponen varios principios que resumen la llave del cumplimiento de las Buenas Prácticas de Laboratorio. En ocasiones se confunden, por lo que se deben revisar periódicamente. Estos puntos deben reforzarse en las sesiones de formación del personal.

- La documentación: En principio no se discute con detalle en las normativas sobre cuál es la documentación adecuada, pero es uno de los preceptos más importantes de los principios y de los más duros y difíciles en cuanto a su cumplimiento.
- Tampoco se menciona en las normativas la creación de pistas o guiones de auditoría estrictos, por lo que a menudo no se realizan.
- Los procedimientos normalizados de trabajo (PNT) deben reflejar lo que se está haciendo, no lo que se hace en ocasiones, ni lo que se debería hacer.
- Debe entenderse lo que son los datos primarios. Estos datos deben manipularse de acuerdo con las normativas.

- Debe entenderse igualmente el papel de la Unidad de Garantía de Calidad. En principio, la UGC es un observador e informador. No es un juez o un policía y no debe juzgar los aspectos científicos de los estudios.
- No se deben confundir garantía de calidad y control de calidad.
- El cumplimiento de las Buenas Prácticas de Laboratorio es responsabilidad del director del estudio, no de la Unidad de Garantía de Calidad.
- La garantía de calidad no es una red de seguridad. No se debe asumir que la UGC recogerá todos los errores.
- Debido al tipo de normas que son, se pueden solicitar interpretaciones de ellas a las autoridades. Pero se debe ser razonable, en lugar de las interpretaciones oficiales, se deberían interpretar a favor del propio laboratorio y prepararse para defender estas interpretaciones que hemos realizado.
- No se deberían solicitar las interpretaciones oficiales a menos de que se esté preparado para asumir la respuesta y cumplirla siempre.

AUDITORIA EXTERNA

La auditoría externa se define como un servicio público prestado por profesionales cualificados, que consiste en la revisión, según normas y técnicas específicas, de los estados actuales de una empresa, a fin de expresar su opinión, siempre independiente, sobre si dichos estados presentan adecuadamente la situación de la empresa en un momento determinado, sus resultados y los cambios en ella habidos durante un período determinado, de acuerdo con principios generalmente aceptados.

Si la auditoría interna la realizan personas pertenecientes a la propia plantilla de la empresa, la externa exige (como condición esencial de la misma y de su credibilidad), que los profesionales que la realicen no formen parte de la empresa auditada, es decir, sean totalmente independientes de ella y de sus cuadros directivos.

La realización de una auditoría externa se lleva a cabo de acuerdo con normas y procedimientos internacionalmente homologados, que no suelen modificarse ni alterarse. Sin embargo los procedimientos de la auditoría interna son mucho más flexibles y dependen, en cada caso, de la empresa, de sus directivos y de los responsables de la sección de auditoría interna.

Hoy en día, las auditorías externas, en cuanto a cumplimiento de las BPL, son realizadas bien por consultores o por organismos oficiales.

INFORMES Y ARCHIVOS SEGUN NORMAS BPL

Dos de los elementos esenciales de un sistema de garantía de calidad (GC) en un laboratorio son los informes y archivos.

Informes

En todos los principios de las BPL se encuentran descritos los puntos mínimos que debe incluir un informe.

a) En los principios de la FDA se indican en la Subparte J - Registros e Informes, en el apartado 58.185.
b) En los principios de las BPL de la OCDE, se indican en el apartado 9.2.

Contenido del informe final de un estudio

Tanto las BPL de la FDA como las de la OCDE, precisan los puntos que debe contener un informe final de un estudio. Son muy similares aunque con ligeras diferencias. En la norma UNE - 66-803-89, - Presentación de los resultados de los ensayos. Directrices - se detalla también el contenido mínimo del informe de un ensayo. Esta norma

es la equivalente a la norma internacional ISO/CEI 45 (1985).
Estos puntos son:

1. Designación del documento.
2. Identificación del documento.
3. Identificación del laboratorio de ensayo.
4. Identificación del cliente.
5. Identificación del objeto presentado a ensayo.
6. Descripción del trabajo encargado por el cliente.
7. Método(s) de ensayo.
8. Realización del ensayo.
9. Equipo(s) de ensayo.
10. Modalidad de muestreo.
11. Utilización de la subcontratación.
12. Resultados de los ensayos.
13. Otras informaciones.
14. Fecha de emisión y firmas.
15. Correcciones y adiciones.

Auditoría del Informe Final

Una auditoría de un informe consiste en un examen independiente y autorizado del informe de los datos científicos de un estudio.
El objetivo de la auditoría de un informe consiste en verificar que éste describe los métodos utilizados en el estudio e incluye todos los datos obtenidos, además de que las conclusiones que constan en él, reflejan fielmente los datos primarios. El objetivo principal de la auditoría es el de que los datos incluidos sean de calidad.
En la práctica, los puntos básicos que se inspeccionan normalmente en un informe son:

1. Confirmar que el estudio e informe están de acuerdo con el protocolo (o plan de estudio), así como con las modificaciones al protocolo realizadas.

2. Asegurar que el informe describe los métodos utilizados en el estudio con detalle suficiente, de forma que un científico experto en el tema pudiera ser capaz de repetir el estudio.
3. Asegurar que el informe refleja los datos primarios fielmente en cuanto a exactitud e integridad se refiere, a menos que se detallen las razones de la omisión.
4. Verificar que se cumplen todos los apartados requeridos por los reglamentos de las BPL y los propios de la compañía.
5. Verificar que todas las partes del informe son consistentes.
6. Asegurar que el informe cumple con los patrones de la organización que lo ha realizado.

El formato del informe debe ser una exposición ordenada y formal de los métodos utilizados, observaciones realizadas, incluyendo también una evaluación de estas observaciones.

A pesar de que los principios de las BPL ya establecen el contenido mínimo de los informes, la estructura y formato de los informes son típicos de cada empresa, por lo que es importante la redacción de un Procedimiento Normalizado de Trabajo (PNT), donde se describan los apartados que debe incluir el informe dentro de la propia empresa.

Este PNT debería incluir los apartados descritos por los principios de las BPL, más los apartados propios de la compañía.

En el mismo procedimiento o en otro, se describirá el mecanismo de recopilación de los datos y circulación del informe.

En general, la auditoría del informe por parte de la Unidad de Garantía de Calidad se realizará en su formato final, una vez que ya ha sido comprobado por el autor o autores y/o por el director del estudio, antes de su expedición. De esta forma se evita la necesidad de realizar los

"addendums" al informe, porque aún se está a tiempo para su corrección.
Un mecanismo de funcionamiento podría ser el sugerido por P.A. Carson y N.J. Dent (Figura XI.2).

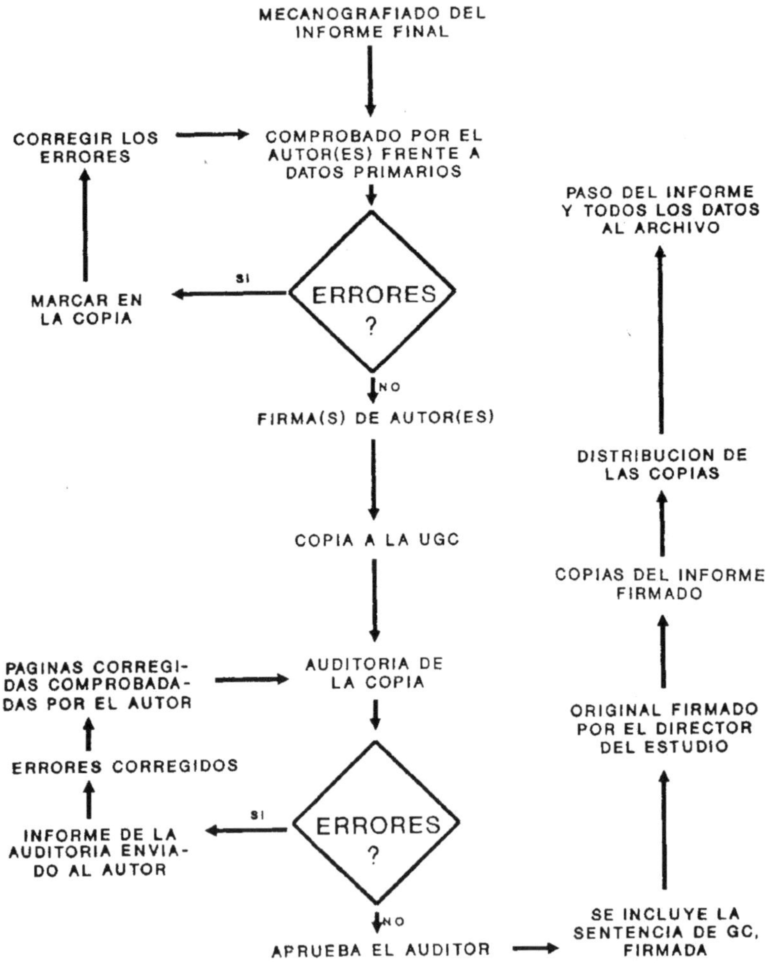

Figura XI.2. Mecanismo de funcionamiento para la auditoría de un informe (P.A. Carson y N.J. Dent).

Procedimiento de auditoría del informe final

Antes de inspeccionar un informe final, deben redactarse los correspondientes PNT para facilitar el procedimiento. Estos procedimientos deben incluir como mínimo, los siguientes apartados:

1. Obtención de una copia del informe y datos primarios.
En principio, el director del estudio suministrará a la UGC una copia del informe final y todos los datos primarios del estudio.
1.1. Sobre la copia del informe, el auditor puede permitirse realizar anotaciones, pero nunca las realizará sobre los datos primarios.
1.2. Igualmente, el auditor deberá poseer una copia del protocolo y de todas las modificaciones al protocolo.
2. Asignación del auditor.
La responsabilidad de la auditoría del informe final debe ser de una única persona. En general recae sobre el jefe de la Unidad de Garantía de Calidad.
3. Procedimiento de la auditoría.
En el PNT redactado por la UGC para la auditoría del informe final se debe incluir como mínimo:
3.1. Conocer y tener el protocolo y sus modificaciones.
3.2. Leer el informe y comprobar que está completo y que es consistente.
3.3. Comprobar el informe frente al protocolo y sus modificaciones, asegurando que toda desviación haya sido autorizada y se haya informado de ella.
3.4. Comprobar que el informe contiene todos los requerimientos de los reglamentos de las BPL.
3.5. Verificar todas las declaraciones realizadas en el informe. Para ello se compararán con los documentos originales, PNT, informes de los métodos, etc.
3.6. Comprobar los resultados que se presentan en forma de tablas en el informe (incluyendo los que se presentan en los apéndices), frente a los datos originales. Para ello deben establecerse unos criterios

según el número de datos (debe establecerse para cada caso).

3.7. Comprobar los cálculos realizados. Igual que en el apartado anterior, dependiendo del número de datos y de cálculos, se realizarán procedimientos de muestreo.

3.8. Comprobar que se incluyen en el informe todos los datos primarios obtenidos en el estudio. En caso de que no se incluyan deberá indicarse el motivo en el informe.

3.9. Comprobar todas las discusiones y conclusiones obtenidas en los resultados frente a los resultados presentados.

3.10. Comprobar el sumario del informe frente a los resultados, discusión y conclusiones.

3.11. Leer los informes de las inspecciones de GC realizadas durante el estudio, para ver si ello puede influir en las exposiciones del informe.

4. Realización de la auditoría.
   Se realiza siguiendo el procedimiento de la auditoría, según se detalla en el PNT de auditoría de informes de la UGC.
   Se utilizará en la auditoría el formulario de inspección de informes.
5. Preparación de un informe de la auditoría.
   Una vez auditado el informe, de cada auditoría se debe preparar un informe de la inspección, donde se escribirán los errores encontrados y los comentarios oportunos.
   Este informe debe ser firmado y fechado por el auditor y presentado al autor del informe para la realización de las correccciones y/o realización de comentarios. Una copia de este informe quedará en la UGC.
6. Finalización de la auditoría.
   Una vez corregidos los errores y contestado el informe de la auditoría,el auditor recibe de nuevo el informe corregido.
   Se debe comprobar el informe de nuevo.

Si se observan de nuevo errores (no corregidos o que han aparecido de nuevo en la corrección), se repetirá el procedimiento descrito.
Una vez que se acepta el informe como satisfactorio, el jefe de la unidad de garantía de calidad incluirá su declaración (según reglamentos de las BPL).
Una vez incluida dicha declaración, no se permitirán posteriores variaciones en el informe.

Archivos

Los principios de las BPL establecen el funcionamiento de los archivos.
En los reglamentos de las BPL de la FDA, respecto a almacenamiento y recuperación de los registros y datos se detallan en el apartado 58.190, y sobre la retención de registros en el apartado 58.195.
En los principios de las BPL de la OCDE, en el apartado 10 ALMACENAMIENTO Y CONSERVACION DE LOS REGISTROS Y MATERIALES, se detalla también el funcionamiento de los archivos.

Funcionamiento de los archivos

Es importante que cada compañía redacte su propio PNT de funcionamiento de sus archivos, en este procedimiento se incluirán como mínimo:

1. Responsabilidades.
   Debe de haber una persona responsable de los archivos. Esta persona en principio es la responsable de que los materiales conservados en los archivos lo estén de forma ordenada y de fácil localización.
   Sin embargo es responsabilidad del director del estudio el asegurar que todos los datos, documentación, protocolos, muestras e informe final pasen a los archivos.
2. Períodos de retención.

En los principios de las BPL de la OCDE se establece que los documentos y muestras se conservarán el tiempo establecido por las autoridades competentes. Sin embargo los principios de las BPL de la FDA definen los períodos de tiempo.

Es dirección en principio quien debería indicar sus políticas de archivos y es quien debe proveer el equipo, materiales y personal adecuado para ello.

3. Acceso.

   Todos los principios de las BPL establecen que únicamente personal autorizado tendrá acceso a los archivos. Las visitas estarán siempre acompañadas.

4. Clasificación.

   Los principios de las BPL de la OCDE establecen que los archivos deben tener un índice, de forma que faciliten un procedimiento de archivo ordenado y de forma de fácil localización.

   Los principios de las BPL de la FDA, indican la forma de archivo de los estudios: por sustancia a ensayar, fecha del estudio, sistema de ensayo y tipo de estudio.

5. Condiciones de retención.

   Se encuentran descritos en distintas normas los procedimientos para el archivo correcto del papel, registros fotográficos y medios magnéticos (p.ej. normas ANSI, PH1.41, PH1.43, BS 5454, BS 4783).

   En cuanto a especímenes de origen biológico, las condiciones de conservación se encuentran detalladas en los principios de las BPL de la FDA.

   Las condiciones de archivo de las muestras químicas varían considerablemente de unas a otras y deben ser establecidas por la persona adecuada y para cada caso en particular.

   Recordemos que uno de los puntos que debe incluir un informe es el de "el lugar donde se conservarán las muestras, especímenes, datos primarios e informes".

REFLEXION FINAL

Como puede intuirse de todo lo expuesto, la implantación de las BPL supone un aumento importante de la "burocracia". Un amigo inglés, especialista en BPL, decía con su habitual humor británico, que a veces dudaba si GLP eran las iniciales de "Good Laboratory Practices" o bien eran las iniciales de "Great Load of Paperwork", es decir, "una gran carga de papeleo". Personalmente creemos que es principalmente lo primero pero, sin duda, hay también una gran razón en lo segundo. En efecto, la implantación de las BPL introduce en el laboratorio un incremento de impresos normalizados, de trámites sobre cosas que, normalmente, se "dicen" y que hay que escribir, firmar por el que lo dice y por el que lo recibe, y un gran número de operaciones que normalmente se hacen y que además ahora habrá que dejar constancia escrita de las mismas. Es decir, aumenta mucho la factura de la imprenta. Hay que poner más personal para escribir, y quien más quien menos, consume unos minutos al día en apuntar datos y firmar papeles, sin entrar, claro está, en la mayor pulcritud y control que regirá cada paso de cada metódica analítica.

Ahora bien, se impone el criterio de no iniciar una espiral sin fin de la norma, de la norma y la norma, de la norma de la norma, y el control de la norma y el control del que controla ... etc.

Ha de haber al frente de la implantación de las BPL una persona que conozca profundamente qué es y a dónde va el laboratorio, que a su vez conozca en profundidad las BPL y además, tenga un criterio práctico. Su implantación es para mejorar la calidad del laboratorio, para que todos trabajen con más seguridad y que precisamente, de esta seguridad ha de derivarse un trabajo con menos repeticiones y comprobaciones, con lo que al final, ha de conseguirse que el mayor tiempo empleado en seguir las normas, se vea compensado con menos pérdidas de tiempo por repe-

ticiones de ensayos o análisis ante dudas sobre la bondad del proceso seguido.
Sin embargo, todos los impresos a rellenar, procedimientos a cumplir, etc., han de ser eminentemente prácticos, que sirvan para un control efectivo y no sean un farragoso baile de papeles que colapse el trabajo y lo haga poco ágil y efectivo. Las normas y su "papeleo" no son el fin sino un medio, una herramienta para trabajar mejor, más seguros y para generar resultados de más calidad.

VOCABULARIO

NORMA:	Norma es toda especificación técnica de cumplimiento voluntario, aprobada por un organismo reconocido en cuanto a su actividad normalizadora.
REGLAMENTO:	Es el conjunto de especificaciones técnicas, de cumplimiento obligatorio, aprobadas por la administración, para permitir la comercialización de un producto en su mercado interior.
CERTIFICACION:	Es el reconocimiento de que un producto cumple una norma, o un conjunto de normas aplicables a éste, realizada por un organismo reconocido en cuanto a su actividad certificadora.
HOMOLOGACION:	Es el reconocimiento realizado por parte de la administración de que un producto cumple con un reglamento técnico a él aplicable.
MANUAL DE GC:	Es el documento principal utilizado para establecer e implantar un sistema de la calidad.
PLAN DE GC:	Documento que recoge las formas de operar, los recursos y la secuencia de

actividades ligadas a la calidad que se refieren a un determinado producto, servicio, contrato o proyecto.

"SPONSOR": Es un término empleado, fundamentalmente, para referirse a la segunda parte de una actividad comercial. Es decir, consumidor final, utilizador o beneficiario de un producto y/o servicio. (En nuestro país se aceptan las traducciones de "cliente" o "patrocinador").

REFERENCIAS BIBLIOGRAFICAS

[1] OCDE, Les Bonnes Practiques de Laboratoire dans les Essais des Produits Chimiques: Rapport final du groupe d'experts sur les bonnes practiques de laboratoire, Paris: OCDE, 1982.

[2] ESTADOS UNIDOS, FOOD AND DRUG ADMINISTRATION. NON-CLINICAL LABORATORY STUDIES, Good Laboratory Practice: Regulations, Final Rule, 22nd December, 1978, FR 43 (247), pp. 59986-60020.

[3] ESTADOS UNIDOS, ENVIRONMENTAL PROTECTION AGENCY, Final Rule for Good Laboratory Practices Standards under the toxic substances: Control Act, 40 CFR Part 792, Federal Register, 48: pp. 53922-53944, November 29, 1983.

[4] ESTADOS UNIDOS, FDA, Good Laboratory Practice for Nonclinical Laboratory Studies: Final Rule, April 1, 1988. Federal Register, 58: 56124.

[5] OCDE, Environment Monographs nº 15: Final report of the working group on mutual recognition of compliance with good laboratory practice, March, 1988.

[6] SABATER, J.-VILUMARA, A., *Buenas Prácticas de Laboratorio (GLP)*, Barcelona: ediciones Díaz de Santos, 1988.

[7] HEVIA, E., *Manual de auditoría interna: Enfoque operativo y de gestión*, Biblioteca Master Centrum, 1989.

[8] DUX, J.P., *Handbook of quality assurance for the* zNostrand Reinhold, 1986.

[9] GARNER, W.Y. - BARGE, M. S, *Good Laboratory Practices: An agrochemical perspective,* 1988, (ACS Symposium Series; 369).

[10] CARSON, P.A. - DENT, N. J., *Good Laboratory and Clinical Practices: Tecniques for the Quality Assurance Professional,* Oxford: Butterworth Heinemann, 1990.

Capítulo XII

LA ACREDITACION DE LABORATORIOS DE CONTROL DE PRODUCTOS PARA LA ALIMENTACION

O. AZOCAR y E. de la HERA
Instituto Nacional del Consumo. (Madrid).

ACREDITAR: Dar seguridad de que alguna persona o cosa es lo que representa o parece. (Diccionario de la Real Academia de la Lengua Española. XX edición.)

Desde la firma del Tratado de Roma y, aún en mayor medida, desde la ratificación del Acta Unica Europea, las Comunidades Europeas advierten la necesidad de eliminar los obstáculos técnicos que dificulten el comercio entre los Estados Miembros e impulsan las medidas que tienden a facilitar el libre intercambio de bienes, personas y servicios.

Dichos obstáculos son consecuencia de las legislaciones nacionales, inspiradas por criterios entre los que se entremezclan exigencias esenciales tales como la protección de la seguridad de las personas y del medio ambiente o la defensa de los consumidores, con otras como la protección de sus industrias nacionales y sectores estratégicos de producción o arraigados modos de normalización y certificación.

La CE desde sus comienzos, dedicó un gran esfuerzo en adoptar directivas que armonizarán las legislaciones nacionales de los Estados Miembros, relativas a los distintos productos que circulan entre ellos. Sin embargo, la necesidad del consenso y la aceleración de las innovaciones tecnológicas, dificultó en gran medida el poder mantener el ritmo necesario para que su actividad normativa precediera a la de los Estados Miembros y, al mismo tiempo, lograra la debida adecuación al progreso técnico.

Pero, gradualmente, cala en la Comunidad un concepto positivo de la norma, como generadora de criterios que faciliten la armonización técnica. De hecho, la publicación de normas europeas ha sido uno de los elementos de cohesión y de competitividad que ha llevado incluso a que, desde ámbitos no comunitarios, se llegase a hablar de la "Fortaleza Europea", si bien no es este el espíritu de la propia Comunidad.

Ante esta situación dual, ya al comienzo de la década de los ochenta, la CE empieza a plantearse el problema de la armonización desde otra perspectiva, basada en el principio de considerar que los objetivos de las diferentes reglamentaciones deben ser comunes y fundamentarse en la protección de la salud pública y del medio ambiente, la defensa del consumidor y la lealtad de las transacciones comerciales. Por consiguiente, la CE debería fijar tan sólo las exigencias básicas que inspirasen a las legislaciones nacionales.

En un primer paso, y con el fin de que los Estados Miembros adopten estos objetivos sin que se entremezclen con obstáculos técnicos innecesarios, surge la Directiva 83/189/CEE[*], que los obliga, así como a los Organismos

---

[*] Reforzada con la publicación de la Directiva 88/182/CEE que amplía su ámbito de aplicación.

de Normalización, a comunicar a la Comisión cualquier proyecto de reglamentación técnica, teniendo ésta la potestad de bloquear el proyecto en el caso de que suponga un obstáculo al comercio intracomunitario.

Por otra parte, la firma del Acta Unica que permite la adopción de acuerdos por mayoría cualificada, y la Resolución del Consejo del 7 de mayo del 85 que sienta las bases del "Nuevo Enfoque", apoyándose -entre otros- en el principio de reconocimiento recíproco de los resultados de los ensayos de forma que los criterios o controles fijados por uno de los Estados Miembros deberán ser aceptados por los demás, son dos de los hitos que han permitido un avance más rápido en la armonización buscada.

Para la Comisión, la situación del sector alimentario ha de enmarcarse dentro de este esquema conceptual, salvaguardando escrupulosamente los requisitos de información al consumidor y los de protección de la salud y el medio ambiente. Un ejemplo de ello es la Directiva 89/397/CEE referente al control oficial de alimentos que, al mismo tiempo que señala cuidadosamente los objetivos de este control (básicamente la protección de la salud pública y del consumidor), se preocupa de la formación de los inspectores, la cualificación de los laboratorios, coordinación de inspecciones, etc., en un intento de homogeneizar estas actividades en todo el territorio comunitario, sin entrar, por el contrario, en detalles innecesarios, que nos llevarían nuevamente a la situación de partida.

Esta nueva situación, que culminará con la plena implantación del mercado interior en 1993, transfiere el problema a la determinación de cuáles deben ser las normas básicas para que se produzca el reconocimiento mutuo, ya que nos enfrentamos a estructuras de control y estadios de industrialización diferentes.

Pero, más aún, nos enfrentamos al importante reto de la confianza mutua, sin la cual el edificio europeo no se construirá nunca. Para alcanzarla han de establecerse, de forma general, los requisitos básicos que debe cumplir un bien o servicio destinado a circular libremente a través del territorio comunitario o tener efecto en más de un Estado Miembro.

La Comunidad ha afrontado la problemática expuesta a través de varios documentos, entre los que merece la pena destacar la Comunicación de la Comisión al Consejo 89/C 267/03 sobre "Planteamiento Global en materia de certificación y prueba" y en la consiguiente Resolución del Consejo 90/C 10/01, mediante las cuales insta a los Estados Miembros a utilizar los criterios establecidos en las normas EN 45000 y EN 29000, a fin de lograr la máxima aproximación en los criterios de evaluación de Sistemas de Calidad de las entidades que se dedican a estas actividades.

El instrumento de la acreditación de los laboratorios de ensayo es, justamente, uno de los medios que emplean los diferentes Estados Miembros para armonizar a escala comunitaria el nivel técnico de los laboratorios que operan dentro de sus territorios nacionales. Los criterios establecidos por las "Buenas Prácticas de Laboratorio" (BPL) de la OCDE (adoptados por la CE en las directivas 87/18/CEE y 87/19/CEE) son también citados por los documentos referidos.

En conclusión, la acreditación de laboratorios de ensayo surge en el seno de la CE como una consecuencia inevitable del "Nuevo Enfoque" en la armonización técnica y del principio de reconocimiento mutuo.

Bajo nuestro punto de vista, la competitividad de los laboratorios en el ámbito europeo sólo se podrá mantener en tanto en cuanto éstos hayan sido evaluados bajo los criterios dictados por las anteriormente citadas normas EN 45000 y EN 29000, en su proceso de acreditación.

En España, durante los años ochenta y comienzo de los noventa, se ha venido desarrollando la actividad de acreditación de laboratorios de forma compleja, dada la diversidad de legislaciones aplicadas. Esta complejidad afecta tanto al propio término "acreditación" como a los diferentes organismos acreditadores, pasando por el ámbito de aplicación de la misma o por la validez oficial del ensayo que efectúa el laboratorio. De hecho, pueden con facilidad

presentarse situaciones en las que un laboratorio concreto se vea en la necesidad de solicitar acreditación en organismos diferentes para el mismo tipo de producto y ensayo, a fin de cubrir todas las demandas de servicio del mercado.
Sin embargo, el hecho de que el objetivo de la actividad de un laboratorio de ensayo sea la emisión de un boletín o informe técnico referido a una muestra, nos centra el problema en la calidad y seguridad de sus resultados, independientemente de las posibles implicaciones legislativas.
Es justamente aquí donde el cuadro parece más esperanzador en los últimos años, ya que empieza a ser un común denominador entre los organismos españoles que intervienen en estas tareas, el referirse siempre a las BPL o a la serie de normas EN 45000 y EN 29000, cuando se trata de la calidad en la actividad de un laboratorio de ensayo. Aunque formalmente las directrices citadas sean diferentes, su fondo es el mismo. Por lo tanto, la aplicación de criterios comunes y bien definidos no pueden sino abrir una puerta a la coordinación y cooperación entre todos los organismos implicados.

LABORATORIO DE ENSAYO

Para entrar de lleno en los distintos aspectos de la acreditación de laboratorios de productos para la alimentación, debemos recordar que la línea conductora marcada por la CE está formada por las directrices establecidas en el "Planteamiento Global en materia de certificación y prueba", que se concretan en la serie de normas EN 45000 y EN 29000 y las "Buenas Prácticas de Laboratorio" (BPL)[*].

---

[*] De hecho, existen documentos recientes elaborados por la Comisión de la CE sobre medidas adicionales al control oficial de alimentos, en los que se propone que los laboratorios que dediquen su actividad a este quehacer se ciñan a los sistemas de calidad representados por estas normas.

Entre la bibliografía citada al final de este capítulo, se relaciona la documentación básica para afrontar el proceso de la acreditación, constituyendo el marco al que nos vamos a referir a lo largo de este capítulo.
En primer lugar, extraemos una serie de definiciones fundamentales de la norma EN 45001:

Laboratorio de Ensayo: Laboratorio que realiza las operaciones técnicas necesarias para la determinación de una o más características de un producto, proceso o servicio dado, de acuerdo con procedimientos especificados.
Acreditación: Reconocimiento formal de la competencia de un laboratorio de ensayo para realizar un ensayo o conjunto de ensayos determinados.
Organismo de Acreditación: Organismo que dirige y administra un sistema de acreditación de laboratorios y concede la acreditación.
Sistema de Acreditación: Sistema que tiene sus propias reglas de procedimiento y dirección para llevar a cabo la acreditación de laboratorios.

Estas cuatro definiciones establecen claramente la actividad y las relaciones del organismo acreditador y del laboratorio, a través del sistema de acreditación.
El organismo de acreditación fija por consiguiente los criterios de evaluación y requerimientos básicos del laboratorio que opta a la acreditación, entendiéndose que éstos corresponden con los estipulados por las ya citadas normas.
Basándose en ellas, podemos decir que hay cinco conceptos primordiales que deben impregnar toda la actividad de un laboratorio, y sobre los que se fundamenta por lo tanto su evaluación. En primer lugar los esbozaremos, para entrar después de lleno en la discusión técnica de los aspectos concretos de la Política de Calidad del Laboratorio.

I) El primer punto a considerar será la <u>identidad legal del laboratorio</u>, lo que incluirá su constitución como empresa, los requisitos formales y el cumplimiento de la legalidad vigente. Este requerimiento, por otra parte obvio, presenta dificultades en ocasiones, cuando la entidad sujeta al proceso de acreditación forma parte o coopera con otras entidades de carácter privado o público, operando sobre la base de contratos o convenios, que pueden llegar a desdibujar su figura legal, pudiendo afectar a otros requisitos irrenunciables, como puedan ser la imparcialidad o la independencia.

II) Un segundo concepto básico es la imparcialidad, íntimamente relacionada con la independencia y la integridad. No sólo se debe cumplir por la empresa como tal, sino también por su personal, de forma que la dirección debe establecer los mecanismos que sean necesarios para evitar que se produzcan actuaciones que puedan poner en duda estos principios.

III) La competencia técnica, entendida como la capacidad del laboratorio para desarrollar su actividad, y que incluye desde la cualificación de su personal al diseño de un Sistema de Calidad, pasando por la adecuación de los recursos materiales, documentales, etc., a los fines perseguidos. La experiencia y el historial técnico del laboratorio y de su personal juegan un papel importante en este capítulo, en donde el prestigio es el fruto de años de trabajo y dedicación, que no pueden ser sustituidos, aunque sí complementados, por los recursos y medios técnicos.

IV) Entre los requisitos básicos, hay que contemplar también la necesidad de una estructura organizativa, adecuada y eficaz para el trabajo que se va a realizar, de forma que combine todos los recursos con los que cuenta el laboratorio para que se obtenga el equilibrio entre la cantidad y la calidad de las actividades que se desarrollan. En este sentido, el evaluador estará atento a costos de calidad exagerados, consciente que puede conducir a ahorros en los objetivos de calidad en momentos críticos, con el fin de reducir costos.

V) Finalmente entramos en el requisito definido como "Política de Calidad", del cual nos atrevemos a decir que es el arte de dirigir, dar normas y establecer los medios que conduzcan a la buena marcha del laboratorio y a la calidad de sus determinaciones. Constituye, por tanto, la "declaración de principios" de la empresa y el compromiso de su alta dirección de asumir las obligaciones que de ello deriven. En consecuencia, cualquier enunciado de política de calidad deberá ir acompañado del modo de llevarlo a término. Justamente este "cómo" es la esencia de lo que se ha dado en llamar "Gestión de Calidad".

GESTION DE CALIDAD

Es conveniente, a esta altura del desarrollo del capítulo, retomar alguna serie de definiciones extraídas de las normas EN 45000 y sus equivalentes normas UNE 66000:

Calidad: conjunto de propiedades y características de un producto o servicio que le confieren su aptitud para satisfacer unas necesidades expresadas o implícitas.
Sistema de Calidad: conjunto de estructuras que se establecen para lograr la calidad (organización, responsabilidades, procedimientos, procesos y recursos).
Aseguramiento de la Calidad: conjunto de acciones, planificadas y sistemáticas, necesarias para proporcionar la confianza adecuada de que un producto o servicio satisface los requisitos dados sobre la calidad.

Recordemos que, sobre la base de estas definiciones, la Gestión de la Calidad deberá llevar a buen término la Política de Calidad, marcada por la dirección del laboratorio o empresa.
Es primordial marcar, desde un comienzo, unos objetivos de calidad precisos. Esto conlleva a establecer los elementos claves de la misma, como pueden ser, entre otros: idoneidad del laboratorio (incluyendo tanto a sus unidades técnicas como administrativas); prestaciones

concretas que se desean ofertar (realización de ensayos, muestreo, cursos, etc.); fiabilidad (metodología, evaluación de resultados); etc.

La determinación de los objetivos de calidad es siempre muy compleja al tener que considerar y valorar todos los factores que influyen y determinan la calidad (bien sean de tipo técnico, administrativo, económico, comercial, etc.) y la forma en que inciden en el llamado "Bucle de Calidad".

En este sentido, es importante para cualquier laboratorio que desee ser económicamente viable y cumplir permanentemente los requisitos de la acreditación, valorar los costes asociados a los objetivos de calidad. Como ya hemos dicho, una ligereza en esta materia en el momento de la concepción del sistema de calidad podría conducir, una vez que el laboratorio se encuentre en pleno funcionamiento, a la eliminación de su margen de beneficio, cuando no a la obtención de pérdidas, lo que podría conducir a sacrificios posteriores en los objetivos de calidad, desvirtuándose a su vez las bases mismas de la acreditación.

El desarrollo e implantación de estos objetivos se efectuarán mediante el "Sistema de Calidad", diseñado para cada laboratorio en particular, y su consecución será el fin de la "Unidad de Garantía de la Calidad".

SISTEMA DE CALIDAD

Estructura: El diseño de un Sistema de Calidad, debe concebirse desde un primer momento, de forma que, además de cumplir los objetivos de calidad, sea fácilmente comprendido y aceptado por todo el personal de la empresa. Por otra parte, la eficacia del sistema que se establezca deberá generar la confianza del cliente. Es por tanto lógico y fundamental fijar más la atención en la prevención de los problemas que en su detección "a posteriori".

Una vez fijadas estas premisas, hay que destacar, en primer lugar, que el Sistema de Calidad debe dotarse de su propia

estructura, clara y bien definida, tomando en consideración, por lo menos, aspectos como organización, recursos, personal (describiendo sus responsabilidades) y procedimientos a seguir por la Unidad de Garantía de Calidad.
En este sentido, tenemos que hacer notar la importancia de la delegación de autoridad, por parte de la alta dirección del laboratorio, en favor del responsable de la Unidad de Garantía de Calidad. Esta será de tal naturaleza, que le otorgue las atribuciones y libertad necesarias para asegurar su eficacia en la consecución de los objetivos de calidad. La labor de esta unidad y de su responsable debe impregnar todo el quehacer del laboratorio.

Documentación: En el desarrollo de la actividad de la unidad de Garantía de Calidad se genera una documentación fundamental, que se concreta en el Manual de Calidad, los Planes de Calidad, y los Registros de Calidad.
El Manual de Calidad es el documento primordial para cualquier laboratorio; en él se describe de forma pormenorizada, no sólo su actividad, sino también su estructura, recursos, organización, etc.; más avanzado este capítulo entraremos en el fondo en su contenido.
Los Planes de Calidad están constituidos por los proyectos del laboratorio, cuyo fin será mejorar la calidad del servicio que éste presta. Son, en muchas ocasiones, consecuencia de deficiencias detectadas, que no puedan ser superadas sin modificaciones de cierta envergadura, o del afán, siempre deseable, de conseguir objetivos de calidad más ambiciosos. La realización efectiva de estos proyectos, modificará a su vez el documento "Manual de Calidad" y algunos aspectos de la actividad del laboratorio. Como consecuencia, deben ser comunicados, en el momento de llevarse a la práctica, al organismo acreditador para su evaluación, o incluso solicitar una nueva acreditación, cuando supongan la realización de un nuevo ensayo.
El tercer conjunto de documentos está constituido por los Registros de Calidad. Son el reflejo escrito de todas las actividades realizadas por la Unidad de Garantía de Calidad.

Su contenido es amplio y debe recoger, entre otros, los siguientes registros: los referidos en el propio Manual de Calidad, los de evaluación o auditorías internas que realice el propio laboratorio, los de ensayos interlaboratorios, las auditorías externas, etc. Como consecuencia directa de su contenido, constituyen documentos básicos para la supervisión y renovación de la Acreditación por parte del Organismo Acreditador.

Acciones: Todo lo expuesto hasta el momento sobre el Sistema de Calidad constituye, por un lado, la base y es, por otro, el reflejo de una de las actuaciones fundamentales de la Unidad de Garantía de la Calidad para garantizar una buena gestión de la Calidad: las auditorías internas del laboratorio. Estas pasarán por tres fases sucesivas, igualmente importantes, que consistirán en: diseño de los planes de auditorías (de forma que sirvan para detectar y sobre todo prever las desviaciones de los elementos claves de la calidad); realización de la auditoría interna propiamente dicha; estudio de evaluación y conclusiones que se deriven de la misma. Estas se recogerán en los correspondientes informes y serán el fundamento sobre el que descansarán las posteriores acciones de seguimiento, cuya consecuencia será la activación de los mecanismos establecidos para paliar un posible defecto del sistema.

Evaluación: Para completar el desarrollo de la Política de Calidad, es necesario contrastar el funcionamiento de la totalidad del Sistema de Calidad. Para ello debe contarse con un instrumento de gran ayuda: las auditorías externas. Estas evalúan la totalidad de la empresa, tanto la parte correspondiente al laboratorio propiamente dicho, como la gestión administrativa, etc.; pero muy especialmente evalúa a la propia unidad de Garantía de Calidad. La realización sistemática de auditorías externas es fundamental, ya que permitirá valorar el grado de concordancia entre la realidad del laboratorio y los objetivos manifestados por su alta dirección en sus principios de Política de Calidad. De no menor importancia es la participación habitual del laboratorio en redes de evaluación externa de la calidad(*), en las cuales un organismo especializado remite muestras a los laboratorios que forman parte del sistema, que facilitan establecer la fiabilidad de sus valores.

MANUAL DE CALIDAD

Como ya hemos dicho anteriormente, el Manual de Calidad es el documento fundamental de un laboratorio. En él se describen, paso a paso, las actividades y procedimientos de todas sus unidades. En sus páginas se definirá la identidad, estructura y organización de la entidad, junto con los recursos de todo tipo con los que cuenta. Todo esto descrito bajo el prisma de la Política de Calidad a la que ya nos hemos referido.

Este documento es, por consiguiente, la guía del laboratorio y, por tanto, deberá ser concebido y tomado en consideración bajo una doble perspectiva: una global -sus apartados influyen y se relacionan entre sí, siendo una consecuencia fiel de los grandes enunciados de la empresa- y otra, más concreta, puesto que será el documento a partir del cual emanarán las normas de actuación cotidianas del laboratorio.

Su contenido concreto ha sido desarrollado en las ya insistentemente mencionadas normas EN 45000 o en sus equivalentes normas UNE o informes técnicos correspondientes; su exposición detallada en este capítulo nos parece innecesaria, dado que, en definitiva, cualquier interesado en el tema encontrará en las propias normas la fuente original. Nos parece sin embargo imprescindible hacer ver

(*) Esta es la mejor transcripción al español que los autores han podido encontrar para el término "proficiency testing schemes", ya habitual en este campo, y también objeto de referencia en documentos comunitarios.

a nuestros lectores, de forma clara, la globalidad y al mismo tiempo minuciosidad de la que antes hablábamos, para lo cual nos vamos a apoyar en la representación de la Figura XII.1.

Con este esquema hemos querido dar una visión gráfica de los contenidos de un Manual de Calidad. Refleja la política de calidad de un laboratorio y de qué forma se interrelacionan los diferentes aspectos de la misma en el aseguramiento de la calidad. Evidentemente, ésta es tan sólo una interpretación de las muchas que se pueden hacer, como lo menciona la propia norma, al indicar que la consideración de los diferentes elementos es una condición necesaria, pero que la forma concreta que se les dé es función de la actividad y objetivos de calidad concretos de cada laboratorio.

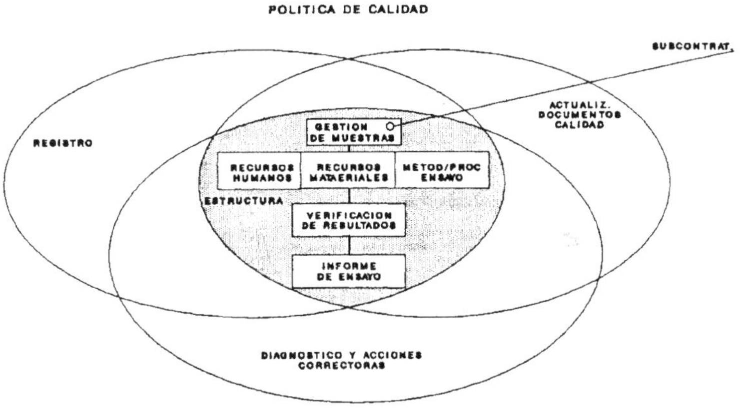

Figura XII.1. Esquema gráfico sobre la acreditación de laboratorios.

La Estructura constituye el entramado que soporta al laboratorio como empresa. En el gráfico se corresponde con la intersección de las tres elipses. Sobre ella se desarrollan e inciden tanto las actividades del laboratorio propiamente dicho, como las actividades de registro, diagnóstico, acciones correctoras y actualización de documentos de calidad, que son las funciones básicas de la Unidad de Garantía de Calidad. En este apartado se referenciarán aspectos como el de identidad legal, estructura y organigramas del personal, órganos de dirección, mecanismos de garantía de imparcialidad e independencia, distintas actividades de la entidad, etc.

La actividad analítica del laboratorio se expone a través de los diferentes campos que entraremos a considerar. En primer lugar, debemos mencionar la Gestión de Muestras, que se refiere al tratamiento de las mismas, y que abarca desde su identificación, condiciones de almacenamiento, manipulación y eliminación, hasta un apartado de subcontratación. Refiriéndonos a ensayos determinados que sean subcontratados a terceros, diremos que se estará obligado a contrastar su calidad; los servicios del laboratorio sujetos a subcontratación deben constituir una parte ínfima de su actividad general en el ensayo.

Un segundo gran apartado lo constituyen los Recursos, entendidos en su sentido más amplio, y que incluyen los recursos humanos, materiales y documentales. Su descripción debe efectuarse de forma minuciosa y completa, reflejándose las características que se requieren para cada uno de ellos, cómo deben ser empleados, y cómo mantenerlos actualizados en cuanto a su capacidad y funcionalidad.

Así, por ejemplo, deben describirse las funciones y responsabilidades del personal, al igual que la cualificación necesaria, la supervisión de su trabajo y los programas de formación que se siguen. En cuanto a los recursos materiales, se detallarán las instalaciones y equipos de los que se dispone, los programas de calibración y mantenimiento, etc. En este capítulo debe considerarse el importantísimo apartado de Materiales de Referencia y Calibración, que puede incluir desde algún tipo de instrumental específico, hasta patrones de sustancias de riqueza contrastada en matrices representativas. El fomento de relaciones fluidas por parte del laboratorio con organismos de reconocido prestigio dedicados a ello (de los cuales uno de los más representativos en Europa es el Bureau Communitare de Reference), facilitan la constante puesta al día que se requiere en este aspecto.

El tercer gran grupo de recursos con que cuenta un laboratorio es su documentación: estará constituida por los diferentes procedimientos normalizados de trabajo, valores de referencia, legislación y normativas, bibliografía técnica, etc. En general, todo aquello que constituye el bagaje técnico documental de la entidad.

El siguiente apartado a tener en consideración es la "Determinación, Evaluación y Verificación de los Resultados". Una vez realizado un ensayo, los datos obtenidos deben ser verificados y evaluados; los procedimientos matemáticos, estadísticos, etc., que se utilicen deben estar referenciados, al igual que las condiciones de empleo de los medios informáticos y que las medidas previstas para evitar errores debidos a transcripciones u otros causas. Los ensayos interlaboratorios contribuyen a una mejor evaluación de los resultados y ayudan a detectar errores o defectos en los ensayos.

Los resultados obtenidos y el tratamiento de datos que se haya efectuado han de plasmarse en un documento final que es el informe de ensayo; las características de este documento están perfectamente descritas en las normas EN y UNE. No obstante las podríamos resumir en dos ideas básicas: claridad y concreción. Evidentemente este apartado del informe de ensayo, incluyendo los modelos, deberá referenciarse exhaustivamente en el Manual de Calidad del laboratorio.

Podríamos decir que lo descrito hasta el momento constituye la actividad productiva del laboratorio; sin embargo, ésta no estaría completa sin la exposición, dentro del Manual de Calidad, de los campos representados por las tres elipses de nuestra figura, que reflejan las programaciones y procedimientos de las auditorías, así como sus conclusiones y consecuencias, sin olvidar el archivo documentado

de todas las actividades del laboratorio. La Unidad de Garantía de Calidad desarrolla y verifica directamente estos campos, modificándolos en caso necesario. Sus tres grandes áreas de actuación se concretan en los registros, los diagnósticos y acciones correctoras, y la actualización de los documentos de calidad. Todo ello debe estar fielmente descrito en el Manual de Calidad, de forma que se explicite el contenido, modalidad y seguridad de los registros y archivos, las programaciones, los procedimientos detallados, los patrones y materiales de referencia usados, las formas de diagnóstico de las auditorías internas, así como las actividades realizadas como medidas correctoras. Igualmente se deberá detallar la forma de actualización de los documentos de calidad, los programas de auditorías externas, la participación en ensayos interlaboratorios, etc.
Como se puede apreciar, existen interrelaciones entre estos campos de actuación, no sólo con la actividad puramente analítica, sino también entre ellos. Como ejemplo, diremos que la realización de una auditoría va a traer como consecuencia el registro y archivo de toda una serie de documentación; de igual forma puede dar lugar a modificaciones de los documentos de calidad. Siguiendo este hilo conductor, estas modificaciones deben archivarse, formando parte de los registros, los cuales también estarán incluidos en las auditorías que se realicen.

ORGANISMO ACREDITADOR

Hasta este momento hemos expuesto los requisitos que las normas EN 45000 exigen a los laboratorios de ensayo. Sin embargo estas mismas normas marcan las directrices para los Organismos de Acreditación (EN 45003).
Si bien el objetivo primordial y la razón de ser es la acreditación, ésta debe otorgarse mediante un Sistema de Acreditación, cuya credibilidad esté garantizada. La utilización de los medios adecuados, los procedimientos, los criterios de

evaluación y el particular sistema de calidad, dará fiabilidad a cada acreditación concedida.
Para no extendernos de nuevo en los requerimientos del ahora tratado Organismo de Acreditación, nos limitaremos a señalar que éstos son similares a los del Laboratorio de Ensayos, salvando las diferencias que implican los diferentes objetivos, y que, igualmente, los medios o recursos con los que debe contar están en función de su actividad para la consecución del objetivo de la acreditación.
Sin embargo, se debe resaltar que los criterios que regulan la evaluación previa a la concesión de una acreditación son en todo momento los marcados en las normas EN 45000. Es por tanto el Manual de Calidad del laboratorio el documento base para la valoración del mismo.
Igualmente puede ser de interés para nuestros lectores el considerar, aunque sea de forma esquemática, un modelo clásico de procedimiento de acreditación (Figura XII.2).
En este esquema es de destacar el papel del Comité de Acreditación, cuya composición debe incluir al menos un técnico especializado en evaluación de Sistemas de Calidad y otro especializado en las materias objeto de acreditación. Idealmente este Comité debería incorporar un consejero jurídico y uno económico, para juzgar las materias de índole legal y estudiar los costos de calidad en relación con todo el sistema que se evalúa; asimismo, deberían participar en sus deliberaciones los expertos designados para realizar las visitas de verificación y supervisión de los ensayos de aptitud.
Como detalle final -pero no por eso de menor importancia- queremos resaltar al lector que la acreditación es un proceso continuo, es decir que, tras su concesión por un Organismo de Acreditación, se suceden una serie de verificaciones y acciones de seguimiento que dan validez a la acreditación otorgada a lo largo del tiempo.
No debemos terminar sin referirnos a la sabiduría de la Real Academia Española que -como indica la definición reproducida al comienzo de este capítulo- expresa en toda

su extensión el significado que tiene dentro de la CE la acreditación de laboratorios, al constituir una de las bases para lograr la confianza mutua, que a su vez es esencial para la consecución de un mercado sin fronteras.

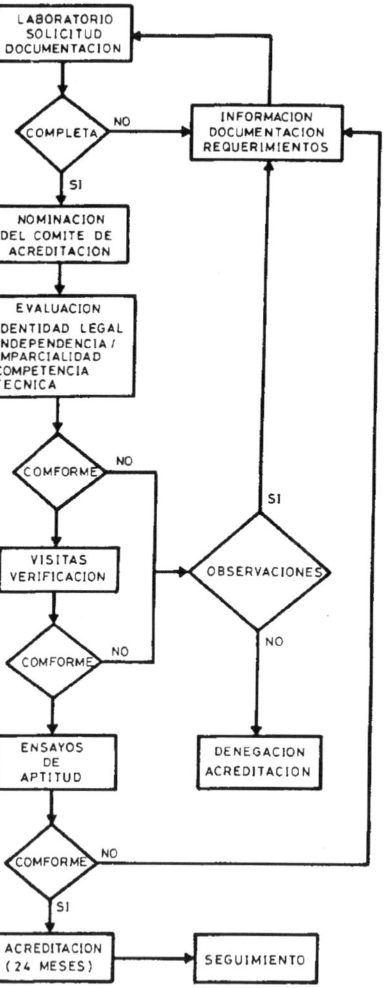

Figura XII.2. Proceso para la acreditación de laboratorios.

DOCUMENTACION BASICA

* NORMAS

- EN 29000 (UNE 66900)
  Gestión de la Calidad y Sistemas de Calidad.
- EN 45001 (UNE 66501)
  Criterios generales respecto al funcionamiento de los laboratorios de ensayo.
- EN 45002 (UNE 66502)
  Criterios generales respecto a la evaluación de los laboratorios de ensayo.
- EN 45003 (UNE 66503)
  Criterios generales respecto a los organismos de acreditación de laboratorios.

* INFORMES TECNICOS

- UNE 66800
  Prescripciones generales relativas a la competencia técnica de un laboratorio de ensayo.
- UNE 66801
  Prescripciones generales para la aceptación de los laboratorios de ensayos.
- UNE 66802
  Organización y aplicación de los ensayos de aptitud de los laboratorios.
- UNE 66803
  Presentación de los resultados de ensayo.
- UNE 66804
  Directrices para la elaboración de un manual de calidad de un laboratorio de ensayo.

* TEXTOS CE

- Resolución del Consejo de 7 de mayo de 1985 (Nuevo Enfoque).

- DIR 87/18/CEE - DIR 87/19/CEE - DIR 87/320/CEE - DIR 90/18/CEE	Buenas Prácticas de Laboratorio

- Comunicación de la Comisión del 15 de junio de 1989 (Enfoque Global).
- Resolución del Consejo del 21 de diciembre de 1989 (Enfoque Global).
- Decisión del Consejo del 13 de diciembre de 1990 (Módulos).
- Directivas de Nuevo Enfoque y de Control Oficial de Alimentos (89/397/CEE).

Made in United States
Orlando, FL
04 November 2026

90201501R10247